Für Maria, Emma und Benno

Harald Reitz-Lennemann

Homöopathie

In Schwangerschaft, Geburt und Wochenbett

Eine homöopathische Einführung, eine Anleitung und ein Leitfaden

Die Deutsche Bibliothek - CIP-Einheitsaufnahme

Homöopathie in Schwangerschaft, Geburt und Wochenbett /
Harald Reitz-Lennemann
Gelnhausen: Fachverlag Reitz-Lennemann, 2011
ISBN 978-3-942900-00-3

Dr. med. H. Reitz-Lennemann,
Postfach 1253, 63552 Gelnhausen
http://www.fachverlag-reitz-lennemann.de
Printed in Germany

Umschlaggestaltung: Christina Wichert, Hanau
Druck: Druckerei Hassmüller, Frankfurt
ISBN 978-3-942900-00-3

Inhaltsverzeichnis

Vorwort

Dem vorliegenden Band liegen die Seminarskripte der Weiterbildungsreihe "Die Klassische Homöopathie in Schwangerschaft, Geburt und Wochenbett" zugrunde. Diese Seminare, die sich in erster Linie an Hebammen richteten, hielt ich bereits seit einigen Jahren ab, bevor ich mich entschloss, die Materialien auch in Buchform zu veröffentlichen. Den Arzneimittelbildern vorangestellt ist ein theoretischer Teil, in dem ich meine Auffassung homöopathischer Grundsätze und Wirkprinzipien und meine persönliche homöopathische Vorgehensweise darstelle, wie ich sie auch in den Seminaren vermittelte. Diese Darstellungen erheben keinen Anspruch auf Vollständigkeit und für Hinweise, Anregungen und Kritik bin ich immer dankbar.

Die Ausführungen zur homöopathischen Theorie wurden in den Seminaren nicht in schriftlicher Form ausgeteilt, sondern mündlich vorgetragen und es hing vom Kenntnis- und Erfahrungsstand der jeweiligen Teilnehmerinnen ab, welche Aspekte mehr und welche weniger eingehend behandelt wurden.

Aus den Diskussionen und Erfahrungsberichten der Teilnehmerinnen ergaben sich immer wieder neue interessante Fragestellungen und das meiste, was ich über die moderne Hebammenarbeit weiß, habe ich von meinen Kursteilnehmerinnen gelernt. Ich selbst bin kein Geburtshelfer und bei den Geburten meiner eigenen Kinder war ich jedes Mal so aufgeregt, dass es mir überhaupt nicht gelang, homöopathisch zu denken. Mein Wunsch und mein Anspruch ist es, Hebammen das klassisch homöopathische Arbeiten zu erschließen, ihr Interesse und im Idealfall ihre Begeisterung für die Homöopathie zu wecken und ihnen so viel verlässliches homöopathisches Regelwerk und Handwerkszeug zu

vermitteln, dass sie es ohne Angst und Bedenken wagen können, homöopathisch zu behandeln und ihre eigenen homöopathischen Erfahrungen zu sammeln.
Daher ist der vorliegende Band auch kein homöopathisches "Kochbuch", in dem Indikationen nachgeschlagen werden können, um anschließend entsprechende Arzneien auszuprobieren. Ich verstehe ihn als eine Anleitung und einen Begleiter auf dem Weg, ein tiefgründiges Arzneimittelverständnis zu entwickeln, eine jeweils möglichst gut passende homöopathische Arznei auszuwählen und sie nach gesicherten Regeln zu verabreichen.
Aus dieser Zielsetzung wird schon deutlich, dass dieses Buch nicht nur von Hebammen genutzt werden kann. Die klassische Homöopathie versucht nicht, einzelnen Fachgebieten oder Indikationen gerecht zu werden, sondern betrachtet immer den individuellen Fall, das persönliche Beschwerdebild und die Interaktionen des Organismus mit seiner Umwelt sehr genau.
Daher hoffe ich, ein hilfreiches und interessantes Buch nicht nur für Hebammen und homöopathische Therapeuten und Therapeutinnen zusammengestellt zu haben, sondern auch für alle, die sich grundsätzlich für die Homöopathie interessieren.
Der einzige Punkt des Kursprogramms, der in diesem Band nicht aufgenommen wurde, sind die etwa 20 homöopathischen Fallbeschreibungen, an denen gemeinsam die Auswahl der verwertbaren Symptome, die Repertorisation und die differentialdiagnostischen Überlegungen bis hin zur Arzneimittelwahl und zur Wahl der Verabreichungsform geübt werden konnten. Diese Übungen hätten den Rahmen dieses Buches gesprengt und sollten, meiner Ansicht nach auch der wichtigen Arbeit in homöopathischen Supervisions-, Intervisions- und Arbeitsgruppen vorbehalten bleiben.
Bei der homöopathischen Arbeit, ebenso wie bei der Ausbildungstätigkeit, hat mich immer die praktische

Anwendbarkeit mehr interessiert als theoretische oder gar philosophische Aspekte. Wenn die therapeutischen Erfolge der homöopathischen Arbeit mich nicht immer wieder überzeugt und fasziniert hätten, hätte ich sicherlich auch nicht die Mühe, Zeit und Energie aufgewendet, die ich der Homöopathie nun schon seit so vielen Jahren widme.
Bei aller Praktikabilität bin ich jedoch von den klassisch homöopathischen Prinzipien tief überzeugt. In den Seminaren habe ich stets darauf hin gearbeitet, den Teilnehmerinnen ein strukturiertes Vorgehen nahezubringen, um ihre Handlungsweisen für sich und andere nachvollziehbar zu machen. Den Patienten, ebenso wie uns selbst, sind wir es schuldig, dass wir grundsätzlich wissen, was wir tun, warum wir es tun und aufgrund welcher Überlegungen wir uns so und nicht doch anders entscheiden. Die Transparenz und Nachvollziehbarkeit eigener Entscheidungsfindungen ist eine wichtige Voraussetzung dafür, dass wir eigene Fehler erkennen, nachträglich aus diesen lernen und so unser Wissen und die Sicherheit der homöopathischen Verschreibung ständig weiterentwickeln können.
Ich hoffe und wünsche mir sehr, dass dieses Buch dazu beitragen wird, Hebammen und andere Interessierte zu ermutigen, sich der Homöopathie zuzuwenden und sich diese großartige Medizin zu erschließen.

Harald Reitz-Lennemann, Gelnhausen im März 2011

1. Einführung

Warum sollten Hebammen, Ärzte oder zum Beispiel Heilpraktiker neben all dem Fachwissen und den praktischen Fertigkeiten, die sie sich im Rahmen ihrer Ausbildung und ihrer beruflichen Tätigkeit angeeignet haben, auch noch die Mühsal auf sich nehmen, solch eine komplexe medizinische Heilkunst, wie es die Homöopathie ist, zu erlernen? Die Antwort auf diese Frage hängt in hohem Maße vom individuellen Anspruch an die eigene Arbeit und an die Möglichkeiten des eigenen Wirkens ab.
Mit der Fähigkeit, deutlich mehr Beschwerden und Zustände heilsam zu beeinflussen, steigt natürlich auch die Verantwortung der Therapeuten und Therapeutinnen, im Einzelfall genau abzuwägen, wie umgehend schulmedizinische Hilfe in Anspruch genommen werden muss und wann gegebenenfalls ein Zuwarten noch zu vertreten ist.
Wer von Ihnen sich entschließt, die Homöopathie zu erlernen, wird relativ schnell merken, dass es sehr schwer ist, sowohl verlässliche Informationen über die Möglichkeiten und Gefahren der homöopathischen Anwendung zu erhalten, als auch verbindliche Regeln und Anweisungen bezüglich der Potenzwahl, der Dosierung und der notwendigen zeitlichen Abstände zwischen den einzelnen homöopathischen Arzneimittelgaben.
Um aber sicher und mit Selbstvertrauen homöopathisch arbeiten zu können, ist es wichtig, gerade bezüglich dieser Punkte, Gewissheit zu haben und seine gedankliche Energie auf die Suche und Auswahl eines geeigneten homöopathischen Mittels zu konzentrieren. Das vorliegende Buch will diese Informationslücke schließen.
Daneben zeigt alle homöopathische Erfahrung, dass die Qualität

und damit auch der Erfolg homöopathischen Verschreibens entscheidend von der Arzneimittelkenntnis und vom Arzneimittelverständnis der verschreibenden Behandler abhängt. Meine eigene Erfahrung hat mir außerdem gezeigt, dass die Treffsicherheit in der homöopathischen Verschreibung enorm steigt, wenn man nicht nur die körperlichen Symptome und Modalitäten (die Modalitäten sind jene Umstände, die Beschwerden auslösen, verschlechtern oder bessern) des Beschwerdebildes für die Arzneimittelwahl berücksichtigt, sondern auch die psychischen (also die geistigen und emotionalen) Symptome und Inhalte der zu behandelnden Zustände.

Solch ein Vorgehen ergibt natürlich nur dann einen Sinn, wenn man auf der anderen Seite auch die psychischen Themen, Inhalte und Symptome der homöopathischen Mittel kennt. Daher wird in diesem Buch in der Darstellung der homöopathischen Arzneimittelbilder ein besonderes Gewicht auf deren "Psychische Bilder" gelegt.

Neben dem psychischen Bild, den Modalitäten und einer Auswahl wichtiger Leitsymptome wurden für die verschiedenen Arzneimittelbilder auch Fallbeschreibungen für die Bereiche Schwangerschaft, Geburt und Wochenbett (und, wenn solche in der Literatur zu finden waren, auch für Neugeborene und Säuglinge) zusammengestellt. Diese Fallbeschreibungen stammen zum Teil aus homöopathischen Beschreibungen der letzten 200 Jahre. Daher muten aus heutiger medizinischer und geburtshilflicher Sicht viele Berichte abstrus, manche sogar erschreckend oder verstörend an. Das beabsichtigte Ziel bei der Zusammenstellung dieser Fallberichte war natürlich auch nicht, angemessene oder angezeigte geburtshilfliche Handlungsweisen oder Interventionen aufzulisten, sondern durch das Nebeneinanderstellen der Fallbeschreibungen ein Gefühl für den Charakter der Zustände zu vermitteln, in denen das jeweilige

Mittel gut zu helfen vermochte.
So kann zum Beispiel deutlich werden, ob die einem Mittel zuzuordnenden Zustände einen eher schleichenden, oder einen heftigen oder sogar stürmischen Verlauf nehmen. Oder ob es sich eher um träge, bedrohliche oder gefährliche Zustände handelt.
Auch von der Wortwahl und den impliziten moralischen Urteilen einiger noch aus dem vorletzten Jahrhundert stammenden Beschreibungen möchte ich mich ausdrücklich distanzieren, wenn zum Beispiel eine Frau, die in der Schwangerschaft vermehrte sexuelle Lust empfindet, als nymphoman bezeichnet wird.
Am Ende jeder Arzneimittelvorstellung wurden einige wenige Charakteristika des jeweiligen Mittels aufgelistet, die es vor allem am Anfang erleichtern sollen, sich für jedes Mittel einige wichtige Schlagworte zu merken.
Damit dieses Buch kein reines Grundlagenbuch für das Erarbeiten und Erlernen der homöopathischen Theorie und der Arzneimittelbilder bleibt, ist als weiterer wichtiger Bestandteil das so genannte Symptomenverzeichnis beigefügt. In dieses Verzeichnis wurden Symptome aus den Leitsymptomen und aus den psychischen Bildern der in diesem Buch ausführlicher vorgestellten Arzneimittelbilder aufgenommen. So kann dieses Symptomenverzeichnis genutzt werden, um beim Vorliegen bestimmter Symptome Hinweise auf bestimmte Arzneimittelbilder zu erhalten und sich so bei der Arzneimittelsuche inspirieren zu lassen.

2. Die Entstehungsgeschichte als Schlüssel zum Verständnis der Homöopathie

Der Begründer der Homöopathie, der deutsche Arzt Samuel Hahnemann (1755-1843), entdeckte einige grundsätzliche homöopathische Wirkweisen mehr oder weniger zufällig durch seine systematischen Versuche zu Arzneimittelwirkungen.
Zur damaligen Zeit bestand die medizinische Therapie von Krankheiten noch in der Verabreichung sehr hoher Mengen und Konzentrationen bestimmter Arzneipflanzen, Pflanzenauszüge oder Gifte. Ein anschauliches Beispiel war die Therapie der Syphilis mit Quecksilber, der wahrscheinlich mehr Patienten zum Opfer fielen als der Syphilis selbst. Für das Krankheitsbild, das sich aus den Nebenwirkungen der Quecksilbertherapie ergab, wurde sogar ein eigener Name geprägt, die `Metasyphilis´.
Hahnemann, der sich sein Studium unter anderem durch die Übersetzung alter medizinischer Schriften aus dem Griechischen und Lateinischen ins Deutsche finanzierte und dadurch Einblick in viele alte, großteils bereits vergessene medizinische Erkenntnisse hatte, durchschaute bald den Zusammenhang zwischen heilender und krankmachender Dosierung der Wirksubstanzen und stellte seinerseits Versuchsreihen hierzu an. Diese unterschieden sich kaum von der Vorgehensweise, nach der wir auch heute die kleinste, noch wirksame Menge einer Arzneigabe herauszufinden versuchen.
Hahnemann stellte, ausgehend von der Urtinktur (also der konzentriertesten Arzneitinktur), Verdünnungsreihen in 100er-Schritten her. Dafür gab er einen Tropfen Urtinktur auf 99 Tropfen Wasser, im nächsten Schritt einen Tropfen dieser Lösung (C_1) auf 99 Tropfen Wasser, was eine C_2-Lösung ergibt, usw. .

Damit es bei der jeweiligen Verdünnung zu einer guten Vermischung von Arzneilösung und dem Wasser kam, nahm Hahnemann das verschlossene Fläschchen in die Faust und schlug es zehnmal auf eine feste Unterlage auf (er verwendete einen mit Sand gefüllten Ledersack).
Der entscheidende Unterschied zwischen Hahnemanns Arzneiversuchen und unserem heutigen Vorgehen bei der Findung der kleinst möglichen Wirkdosis ist, dass Hahnemann die Arzneiwirkung an der Reaktion des Organismus festmachte, während unsere Parameter heutzutage die Arzneikonzentrationen in den verschiedenen Körperflüssigkeiten (Blut, Urin, Gewebeflüssigkeit) sind. Dadurch enden unsere Versuchsreihen automatisch an dem Punkt der Verdünnungsreihe, an dem die messbare Arzneisubstanz nicht mehr oder nur noch in verschwindend geringer Konzentration (zum Beispiel im Blut) nachweisbar ist.
Hahnemann hatte natürlich noch nicht die Möglichkeit solch exakter Messungen, weshalb seine Versuchsreihen (und damit auch seine Verdünnungsreihen) weit über den Punkt solcher Konzentrationen hinausgingen. Wohlgemerkt war seine Intention dabei keine andere als unsere heutige auch, nämlich die kleinste noch wirksame Dosierung einer arzneilich wirksamen Substanz zu finden. Was er in seinen Versuchen allerdings feststellte, erstaunte ihn über alle Maßen und er konnte sich diese Ergebnisse einige Zeit selbst nicht erklären.
Es zeigte sich nämlich, dass die Arzneisubstanzen bei fortschreitenden Verdünnungsreihen (und zwar weit jenseits jeglicher nachweisbarer Konzentrationen) nicht etwa weniger wirksam wurden, sondern immer wirksamer! Diese erhöhte Wirksamkeit bezog sich zum einen auf die Möglichkeit, immer chronifiziertere, also zunehmend länger bestehende Beschwerden zu behandeln und zu heilen, zum anderen nahm auch die Wirkdauer einer einmaligen Arzneigabe bei fortschreitender

Verdünnungsreihe immer mehr zu, erkennbar am vergleichsweise späteren Wiederauftreten gebesserter Beschwerden.
Als naturwissenschaftlich denkender Mensch misstraute Hahnemann diesen Ergebnissen und führte seine Versuche immer wieder unter wechselnden Vorzeichen durch. Dabei fand er heraus, dass dieser die Wirksamkeit steigernde Effekt weder eintrat, wenn er nur verdünnte ohne zu verschütteln, noch, wenn er eine Verdünnung fortlaufend verschüttelte, ohne erneut zu verdünnen. Nur die Kombination von Verdünnen und anschließendem Verschütteln brachte den beschriebenen Effekt. Deshalb prägte Hahnemann für die Vorgehensweise des Verdünnens und anschließenden Verschüttelns den Begriff des Potenzierens (im Sinne eines potenter, also wirksamer Machens der Arzneien). Dementsprechend spricht man bei den homöopathischen Arzneimitteln auch nicht von Verdünnungen, sondern von Potenzierungen (im homöopathischen Sprachgebrauch hat sich für Potenzierungen der Begriff `Potenzen´ eingebürgert).
Schon bei einer C_{12}-Potenzierung ist rechnerisch kein Molekül der Urtinktur mehr in der Lösung enthalten, aber die gängigen Potenzierungen in der Therapie chronischer Krankheiten sind C_{30}, C_{200} und C_{1000} (zur Veranschaulichung: Bei einer C_{1000} wurde eintausend Mal 1:100 verdünnt, oder mathematisch ausgedrückt $1:10^{-1000}$, beziehungsweise 1 geteilt durch eine Zahl mit eintausend Nullen!). Aus diesen Überlegungen wird deutlich, dass es sich bei der homöopathischen Wirkung, zumindest im Bereich jenseits der C_{12}-Potenzierung, um keine atomare oder molekulare Wirkung handeln kann. Es geht also nicht um kleinste Teilchen, die im Organismus an irgendwelchen Rezeptoren bestimmte Wirkungen hervorrufen und dadurch chemische und physikalische Reaktionen in Gang setzen.
Gerade das ist aber eines der Dogmen der Biochemie und damit medizinischen und naturwissenschaftlichen Denkens: Nur, wo

Substanz materiell vorhanden sei, könne diese im Organismus auch Wirkungen hervorrufen. Oder, einfacher ausgedrückt: Wo nichts sei, könne auch nichts wirken. Warum aber in der Homöopathie von anderen Wirkmechanismen ausgegangen werden muss, werde ich im Kapitel IV näher ausführen.

2.1. Simile-Regel und Arzneimittelprüfung

Bei seinen Arzneimittelversuchen erprobte Hahnemann auch die Wirkung der Chinarinde an sich selbst. Diese Chinarinde wurde damals erfolgreich gegen das so genannte Wechselfieber - die Malaria - angewandt (der Hauptwirkstoff, das Chinin, ist auch heute noch ein wichtiges Malaria-Therapeutikum). Zu seiner großen Verwunderung entwickelte Hahnemann unter der Einnahme der homöopathisch potenzierten Chinarinde die typischen Symptome einer Malariaerkrankung, obwohl er eigentlich gesund und nicht mit dem Malariaerreger infiziert war! Nach dem Absetzen der Arznei verschwanden die Malariasymptome wieder und kehrten nur bei erneuter, wiederholter Einnahme der potenzierten Chinarinde wieder. Nach endgültigem Absetzen der Arznei verschwanden sie dauerhaft.
Daraus schloss Hahnemann, dass die homöopathisch potenzierte Chinarinde beim symptomfrei Gesunden in der Lage ist, die Symptome hervorzurufen, zu deren Heilung sie beim Erkrankten das angezeigte Arzneimittel ist. Und tatsächlich bestätigte sich dieser Vorgang als Prinzip auch bei allen anderen potenzierten Arzneien: Über einen gewissen Zeitraum wiederholt verabreicht, erzeugen die Arzneien beim Gesunden Symptome ihres Arzneimittelbildes, das heißt, der Probant entwickelt sozusagen die "Arzneikrankheit", oder zumindest einen gewissen Ausschnitt

aus den Symptomen des Arzneimittelbildes. Aus dieser Erkenntnis leitete Hahnemann zwei wichtige Grundsätze ab.

Simile-Regel:
Wenn die Arzneien genau die Symptome hervorbringen können, für deren Heilung sie die geeigneten Mittel sind, scheinen sich das Symptomenbild (auch Arzneimittelbild genannt) der richtigen Arznei und das Symptomenbild des Kranken zu ähneln. Die aus der Anwendung gewonnene Erfahrung zeigte Hahnemann sogar, dass die Arznei umso besser heilt, je ähnlicher das Arzneimittelbild dem Krankheitsbild ist. Aus diesem Umstand leitete er die so genannte *Simile-Regel* ab: *Similia similimum curentur*, also "Ähnliches möge durch Ähnliches geheilt werden" (was sicherlich, obwohl Hahnemann das energisch bestritt, dem Lehrsatz des Paracelsus nachempfunden war, der da lautete: *Similia similimum curantur*, also "Ähnliches wird durch Ähnliches geheilt").

Arzneimittelprüfung:
Die Tatsache, dass die homöopathisch potenzierten Arzneien beim Gesunden verschiedene Symptome ihres Arzneimittelbildes hervorrufen können, wenn sie ihm wiederholt verabreicht werden, eröffnet uns die großartige Möglichkeit der so genannten *Arzneimittelprüfung*. Bei einer solchen Arzneimittelprüfung werden potenzierte Gaben einer Arznei möglichst vielen Probanten wiederholt verabreicht (am besten verschiedenen Probanten auch in verschiedenen Potenzierungen, um Symptome aus dem ganzen Wirkspektrum der Arznei zu bekommen). Anschließend werden alle im Verlauf der Arzneimittelprüfung auftretenden Symptome (körperliche ebenso wie geistige oder emotionale) sorgfältig aufgelistet. Aus den so erhaltenen Symptomlisten kann man das Arzneimittelbild einer Arznei zusammenstellen.

Prinzipiell kann ja aus allem eine homöopathische Arznei bereitet werden - aus jeder Pflanze, jedem Mineral, jeder tierischen Substanz, oder sogar aus menschlichen oder tierischen Geweben oder Krankheitsprodukten (was die so genannten Nosoden ergibt). Durch die Technik der Arzneimittelprüfung haben wir nun die Möglichkeit, diese gewonnenen homöopathischen Mittel sozusagen durch den menschlichen Organismus für sich sprechen zu lassen und so zu zeigen, zu welchen menschlichen Zuständen sie passen, bzw. welchen Zuständen sie ähneln. Das ist auf der einen Seite eine phantastische Möglichkeit, die keine andere mir bekannte Therapie bietet oder zur Verfügung hat, auf der anderen Seite führt sie uns zu der äußerst erstaunlichen Erkenntnis, dass die homöopathisch verfügbar gemachte Arzneiinformation eines jeden auf der Erde vorkommenden Stoffes jeweils bestimmten Zuständen, Ausprägungen und Grundhaltungen der menschlichen Existenz entspricht.
Diese enge Verflechtung von Mensch und Natur ist für moderne Menschen mit nüchterner, naturwissenschaftlich-kausaler Weltsicht, schwer annehmbar und deshalb vielleicht auch einer der Gründe, warum der Homöopathie beharrlich die wissenschaftliche Anerkennung versagt wird. Auf andere Gründe für diese Verweigerung, wie die angeblich mangelnde Nachweisbarkeit homöopathischer Wirkungen, werde ich im nächsten Kapitel eingehen.

3. Die Homöopathische Wirkung und Wirkweise

3.1. Arzneimittelinformation als wirksames Prinzip

Hahnemann ging immer davon aus, dass die Homöopathie die "Lebenskraft" aktiviert, dass sie also die natürlichen Selbstheilungskräfte des Organismus unterstützt. Wir wissen aufgrund des Verdünnungsgrades, dass spätestens ab Potenzierungen der Stufe C_{12} keine stofflichen Gaben mehr zur Anwendung kommen, so dass offensichtlich die Arzneimittelinformation für die homöopathische Wirkung verantwortlich sein muss. Wie genau diese Information von der Arzneisubstanz auf das Lösungsmittel Wasser übertragen wird, wissen wir bis heute nicht. Für diesen Vorgang scheint die kinetische, also Bewegungsenergie, vonnöten zu sein, die der Lösung nach jedem Verdünnungsschritt durch das Verschütteln zugeführt wird.

Durch das Verdünnen wird jedes Mal eine entsprechende Oberfläche an neuen Wassermolekülen geschaffen, auf die die Information übertragen werden kann. Und durch das fortschreitende Potenzieren wird diese Arzneimittelinformation, oder ihre energetische Aufladung offensichtlich so verändert, dass die Arznei nachhaltiger, tiefgehender und länger anhaltend wirkt.

3.2. Erstverschlimmerung und Arzneimittelreaktion

Eine häufig beobachtete Reaktion des Organismus nach homöopathischer Arzneimittelgabe ist die so genannte Erstverschlimmerung, die oft auch als Arzneimittelreaktion bezeichnet wird. Die beiden Begriffe werden teilweise synonym

oder wechselseitig benutzt, was in meinen Augen zu unnötiger Begriffsverwirrung führt. Daher schlage ich vor, als \`Erstverschlimmerung´ die Verstärkung bereits bestehender Symptome, wie zum Beispiel eines neurodermitischen Ausschlags oder allergischer Beschwerden, zu bezeichnen. Der Begriff der \`Arzneimittelreaktion´ sollte dem Wiederauftreten von Symptomen vorbehalten bleiben, die vor kurzer, längerer oder sogar sehr langer Zeit einmal bestanden. Das ist ein für den homöopathischen Heilungsverlauf typisches Phänomen und gerade nach Hochpotenzgabe (meist C_{1000} oder höher) können Symptome wieder auftreten, die vor vielen Jahren oder sogar Jahrzehnten zuletzt bestanden.
Dies lässt sich dadurch erklären, dass dass zurückliegende Erkrankungen nicht ausheilen konnten, sondern durch andere Maßnahmen "zum Verschwinden gebracht" wurden. Ein grippaler Infekt kann zum Beispiel "übergangen" worden sein, eine Infektion antibiotisch, oder ein Hautausschlag mit Cortison behandelt worden sein. Solche "unterdrückten" Symptome scheinen wie Erinnerungen im Organismus zu schlummern und werden erst dadurch ausgeheilt, dass die Symptome, zumindest teilweise, noch einmal durchlebt werden. Vorausgesetzt, dass die homöopathischen Potenzierungen mit Vorsicht und Bedacht eingesetzt werden, ist es für solch eine Arzneimittelreaktion typisch, dass die Beschwerden nicht mehr so ausgeprägt wie zuvor auftreten und meist nur für Stunden oder wenige Tage. Erfahrungsgemäß beträgt der Zeitraum, in dem die Arzneimittelreaktion auftreten kann, nach einer C_{30}, C_{200} oder C_{1000} etwa 10 bis 14 Tage, wohingegen sich nach einer $C_{10.000}$ oder $C_{100.000}$ dieser Zeitraum auf drei bis vier Wochen ausdehnen kann.
Gerade die Erstverschlimmerung, also die Verstärkung schon bestehender Symptome, tritt in den meisten Fällen deshalb unnötig stark auf, weil Hochpotenzen (meist C_{200} oder C_{1000}) zu früh, teilweise schon gleich zu Beginn der Behandlung,

verabreicht werden. Der Organismus kann hiermit energetisch überfordert werden und eine Überreaktion ist die Folge.

3.3. Risiken der homöopathischen Therapie

Eine heftige Erstverschlimmerung, zum Beispiel bei einer Neurodermitis, oder bei einem Asthma, kann äußerst quälend oder sogar gefährlich sein. Eine durch unsachgemäße Anwendung der Potenzierungen verursachte Arzneimittelprüfung kann zu ernsthaften und gefährlichen Krankheitssymptomen führen, die keinesfalls unterschätzt werden sollten. Zum Beispiel werden gar nicht so selten bestimmte homöopathische Mittel während der Schwangerschaft tage- und wochenlang in gleicher Potenzierung verabreicht, wodurch (wenn das Mittel nicht zufällig gut genug gewählt ist, oder wenn es gerade nicht oder nicht mehr indiziert ist) Wehenunregelmäßigkeiten, vorzeitiger Blasensprung, Frühgeburt oder sogar Abort verursacht werden können. Deshalb rate ich von wiederholten Gaben der gleichen Potenz über mehrere Tage hinweg generell ab.

3.4. Prophylaktische Gaben

Auch so genannte prophylaktische, also vorbeugende Gaben, stellen ein Problem dar. In der Homöopathie ist eine Arzneimittelgabe erst indiziert, wenn der Organismus dies durch die Symptome anzeigt. Eine Ausnahme stellt die konstitutionelle Therapie mit hochpotenzierten Similimumgaben im beschwerdefreien Intervall dar, auf die ich im Kapitel über die

Potenzwahl und Dosierung eingehen werde. So genannte vorbeugende Gaben werden den Organismus eher im Sinne einer Arzneimittelprüfung in die Nähe des Arzneimittelbildes bringen, so dass die Gefahr der Komplikationen, denen eigentlich vorgebeugt werden soll, eher steigt als sinkt. Ein Beispiel sind *Arnika*-Gaben vor Zahnextraktionen, was therapeutisch immer wieder versucht wird. Durch solche Gaben wird die Blutung aber eher verstärkt als vermindert werden, da der Körper durch die Arzneimittelgabe dem "Arnikazustand" (der durch starke Blutungsneigung oder Blutungen charakterisiert ist) näher ist, als er es vorher war. Wird das Mittel allerdings gegeben, wenn der Zahn bereits gezogen ist, kann es wunderbar helfen, kann die Blutung verringern oder stillen und den Abheilungsprozess fördern.
Auch so genannte "homöopathische Impfungen", also prophylaktische Arzneimitteleinnahmen bei Reisen in Epidemiegebiete, werden die Gefahr der betreffenden Infektion wahrscheinlich eher erhöhen.

3.5. Wirksamkeitsnachweise

Einer der grundlegenden Unterschiede zwischen der Homöopathie und der Schulmedizin ist der, dass die Homöopathie eine individuelle Therapie ist. Das bedeutet zum Beispiel, dass von 10 Patienten mit Bluthochdruck wahrscheinlich ein jeder ein anderes homöopathisches Mittel benötigt. Das Symptombild des Patienten, das dem der homöopathischen Arznei möglichst ähnlich sein soll, umfasst nicht nur die Symptome, die mit dem Bluthochdruck und seinen Folgen zusammenhängen, sondern auch möglichst viele andere Symptome der körperlichen,

emotionalen und geistigen Ebene. So fließen in die homöopathische Arzneimittelsuche Vorerkrankungen, Erkrankungsneigungen und Anfälligkeiten ebenso ein, wie Charakter- und Wesenszüge (wie zum Beispiel Ungeduld, Reizbarkeit, Ruhelosigkeit oder Gewissenhaftigkeit).
So wenig, wie wir behaupten können, zwei Menschen seien gleich, nur weil sie beide unter Hypertonie leiden, so wenig können wir davon ausgehen, dass sie aus diesem Grund das gleiche homöopathische Mittel benötigen. Das ist eine der Erklärungen, warum klinische Studien, die in der Medizin die gängigste und anerkannteste Nachweismethode für die Wirksamkeit, Effektivität und Verlässlichkeit eines Medikamentes oder einer Therapie darstellen, für die Homöopathie nicht funktionieren. Das Prinzip und Konzept solcher Studien wurde aus dem Denken einer Medizin heraus entwickelt, in der bestimmte Erkrankungen mit bestimmten Arzneimitteln behandelt werden.
Testet man jeweils etwa gleich große Patientenzahlen, die im einen Fall mit dem Medikament A, im zweiten Fall mit Medikament B und im dritten Fall mit wirkstofffreier Medikation behandelt wurden und wussten weder die Patienten noch die behandelnden Ärzte, welcher Patient zu welcher Gruppe gehörte, so kann man hinterher objektive statistische Aussagen über den jeweiligen Therapieerfolg treffen.
Für eine Therapieform, in der Krankheiten bzw. Symptomkonstellationen relativ unabhängig von der Individualität des Patienten mit bestimmten Medikamenten behandelt werden, ist solch ein Vorgehen nahe liegend und schlüssig. Und tatsächlich hat es sich für die Schulmedizin ja auch ausgesprochen bewährt und gibt uns für die entsprechenden Therapien die (relative) Sicherheit einer statistischen Erfolgswahrscheinlichkeit.
Für die homöopathische Therapie kann dieser Ansatz des Wirksamkeitsnachweises vor allem aus zwei Gründen nicht

funktionieren. Der erste ist die oben beschriebene individuelle Medikation, der zweite liegt in der Tatsache, dass selbst, wenn man bei jedem Patienten der homöopathischen Versuchsgruppe individuell mediziert, man bei der Verschreibung nie die Sicherheit hat, auf jeden Fall das für den jeweiligen Patienten richtige Mittel gefunden zu haben.

Die Gewissheit darüber erbringt erst der Therapieerfolg, und wenn dieser ausbleibt, muss sich der Therapeut erneut auf die Suche nach einem geeigneten Mittel machen. Eine Angabe über die Wirksamkeit einer homöopathischen Therapie macht daher zuallererst eine Aussage über die Fähigkeit des Verschreibers, ein jeweils passendes Mittel zu finden bzw. auszuwählen.

Die Weigerung, die Wirksamkeit der Homöopathie anzuerkennen, weil diese nicht in klinischen Studien nachweisbar ist, erinnert daher ein wenig an die Haltung eines Schachspielers, der sich weigert, Brettspiele, die nach ganz anderen Regeln gespielt werden, als das Schachspiel, anzuerkennen, solange sich die Schachregeln nicht auch auf sie anwenden lassen.

In eingeschränktem Maße anwendbar sind die Bedingungen der klinischen Studien für so genannte bewährte Indikationen, wie beispielsweise Arnika bei blutenden Wunden, oder Allium cepa bei Fließschnupfen.

Bei komplexeren Krankheitsbildern wie Diabetes mellitus oder Asthma bronchiale wird jedoch eine Übereinstimmung zwischen Patienten- und Arzneimittelbild von ein oder zwei Symptomen für die Medikamentenwahl nicht mehr ausreichen und eine studiengeeignete Standardisierung ist somit nicht mehr möglich.

4. Unterschiedliche Ebenen homöopathischer Therapie und Vorgehensweise

Eine häufige Vorgehensweise in der homöopathischen Behandlung ist die Suche nach einem geeigneten (also ähnlichen) homöopathischen Mittel für einen akuten Zustand. Das wäre zum Beispiel ein heftig verlaufender viraler Infekt nach einer Fahrradfahrt im Winter. Diese Symptome - plötzlich auftretende, heftige Symptomatik nach kaltem Wind - sind ein guter Hinweis auf Aconitum napellus und nach entsprechender Gabe (in solch einem Fall reicht meist eine einmalige C_{30}er-Gabe) sind die Beschwerden wahrscheinlich schnell gebessert. Nachdem diese Symptomatik sich verändert hat, ist die Ähnlichkeit zwischen Patienten- und Arzneimittelbild jedoch "abgearbeitet" und bei einer neuen Erkrankung muss wieder nach einem anderen Arzneimittel gesucht werden. Besteht eine Ähnlichkeit des Arzneimittelbildes jedoch nicht nur zum akuten Zustand des Patienten, sondern auch zu chronischen (das heißt länger bestehenden) Symptomen, so kann das Mittel über längere Zeiträume helfen und in den jeweils angemessenen zeitlichen Abständen wiederholt verabreicht werden.

Diese Möglichkeit des Arzneimittels, auf die Beschwerden einzuwirken, wird so lange bestehen, wie eine genügend große Ähnlichkeit zwischen den Symptomen des Arzneimittelbildes und den Symptomen des Patienten besteht. Man kann sich das grob schematisch wie die gemeinsame Schnittmenge der beiden Symptomenbilder vorstellen, die sozusagen "abgearbeitet" wird.

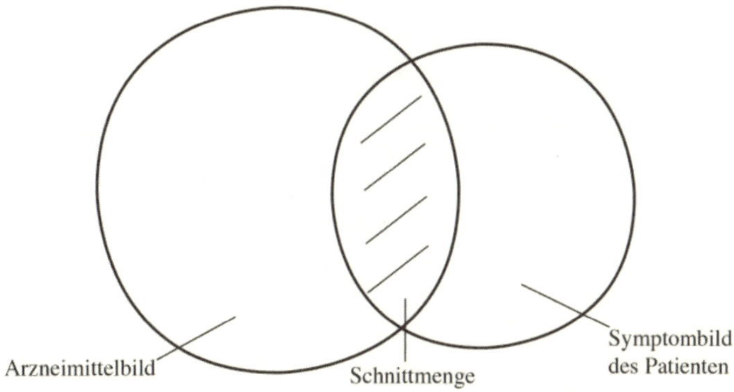

Wenn die "Schnittmenge" nicht oder nicht mehr besteht, kann das Arzneimittel dem Patienten auch nicht mehr helfen. Jedoch kann das Arzneimittel, wenn keine gemeinsame Schnittmenge besteht, oder wenn diese bereits abgearbeitet ist, bei wiederholter Gabe eine Arzneimittelprüfung verursachen, dem Patienten also die Symptome des Arzneimittelbildes "aufzwingen".

4.1. Simile und Similimum

Ein homöopathisches Arzneimittel, das eine Schnittmenge an ähnlichen Symptomen mit dem Patienten hat, nennt man, in Bezug auf diesen Patienten, ein `Simile´, also ein ähnliches Arzneimittel. Jedes Arzneimittel, das dem betreffenden Patienten geholfen hat, dies aber irgendwann nicht mehr tut (natürlich eine angemessene Potenzierung und Dosierung vorausgesetzt), war für diesen Patienten solch ein Simile.

Man kann ganz klassisch und hervorragend homöopathisch arbeiten, wenn man bei jedem Mal, bei dem das Mittel nicht mehr befriedigend wirkt, wieder ein neues, ähnliches Mittel sucht. Um solch ein Vorgehen zu erleichtern, wurden von vielen homöopathischen Behandlern Erfahrungen über Arzneimittel-Ähnlichkeiten und über so genannte "Folgemittel" gesammelt. Unter solchen Folgemitteln versteht man Mittel, die aufgrund einer gewissen Ähnlichkeit erfahrungsgemäß oft gut im Anschluss an andere homöopathische Arzneimittel verabreicht werden können, wenn dieses andere Mittel seine Schnittmenge mit dem Patienten "abgearbeitet" hat.
Von solch einem Simile, einem ähnlichen Mittel, muss das so genannte `Similimum´ unterschieden werden. Unter dem Similimum versteht man das für den betreffenden Menschen allerähnlichste Arzneimittel. Also das Mittel, das mit seinem Arzneimittelbild die gesamte Symptomatik des Patienten abdeckt.

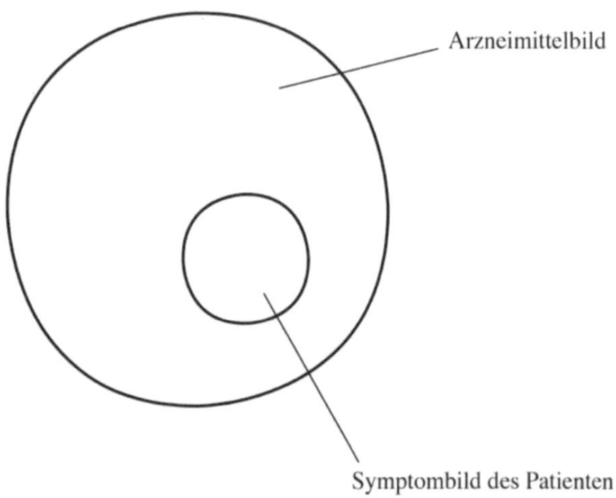

Das Similimum kann dem Patienten bei allen seinen Beschwerden helfen, bei akuten wie auch bei chronischen Beschwerden. Das Arzneimittelbild jeder einzelnen Arznei ist so umfangreich und ungleich viel größer, als das Beschwerdebild des individuellen Organismus es sein kann. Daher kann man sich gut vorstellen, warum verschiedene Menschen, die dem gleichen Arzneimittelbild angehören, trotzdem im Vergleich untereinander so unterschiedlich sein können.

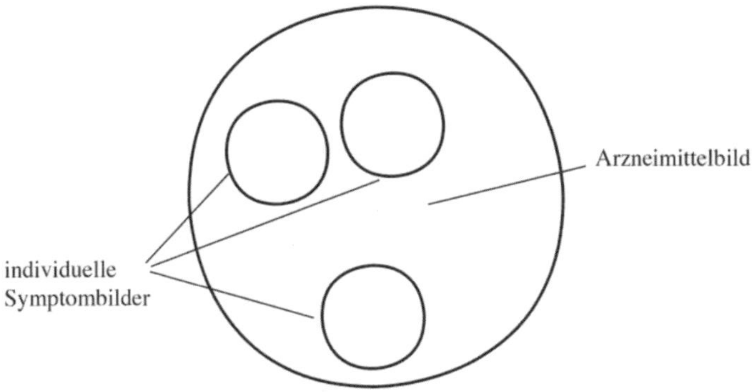

Allen Menschen, die einem Arzneimittelbild angehören, ist jedoch eines gemeinsam: Das *`Wesen´* dieses Arzneimittelbildes, seine Grunddynamik und auf der psychischen Ebene seine Grundthematik. Unter dieser Grundthematik kann man sich die Werte und Inhalte vorstellen, um die es für die Menschen, die zu dem betreffenden Arzneimittel passen, "im Leben geht". Nach denen sie also unbewusst streben, für die es in ihren Augen Sinn macht, sich immer wieder anzustrengen und bei deren

Nichterreichen sie viel eher verzagen oder sogar verzweifeln, als durch andere Umstände oder Belange.
Kennt man die Grundthemen möglichst vieler homöopathischer Arzneimittelbilder, so wird es zunehmend leichter, das jeweilige Arzneimittel "im Patienten zu erkennen".
Das Herausarbeiten der jeweiligen Grundthematik einzelner Arzneimittelbilder wurde vor allem durch die Arbeit eines inzwischen leider verstorbenen homöopathischen Arztes aus Argentinien möglich gemacht, durch Dr. Alfonso Masi-Elizalde. Die zwar faszinierende, aber doch sehr komplexe Theorie der homöopathischen Arbeit nach Masi-Elizalde würde nicht nur den gesteckten Rahmen dieses Buches sprengen, sondern auch über das Ziel einer homöopathischen Arbeit hinausgehen, die sich vorrangig auf die Behandlung akuter Zustände richtet.
Aber auch für die Arzneimittelwahl bei akuten Zuständen hat sich die Kenntnis und Einbeziehung der unbewussten Grundthemen, der psychischen Aspekte und der Wesenszüge, die sich in den so genannten (nach Masi ausgearbeiteten) "Psychischen Bildern" der Arzneibilder ausdrücken, in der homöopathischen Praxis äußerst bewährt.

5. Potenzwahl, Dosierung und Verlaufsbeurteilung

Dieses Kapitel am Ende des ersten Teiles widme ich der wichtigen Frage nach der Auswahl der homöopathischen Potenzierungen und der Häufigkeit und Wiederholung ihrer Gabe. Zu diesen für die therapeutische Anwendung ganz entscheidenden Fragen gibt es viele unterschiedliche Meinungen, jedoch wenig klare, nachvollziehbare und leicht anwendbare Richtlinien.
Fast jede homöopathische Schule hat diesbezüglich ihre eigenen Vorstellungen entwickelt. Für den Neueinsteiger - und selbst für viele Fortgeschrittene – bedeutet dies ein heilloses Durcheinander an unterschiedlichen, sich teilweise widersprechenden Angaben.
Dieser Vielzahl an Ansätzen will ich keinen weiteren hinzufügen. Jedoch möchte ich Ihnen meine Erfahrungen und die Vorgehensweisen zur Verfügung stellen, die sich in meiner homöopathischen Tätigkeit bewährt haben und Ihnen den Zugang zu klaren, anschaulichen und nachvollziehbaren Richtlinien ermöglichen.

5.1. D-Potenzierungen oder C-Potenzierungen

Der Unterschied zwischen den D- und den C-Potenzierungen (im Folgenden werden die Begriffe Potenzierungen und Potenzen synonym verwendet) liegt darin, dass die D-Potenzen bei jedem Potenzierungsschritt 1:10 (dezimal) verdünnt und dann verschüttelt werden, während die C-Potenzen jedes Mal 1:100 (also centisimal) verdünnt und anschließend verschüttelt werden.
Hahnemann entwickelte die C-Potenzierungen und arbeitete mit

ihnen und mir persönlich ist kein vernünftiger Grund bekannt, der stattdessen für die Verwendung der D-Potenzen spräche. Der einzige Grund, der mir einfällt, wäre, dass man sich die Arzneien bereits in D-Potenzierungen zugelegt hat. In diesem Fall empfehle ich, die D-Potenzen aufzubrauchen und dann durch entsprechende C-Potenzen zu ersetzen.

5.2. Mit welchen Potenzierungen sollte man arbeiten

Niedrige Potenzen wie D_4 oder C_6 haben den Nachteil, dass sie jeweils nur relativ kurz, nur wenige Stunden, wirksam sind. Um eine durchgehende Arzneiwirkung zu erzielen, muss die Einnahme mehrmals täglich wiederholt werden. Wenn jedoch das Arzneimittelbild nicht ausreichend gut zum Symptomenbild des Patienten passt, oder die Gabe zu häufig – über die Besserung der Beschwerden hinaus – wiederholt wird, birgt dies die Gefahr einer Arzneimittelprüfung.
Zudem ist bei einer niedrigen Potenz (D_3 oder D_4) in Tropfenform schwer zu differenzieren, wie viel jetzt wirklich homöopathische und wie viel dabei phytotherapeutische Wirkung ist. Erst ab der C_{12} befindet sich rechnerisch keine nennenswerte Molekülmenge der Urtinktur mehr in der Arznei, sondern es wird die reine (homöopathisch potenzierte) Arzneimittelinformation verabreicht. Aus diesen Gründen arbeite ich persönlich ausschließlich mit Potenzierungen von C_{12} aufwärts.
Die Wahl der richtigen Potenzierung ist sehr viel einfacher, als die meisten Quellen dies vermuten lassen. Angaben, die für bestimmte Indikationen das eine Mittel nur in der D_4, ein anderes in der C_6 und ein drittes in der D_{10} empfehlen, sind nach meinem Dafürhalten und nach meiner Erfahrung kompletter Unsinn. Das

entscheidende Kriterium bei der Behandlung einer Beschwerde oder einer Erkrankung ist nicht die Wahl der richtigen Potenz, sondern die Wahl des richtigen Arzneimittels. Wenn das Arzneimittel einigermaßen stimmt, wird es auch wirken, relativ gleich, in welcher Potenzierung es verabreicht wird.
Eine C_{12}- oder eine C_{30}-Potenz hat gegenüber niedrigeren Potenzierungen jedoch den Vorteil, dass sie nur ein- bis dreimal verabreicht werden müssen, oder im gegebenen Fall nach der ersten Gabe verkleppert (die Erklärung, was unter dem so genannten \`Verkleppern´ zu verstehen ist, folgt unter \`Akutbehandlung´ in diesem Kapitel) werden können, so dass man nicht Gefahr läuft, eine Arzneimittelprüfung zu verursachen.
Jedem Interessierten, der sich eine gewisse Anzahl von Arzneien zulegen möchte, rate ich, sich diese in C_{30}er-Potenzen anzuschaffen. Eine C_{30} liegt sozusagen im Grenzbereich zwischen den Niedrig- und den Hochpotenzen. Sie ist hoch genug potenziert, um sicher sein zu können, nahezu jeden Erkrankungsfall energetisch zu erreichen, und sie ist gleichzeitig niedrig genug potenziert, um nicht nach zwei bis drei Gaben bereits eine Prüfungssymptomatik zu verursachen.
Der Einfachheit halber und weil es hohe Kosten verursacht, sich alle Arzneien neben der C_{30}er- auch in der C_{12}er-Potenz anzuschaffen, empfehle ich, im Akutfall immer eine C_{30} zu verabreichen, und zwar bei Neugeborenen ebenso wie bei Erwachsenen. Selbst die konstitutionelle Behandlung chronischer Beschwerden beginne ich immer mit C_{30} und steigere die Potenz dann, abhängig von der Reaktion des Organismus auf die Arznei, langsam im Behandlungsverlauf. Ausnahmen bilden dabei einige wenige Arzneimittel, wie zum Beispiel *Nux vomica* oder *Sulphur*, die empfindliche Erstreaktionen hervorrufen können und bei denen ich daher meist mit einer C_{12}-Gabe beginne.
Die nachfolgenden Potenzierungen, mit denen ich homöopathisch arbeite, sind C_{200}, C_{1000} und, meist erst nach Jahren, $C_{10.000}$ und

$C_{100.000}$ (die Hochpotenzen ab C_{1000} werden nach der lateinischen Zahlengebung mit Großbuchstaben bezeichnet: C_{1000} entspricht M, $C_{10.000}$ entspricht XM und CM steht für $C_{100.000}$).

5.3. Wie oft verabreichen und wann wiederholen

Bei der Überlegung, wie schnell die Arznei wirken sollte und wann man die Gabe wiederholen sollte, ist von entscheidender Bedeutung, seit wann die Beschwerden bestehen. Dabei muss man Beschwerden, die erst seit wenigen Minuten oder Stunden bestehen, unterscheiden von Beschwerden, die seit Tagen bestehen und diese wiederum von Beschwerden, die seit Wochen, Monaten oder Jahren bestehen. Prinzipiell lässt sich sagen, dass eine gut gewählte Arznei umso schneller wirken wird, je kürzer der Beginn der Beschwerden zurück liegt.

5.4. Die Akutbehandlung

Bestehen Symptome erst seit Stunden, zum Beispiel bei einer akuten Mittelohrentzündung, sollte nach einer C_{30}er-Gabe eine deutliche Besserung innerhalb von 10 bis maximal 30 Minuten eintreten. Kommt es, gegebenenfalls auch nach einer zweiten C_{30}er-Gabe, nach weiteren 10 bis 20 Minuten, zu keiner Besserung, so kann man davon ausgehen, dass das Arzneimittelbild der gewählten Arznei zu wenig Übereinstimmung mit dem Symptomenbild des Patienten hat. In diesem Fall muss ein anderes, besser passendes Arzneimittel ausgewählt werden.

Selbstverständlich müssen akut bedrohliche Symptome, wie zum Beispiel Brustschmerzen, zunächst schulmedizinisch diagnostiziert und therapiert werden, bevor man sich auf die homöopathische Behandlung der Grunderkrankung konzentriert.
Kommt es bei erst seit kurzer Zeit bestehenden Symptomen nach einer vorübergehenden Besserung schon nach kurzter Zeit wieder zu einer Verschlechterung, so kann man die C_{30}er-Gabe wiederholen. Bei anschließendem Wiederauftreten oder bei Wiederverstärkung der Symptome sollte die Gabe des Arzneimittels jedoch nicht immer wieder in der gleichen Dosierung wiederholt werden, weil dadurch die Gefahr einer Arzneimittelprüfungssymptomatik steigt. Vielmehr ist es dann angezeigt, die vorher verabreichte Potenzierung des Arzneimittels zu "verkleppern".
Dieses so genannte Verkleppern funktioniert wie folgt: Man füllt ein Glas oder einen Becher zu etwa $^2/_3$ mit Wasser und gibt etwa drei bis fünf Kügelchen der betreffenden Arznei hinein. In Mineralwasser mit Kohlensäure lösen sich die Globuli deutlich schneller auf. Diese Arzneilösung wird nun vor jeder Gabe, die jeweils aus einem kleinen Schluck der Lösung besteht, mit einem Löffel zehnmal kräftig umgerührt.
Nach einigen Gaben kann man wieder etwas Wasser nachfüllen, nicht jedoch erneut Globuli hinzugeben! Die Häufigkeit dieser Gaben sollte immer von der Symptomatik abhängig gemacht werden. Solange die Besserung anhält (auch wenn die Beschwerden noch nicht vollständig gebessert sind) und es noch zu keiner erneuten Verschlechterung gekommen ist, ist auch keine Arzneiwiederholung sinnvoll. Diese sollte erst erfolgen, wenn die Beschwerden nach einer vorübergehenden Besserung wieder zunehmen.
Die wiederholten Gaben des verklepperten Arzneimittels können bei Bedarf für ein bis zwei Tage lang fortgeführt werden. Kommt es nun nach der verklepperten C_{30}er-Gabe irgendwann nicht mehr

zu einer Besserung der Symptomatik, so kann dies zwei Gründe haben: Entweder die "gemeinsame Schnittmenge" zwischen Arzneimittelbild und Beschwerdebild ist abgearbeitet und es sind die Beschwerden übrig geblieben, die vom Arzneimittelbild nicht mehr abgedeckt werden. Dann hätte sich das Gesamtbild der Symptome allerdings auch deutlich verschoben und ein neues Arzneimittel müsste ausgewählt werden.
Oder, bei in etwa gleich gebliebenem Beschwerdebild, ist die zweite Möglichkeit wahrscheinlicher, nämlich dass die Krankheitsdynamik eine höher potenzierte Arzneimittelinformation benötigt. In diesem Fall sollte man nun eine C_{200}er-Gabe versuchen. Entweder führt diese Gabe zur schnellen und nachhaltigen Besserung oder sie muss im Falle einer nur vorübergehenden Besserung ebenfalls verkleppert werden.
Ein Zustand, der wiederholte, bzw. verklepperte C_{200}er-Gaben erfordert, sollte allerdings schnellstmöglich schulmedizinisch abgeklärt werden, da dies eine bedeutsame Krankheitsursache vermuten lässt. Eine Ausnahme ist die homöopathische Verabreichung unter der Geburt. Die Geburt ist ein zwar physiologisches, aber potenziell für Mutter und Kind lebensbedrohliches Geschehen und benötigt als solches einfach höhere Potenzierungen.
Daher liegt man, auch bei gutem Geburtsverlauf, mit der C_{30}er-Potenz häufig unterhalb der energetischen Wirkschwelle. Wenn eine C_{30}er-Gabe nur vorübergehend, aber nicht durchgreifend genug wirkt, kann eine C_{200}er ohne Bedenken eingesetzt und gegebenenfalls auch verkleppert werden. In bedrohlichen, lebensgefährlichen Situationen kann auch die C_{1000} akut erforderlich werden.
Zum Verkleppern lässt sich noch sagen, dass viele Vermutungen kursieren, Metalllöffel beeinträchtigten die Wirksamkeit der verklepperten homöopathischen Arznei. Aus meiner Erfahrung kann ich das nicht bestätigen, rate aber trotzdem aus einem

anderen Grund zur Verwendung von Einmalbechern und Einmallöffeln, die nach Beendigung der Verabreichung entsorgt werden können. Nach meinem Kenntnisstand kann niemand mit Sicherheit sagen, nach welcher Reinigungsprozedur die homöopathisch potenzierte Arzneimittelinformation von Glas und Löffel getilgt ist. Um daher ungewollte Arzneiverabreichungen, zum Beispiel an Familienmitglieder, andere Patienten oder Klinikpersonal zu vermeiden, empfehle ich die Verwendung von besagten Einmalartikeln.
Noch deutlich einfacher handhabbar und in meiner eigenen Praxis seit vielen Jahren bewährt, ist die Verwendung von Einwegflaschen aus Plastik. In solch eine mit Wasser halb gefüllte Flasche kann man drei bis fünf Kügelchen des betreffenden Arzneimittels geben, warten bis die Kügelchen aufgelöst sind und die Lösung dann vor jeder Arzneimittelgabe, die auch aus jeweils einem Schluck besteht, zehnmal schütteln.

Von der beschriebenen Behandlung akuter Beschwerden muss die Behandlung schon länger bestehender oder sogar chronischer Symptome unterschieden werden. Beschwerden, die erst seit Tagen bestehen, nehmen dabei eine Zwischenposition ein und sollten je nach Verlauf und Heftigkeit der einen oder anderen Behandlungsform zugeordnet werden. Bei starken Beschwerden und heftigem Verlauf empfiehlt sich ein Vorgehen nach dem Akutschema, während bei mittelstark bis mäßig stark ausgeprägten Symptomen und schleichendem Verlauf eine Vorgehensweise wie bei der chronischen Behandlung versucht werden kann.

Dieses Vorgehen besteht, vereinfacht ausgedrückt, in Einmalgaben mit genügend langem Zeitintervall bis zur nächsten Gabe. Das hat verschiedene Vorteile. Zum Einen kann man den Zeitraum, in dem die Arzneigabe wirkt, und in dem es zu Erstverschlimmerungen, Arzneireaktionen und zu arzneibedingten Verbesserungen kommen kann, überschauen und beurteilen und weiß so immer, wie der dynamische Krankheits- oder Genesungsverlauf einzuschätzen ist. Zum Anderen kann durch solche gezielten Einmalgaben die Gefahr einer Arzneimittelprüfung minimiert werden, da diese für gewöhnlich erst nach häufig wiederholten Gaben der gleichen Potenzierungsstufe ausgelöst wird.
Für die Einmalgaben hat sich für mich eine Vorgehensweise bewährt, die ich von einem meiner homöopathischen Lehrer, Dr. med. V. V. Vaidya, übernahm. Dabei handelt es sich sozusagen um eine "dreizeitige Einmalgabe", bei der bis zu drei Gaben innerhalb von 24 Stunden eingenommen werden. Am liebsten lasse ich diese abends-morgens-abends (vor dem Einschlafen, dann morgens oder vormittags und erneut wieder abends vor dem Einschlafen) einnehmen, so dass zumindest die abendlichen Arzneidosen "ganz in Ruhe" über Nacht wirken können. Ebenso können die drei Gaben aber auch morgens-mittags-abends, oder mittags-abends-morgens eingenommen werden.
Bei dieser Form der Einnahme ist es wichtig, die Patienten genau zu instruieren. Wenn nach der ersten oder zweiten Einnahme die Symptome verstärkt werden oder neue hinzukommen, sollte auf die weiteren Gaben verzichtet werden, da man diese Reaktion des Organismus sonst nur unnötig verlängert und verstärkt.
Die "dreizeitige Einmalgabe" hat zwei Vorteile. Zum einen kann man nach dreimaliger C_{30}er-Gabe (immer jeweils ca. drei bis fünf

Kügelchen), sicher sein, dass auch, wenn eine Gabe durch bestimmte Umstände (wie zum Beispiel durch Stress, Schreck oder durch bestimmte Substanzen wie Kamille oder Campher) antidotiert, also unwirksam gemacht wurde, mindestens eine Gabe den Organismus wirklich "erreichen" und nachhaltig wirken kann. Zum anderen ergibt sich bei der Gabe höherer Potenzierungen die Möglichkeit, diese aufsteigend zu verabreichen, also zum Beispiel C_{12}-C_{30}-C_{200}, oder C_{30}-C_{200}-C_{1000}. Dadurch wird der Organismus innerhalb der 24 Stunden langsamer an die hohe Potenz herangeführt, was erfahrungsgemäß das Auftreten heftiger Arzneimittelreaktionen oder Erstverschlimmerungen deutlich vermindert.

Von der energetischen Information her ist eine dreimalige C_{30}er-Gabe innerhalb von 24 Stunden wie eine einzige C_{30}er-Gabe zu betrachten und zum Beispiel eine C_{30}-C_{200}-C_{1000}er-Gabe wie eine C_{1000}er-Gabe zu werten (daher "Einmalgabe").

Nach der Arzneimittelgabe ist es allerdings wichtig, für mindestens 12 Tage *keine weiteren* homöopathischen Arzneimittelgaben zu verabreichen. Nur dann kann die Arznei ihre ungestörte Wirkung entfalten und nur dann auch ist der dynamische Verlauf dieser Arzneiwirkung wirklich beurteilbar.

Die Zeiträume dieser Wirkdauer sind vom Potenzierungsgrad der Arznei abhängig. Eine C_{12} wird erfahrungsgemäß 8-12 Tage lang wirken, eine C_{30} für 10-14 Tage, eine C_{200} 4 bis 6 Wochen und eine C_{1000} 8 bis 10 Wochen lang. Daher hat sich für mich in der konstitutionellen Behandlung als routinemäßige Vorgehensweise bewährt, nach der C_{12} 10 Tage bis zur nächsten C_{12}er-Gabe abzuwarten, nach der C_{30} 12 Tage, nach der C_{200} einen Monat und nach einer C_{1000} zwei Monate bis zur erneuten C_{1000}er-Gabe.

Der Übersichtlichkeit halber werden diese Zeiträume nochmals in Tabellenform dargestellt:

Potenzierung	Wirkdauer ca.	Wiederholung nach
C_{12}	8 bis 10 Tage	10 Tagen
C_{30}	10 bis 14 Tage	12 Tagen
C_{200}	4 bis 6 Wochen	1 Monat
C_{1000}	8 bis 10 Wochen	2 Monaten

Die Beschwerden, die sich in den ersten 10 bis 14 Tagen nach Arzneigabe einstellen, sollten als Erstverschlimmerung oder als Arzneimittelreaktion angesehen werden und sollten *nicht* homöopathisch therapiert werden. Erfahrungsgemäß verstärkt und verlängert eine homöopathische Gabe, die innerhalb dieses Zeitraumes verabreicht wird, diese Reaktion des Organismus nur, was keinerlei Vorteil, sondern nur unnötig verlängerte Beschwerden bringt.

Meinen Patienten und Patientinnen erkläre ich, dass sie durch die Beschwerden, die innerhalb dieser ersten zwei Wochen auftreten, Krankheitsenergie "abarbeiten", und dass diese Beschwerden einen notwendigen und effektiven Weg zur Gesundwerdung darstellen. Mit diesem Wissen lassen sich auch unangenehme Symptome ertragen, vor allem, wenn sie, wie vorhergesagt, spätestens 10 bis 12 Tage nach Arzneigabe wieder verschwinden.

Eine Ausnahme stellen Symptome dar, die zwar zum Arzneimittelbild der verabreichten Arznei passen, die jedoch weder vorher bestanden und dann nach Arzneigabe verstärkt wurden (Erstverschlimmerung), noch dem Patienten aus früheren Zeiten bekannt sind und nach Arzneigabe wieder aufgetreten wären (Arzneireaktion). Solche Symptome sind als

Prüfungssymptome zu verstehen (was bei der beschriebenen Darreichungsform allerdings nur im Ausnahmefall auftritt) und als erster Hinweis, dass die ausgewählte Arznei für diesen Patienten nicht die Richtige ist.
Ein anderer möglicher Hinweis auf eine falsche Arzneimittelwahl ist, wenn die durch die Arzneimittelgabe ausgelöste Verschlimmerung auch über die 12- bis 14-Tage-Grenze hinaus anhält. In solch einem Fall könnte man die Arzneigabe noch einmal wiederholen, zum Beispiel die C_{30}er-Gabe nach 16 bis 18 Tagen, sollte dann aber bei weiterhin bestehender Verschlechterung ein anderes Mittel wählen.
Wenn auf die erste Verabreichung eines Arzneimittels eine zu starke Reaktion erfolgt (zum Beispiel nach dreimaliger C_{30}er-Gabe, oder nach C_{12}-C_{12}-C_{30}), ist es ratsam, die nächste Gabe niedriger potenziert (zum Beispiel dreimal C_{12}) zu verabreichen. In seltenen Fällen, etwa bei sehr starken Reaktionen auf Arzneimittelgaben, wie dies zum Beispiel bei *Nux vomica*- oder bei *Sulphur*-Menschen der Fall sein kann, kann es sogar notwendig werden, für eine gewisse Zeit noch niedriger zu potenzieren (beispielsweise dreimal C_6 alle 8 bis 10 Tage), bis keine nennenswerten Reaktionen nach Arzneimittelgabe mehr auftreten.
Wenn man bei der konstitutionellen Therapie, also der Therapie von Erkrankungsneigungen oder von chronischen Beschwerden, generell so vorgeht, dass man die entsprechende Potenzierungsstufe so lange in den notwendigen zeitlichen Abständen verabreicht, bis der Organismus nicht mehr mit Verschlechterung reagiert, um dann erst im Potenzierungsgrad höher zu gehen, so lassen sich gravierende oder heftige Erstverschlimmerungen fast immer vermeiden.

Die homöopathische Therapie auf der Similimum-Ebene hat den entscheidenden Vorteil, dass das richtig gewählte Mittel alle

Zustände abdeckt, die der betreffende Organismus entwickeln kann, also auch alle akuten Erkrankungen. Ist das Similimum einmal gefunden, muss beim nächsten Durchfall oder grippalen Infekt nicht mehr nach einem so genannten Akutmittel gesucht werden, sondern es muss nur entschieden werden, in welcher Potenz das Mittel wiederholt wird.
Bei der höher potenzierten konstitutionellen Therapie, also C_{200}er im Monatsabstand, oder C_{1000}er im Zweimonatsabstand, ist solch eine akute Erkrankung, die später als innerhalb der ersten 14 Tage nach Hochpotenzgabe auftritt, ein Zeichen dafür, dass die Hochpotenz aus irgendeinem Grund in ihrer Wirkung blockiert ist. Diese Blockade lässt sich durch Gabe einer C_{30} (zum Beispiel C_{12}-C_{30}-C_{30}) meist wieder gut aufheben und gleichzeitig stellen diese C_{30}er-Gaben auch die angemessene Therapie solcher akuter Beschwerden dar.
Sollte die C_{30} dann aber unbefriedigend wirken, zeigt dies an, dass die Wirkung der Hochpotenz aus irgendeinem Grund tatsächlich schon aufgebraucht ist, zum Beispiel durch einen Infekt oder durch psychischen Stress. In diesem Fall kann man die Hochpotenz ohne Bedenken auch schon vor Ablauf des normalen zeitlichen Wirkintervalles wiederholen.

5.6. Die Q-Potenzierungen

Die Q-Potenzen wurden von Hahnemann erst relativ spät eingeführt und zeichnen sich dadurch aus, dass sie erstens bei jedem Potenzierungsschritt 1:50.000 verdünnt werden und zweitens in der flüssigen Form verabreicht und vor jeder Gabe zehnmal verschüttelt, beziehungsweise auf eine feste Unterlage geklopft, werden.

Bevor ich auf die genaue Verabreichung und Dosierung eingehe, möchte ich kurz etwas zur Namensgebung anmerken, da die Q-Potenzen häufig auch als LM-Potenzen bezeichnet werden.
Die von Hahnemann eingeführte Bezeichnung Q-Potenzen bezieht sich auf den ersten Buchstaben der lateinische Bezeichnung `quintesimal´ für die Verdünnung im Verhältnis 1:50.000, analog zu den Bezeichnungen D-Potenzen für dezimal (1:10er-Verdünnungen) und C-Potenzen für centisimal (1:100er-Verdünnungen). Die Bezeichnung LM stammt von der römischen, durch Großbuchstaben vertretenen Zahl (L für 50 und M für 1000). Das ist aber insofern irreführend, als diese römischen Ziffern für die hochpotenzierten C-Potenzen benutzt werden. M steht für C_{1000}, XM für $C_{10.000}$, LM für $C_{50.000}$ und CM steht für $C_{100.000}$. Daher finde ich es sinnvoller, die Q-Potenzen nicht mehr als LM-Potenzen zu bezeichnen, sondern die Bezeichnung LM der $C_{50.000}$er-Potenzierung vorzubehalten.
Durch die hohe Verdünnung der Q-Potenzen steht eine relativ kleine Anzahl von (arzneimittel-) "informationsbeladenen" Wassermolekülen einer 50.000mal größeren Anzahl von "informationsfreien" Wassermolekülen gegenüber. Mit jedem Verschüttelungsvorgang kann nun die Arzneimittelinformation auf eine gewisse Anzahl bislang informationsfreier Wassermoleküle übertragen werden.
Dadurch kann solch eine Q-Potenz sehr oft verschüttelt werden, bevor alle Wassermoleküle die potenzierte Arzneiinformation aufgenommen haben. Durch das Verschütteln vor jeder Gabe kommt ein ähnlicher Effekt wie beim Verkleppern zustande, nämlich dass nacheinander leicht aufsteigende Potenzierungen verabreicht werden und so die Gefahr einer Arzneimittelprüfung deutlich verringert wird. Dadurch können Q-Potenzen häufiger verabreicht werden als zum Beispiel eine vom Potenzierungsgrad her gleich bleibende C-Potenz.
Die `klassische´ Therapie mit Q-Potenzen sieht nun so aus, dass

man mit der Q1 beginnt und jeden Tag (nach zehnmaligem Aufschlagen bzw. Verschütteln) einen Tropfen auf die Zunge einnehmen lässt. Das wird so lange fortgeführt, bis unter der Einnahme Beschwerden auftreten, als Ausdruck der Arzneiprüfungssymptomatik. Dann setzt man die Einnahme für ein bis zwei Wochen aus, bis die Symptome wieder ganz verschwunden sind und macht dann mit der Q2 weiter, bis wieder Symptome auftreten, und so fort.
Diese Vorgehensweise war mir persönlich nie sehr sympathisch, da die Patienten dadurch in regelmäßigen Abständen in eine Prüfungssymptomatik getrieben werden. Ich tendiere zu einer abweichenden Handhabung der Q-Potenzen, die sich für mich in der Praxis ausgesprochen bewährt hat.
Hierbei werden die Q-Potenzen im Sinne einer Bedarfsmedikation eingesetzt und, beginnend mit der Q1 oder mit der Q6, so lange täglich einmal (gegebenenfalls auch zweimal, morgens und abends) eingenommen, bis es zu einer Besserung der Beschwerden kommt. Sobald diese Beschwerdebesserung eintritt, ohne dass die Beschwerden dabei bereits verschwunden sein müssen, soll die Einnahme ausgesetzt und erst wieder begonnen werden, wenn es erneut zu einer Verschlechterung kommt.
Auf diese Weise können einzelne Q-Potenzen sehr lange eingenommen werden, teilweise sogar, bis ein 10 ml-Fläschchen ganz aufgebraucht ist. Spätestens dann, oder vorher schon, wenn es unter der Einnahme nicht mehr zu einer Verbesserung der Beschwerden kommt, sollte auf eine höhere Q-Potenz gewechselt werden. Bedingt durch das vielmalige Verschütteln ist bis zu diesem Zeitpunkt jedoch ein so viel höheres Energieniveau entstanden, dass sich 6er-Schritte in der Potenzwahl bewährt haben. Also sollte nach der Q1 die Q6 verwendet werden, danach die Q12, anschließend die Q18, und so weiter.
Die Q-Potenzen haben aufgrund ihrer relativ kurzen Wirkdauer, nämlich etwa 24 Stunden, im akuten Fall unter Umständen auch

nur etwa 12 Stunden, den Vorteil, in ihrer Wirkung sehr gut steuerbar zu sein und täglich verabreicht werden zu können. Nach meiner Erfahrung eignet sich die beschriebene Art der Anwendung der Q-Potenzen zum Beispiel sehr in der "Heuschnupfensaison", wenn der Organismus täglich mit den Allergenen konfrontiert wird. Mit dem richtigen Mittel kann bei der beschriebenen Anwendung auch unter solchen Bedingungen eine relative oder sogar vollständige Beschwerdefreiheit erreicht werden.

6. Homöopathische Arzneimittelbilder

6.1. **Aconitum napellus** (acon) (Eisenhut, Sturmhut)

Verschl.: *Trockene Kälte; Hitze, Sonne, Wärme*; Dämmerung; von 0 bis 4 Uhr; starke Gefühle (*Schreck, Schock*); Wind, Zugluft;
Besser.: Nach Schweißausbruch; Ruhe; Wein und Stimulantien; frische Luft;

Hauptangriffspunkte: *Gemüt, Nerven, Herz*, Gehirn, innere Organe;

Leitsymptome:

-*plötzlich, heftig, stürmisch*, stark, gewaltsam, schmerzhaft;
-große körperliche und geistige *Unruhe mit schrecklicher Angst und Todesfurcht*; *Panikattacken* schon durch relativ geringfügige Anlässe; Überempfindlichkeit;
-Angst, bei der Geburt zu sterben;
-Überempfindlichkeit der Sinne, besonders gegen Licht, Geräusche und Gerüche;
-sehr starke Symptome, die plötzlich auftreten und plötzlich wieder aufhören („das akuteste aller Mittel");
-außer sich, wahnsinnig vor Schmerzen; brennende Schmerzen;
-Folgen von *Angst, Unfall, Schock oder Schreck* (*op, ign, verat*);
-Folgen von *Kälte oder trockenem, kaltem Wind* (*bry, caust, hep, nux-v*);

-Neugeborenenasphyxie; Harnverhalt nach heftiger Geburt (ohne Harndrang: *Hyos*);
-Überempfindlichkeit gegen den geringsten Luftzug und Folgen von Erkältung, ausgelöst oder verschlimmert durch kalten Wind;
-Schlaflosigkeit infolge Ruhelosigkeit, fiebriger Erregung mit trockener Hitze und Herzklopfen;
-Fieber mit Frieren, Schüttelfrost und trockener Hitze, nachher Schweiß;
-Haut heiß und trocken; schneller Puls, schnelle Atmung; Hyperventilation;
-gynäkologische Untersuchung schmerzhaft, Genital trocken, heiß, rigide, empfindlich;
-heftiger Durst, Trockenheitsgefühl und Röte in Mund und Hals; Frösteln, Frost und Hitze mit Durst auf kaltes Wasser;
-Vagina und / oder Muttermund heiß, trocken und schmerzhaft empfindlich;
-arterielle Blutungen (hellrot; die Blutung fühlt sich subjektiv heiß an);

Fallberichte Schwangerschaft:

-Schwangerschaftsübelkeit, auch bis zum Erbrechen, mit Durst;
-Kopfschmerzen und Nervenschmerzen, mit Schwindel beim Aufrichten aus dem Liegen oder Sitzen, oder beim Bücken;
-blutende Hämorrhoiden, mit schießenden Schmerzen im After, oder mit beständigem Drücken;
-Schwangerschaftsobstipation mit viel Durst und einer allgemeinen Trockenheit der Haut; beständige Ruhelosigkeit und die für *acon* typischen Ängste;
-Harnverhalt mit Stechen in der Nierengegend, oder mit Drücken in der Blase;
-Blutung mit Todesangst; sie ist sicher, sterben zu müssen;

-drohender Abort durch Furcht, mit Ärger; Aufregung, schnelle Atmung;
-drohender Abort durch Zystitis;
-Unruhe während der Schwangerschaft, Todesangst, gibt den Zeitpunkt ihres Todes an; Ikterus; Blutspucken; gestörter Schlaf zwischen 0 und 3 Uhr, muss aufstehen und Wasserlassen; fühlt für niemanden Zuneigung;
-drohender Abort nach Schreck in der Schwangerschaft; wenn die Furcht auch danach noch weiter bestehen bleibt und sie den Schrecken nicht überwindet;

Fallberichte Geburt:

-quälende Wehenschmerzen; Vagina heiß, trocken, schmerzhaft empfindlich und nicht dehnbar; heftige, schnell aufeinander folgende Wehen, besonders bei einem großen Kind (der Kopf ist scheinbar nicht zu bewegen), Kontraktionen ungenügend, Schmerzen überwältigend; schreit laut auf; rotes, schwitzendes Gesicht; durstig; Kopf und Hände glühen, kräftiger Puls, Haut nur ganz schwach feucht, schnellere Herzaktion;
-Gesicht blass nach Aufrichten vom Liegen;
-große Qual; Ruhelosigkeit und Stöhnen bei jeder Wehe;
-ruhelos und nervös bei den Wehen; qualvolle Angst um das Kind;
-plötzliche Tachykardien oder Bradykardien des Ungeborenen;
-bei Neugeborenen: Asphyxie, apoplektische Symptome (zum Beispiel Halbseitensymptomatik, schlaffe Lähmungen, etc.), heiß, purpurfarbig, atemlos, pulslos; Ikterus; Augenentzündung; Harnverhalt; Bluterbrechen, blutiger Stuhl;
-Wehen zu schwach, quälende Schmerzen, verbunden mit Ruhelosigkeit;
-Angst zu sterben, Panik; ist nicht zu beruhigen;
-Ohnmacht bei den Wehen;
-starke, hyperaktive Wehen;

Fallberichte Wochenbett / Stillzeit:

- Wochenbettkonvulsionen (generalisierte Krampfanfälle), Blutandrang zum Kopf, heiß, trockene Haut, Durst, Unruhe und Todesangst;
- nach einer schwierigen und ermüdenden Geburt;
- Nachwehen zu schmerzhaft und zu lange anhaltend;
- Wiederkehr des Wochenflusses, wenn Frauen im Wochenbett aufstehen und anfangen, wieder umherzugehen;
- Wochenfluss unterdrückt oder zu gering, schon bald nach der Geburt, mit quälendem Gefühl in Abdomen, Brust und Kopf; mit Blutandrang zum Kopf;
- Milchfieber (Fieber während der Stillzeit) mit Delirium; Mammae heiß, hart, gespannt, mit spärlicher Milch;
- Wochenbettfieber mit übelriechendem, blutig-schleimigem Wochenfluss;
- die Mammae sind blutüberfüllt, heiß, hart, gespannt; mit wenig oder gar keiner Milch;
- Wochenbettfieber nach Unterdrückung des Wochenflusses; Mammae schlaff, keine Milch; trockene, heiße Haut; harter, regelmäßiger Puls; angstvoll, wild starrende, glänzende Augen; trockene Zunge, großer Durst; geblähtes Abdomen, empfindlich gegen die leiseste Berührung;

Fallberichte Neugeborenes, Säugling:

- Kind unruhig, sensibel, weint viel;
- Ikterus nach Geburtsschock oder plötzlicher Abkühlung;
- Kind sieht erschreckt und panisch aus, ist durch nichts zu beruhigen;

Psychisches Bild:

Aconitum-Menschen sind robust, ungeduldig, hastig und in Eile. Sie sind wachsam, sensibel, reagieren empfindlich auf Sinneseindrücke und sind leicht erregbar. Auch haben sie lebhafte Einbildungen und Phantasien, ein Gedanke jagt den anderen und sie machen unter Umständen auch hellsichtige Voraussagen. Hintergrund ist ihr *Verlangen, die Zukunft zu kennen*. Sie *ertragen nicht die Ungewissheit über das, was auf sie zukommt* und versuchen, es zu erahnen oder voraus zu sehen. Da sie kein Vertrauen in die Zukunft haben, versuchen sie, die Situation durch Wachsamkeit zu beherrschen. Wenn es ihnen nicht mehr gelingt, ihre Ängste so zu kompensieren, steigt *schreckliche Angst und Todesfurcht* in ihnen auf. Diese Angst geht *mit großer innerer und äußerer Unruhe* einher, sie sind dann untröstlich und verzweifelt und bekommen regelrechte Panikattacken. Sie reagieren schreckhaft, reizbar, verdrießlich, nehmen jeden Scherz übel und fürchten, dass ihnen ein schreckliches Unglück begegnen werde. Eigentlich bezieht sich ihre Angst auf ihr ungewisses Ende, ihren Tod, aber sie kann auf vieles anderes, wie zum Beispiel Dunkelheit, Gespenster oder Krankheiten, verschoben werden. Die Zustände, in die sie dann geraten, lassen sich mit den *Aconitum*-typischen Modalitäten "*plötzlich, heftig und stürmisch*" beschreiben. Die Stimmung kann plötzlich ins Gegenteil umschlagen, die Panikattacken treten ganz unvermittelt auf und können durch relativ geringfügige Anlässe ausgelöst werden.
Die kompensatorische Haltung des Hyperaktiven, der mit großer Wachsamkeit alles voraussieht, ist nur die eine Möglichkeit im *Aconitum*-Spektrum. Die zweite ist die entgegengesetzte Haltung, in der *Aconitum* auf die "göttliche Fügung" und mit unerschütterlicher Zuversicht und heiterer Gelassenheit auf sein Schicksal vertraut.

Charakteristika:

-*Plötzlichkeit und unvermittelte Heftigkeit* der Symptome;
-*Unruhe mit schrecklicher Angst und Todesfurcht*; Panikattacken;
-Überempfindlichkeit;
-trockene, heiße Haut und Schleimhäute;
-heftiger Durst auf kalte Getränke;
-Folgen von Angst, Schock oder Schreck, oder Folgen von Kälte oder trockenem, kaltem Wind.

6.2. **Agaricus muscarius** (agar) (Fliegenpilz)

Verschl.: *Kalte Luft*; nach der Mahlzeit; nach Koitus; Menses; nach geistiger Anstrengung; vor Gewitter; *Druck; Berührung*; Aufregung;
Besser.: Langsame Bewegung; während des Schlafes; abends; Druck;

Hauptangriffspunkte: *Nerven (ZNS, periphere Nerven)*, Herz, Kreislauf, Haut;

Allgemeine Leitsymptome:

-Spasmen der willkürlichen und unwillkürlichen Muskeln, später lähmungsartige Schwäche und Kraftlosigkeit;
-*Migräne*, Gefäßspasmen; Meningitis; Neuralgien; Taubheitsgefühle;
-Schwindel vom Sonnenlicht; Nasenbluten;
-nervöse Störungen des Verdauungskanals, der Blase, der Sexualorgane;
-*stoßartige Zuckungen, Krämpfe, Zittern, nervöse Tics, Epilepsien;*
-*Gefühl* von Kälte unter der Haut, *wie von Eisnadeln gestochen*, oder wie elektrische Nadelstiche;
-*Brennen, Jucken und Röte der Haut*, „wie erfroren";
-chronische Hautentzündungen; Neurodermitis; trockene Ekzeme; Akne;
-Hautdurchblutungsstörungen; Erfrierungen; Verbrennungen;
-Rückenschmerzen; rheumatoide Beschwerden;

- großer Mangel an Lebenswärme; sehr empfindlich gegen kalte Luft;
- besser durch Abgang von Stuhl, Blähungen, oder durch Wasserlassen;
- Grimassieren des Gesichts;
- rauschartige und ekstatische Zustände; manische Psychosen;

<u>Fallberichte Schwangerschaft</u>:

- Verstopfung mit Kollern in den Därmen, während der Schwangerschaft;
- Verdauungsbeschwerden mit Jucken, Brennen und Röte an verschiedenen Teilen des Körpers, wie nach Erfrierung; an Nase, Ohren, Wangen, Finger oder Zehen; diese Stellen auf der Haut bessern sich wieder, sobald zum Beispiel der Durchfall nachlässt;
- Hunger bei Appetitlosigkeit;
- der erst feste, knotige Stuhl wird später weich oder breiig, zuletzt durchfällig;
- Übelkeit und Brechneigung, auch mit Leibschneiden; auch nach dem Essen; durch Aufstoßen gebessert;
- schmerzhaftes Einziehen des Magens und Bauches beim Durchfall und Abgang vieler Winde;
- heftige Leibschmerzen vor, während und nach dem Durchfall;

<u>Fallberichte Wochenbett / Stillzeit</u>:

- vier Wochen nach der Entbindung ein drückender Schmerz, wie eine Schwellung, die sich von der linken Seite des Unterbauches zum Rücken erstreckt; Bewegung verschlechtert; Durst, Appetitlosigkeit;
- Epilepsie im Zusammenhang mit der (ausbleibenden) Milchbildung;

-spasmodische Zuckungen überall am Körper, gefolgt von nachlassender Zittrigkeit; schließlich Entspannung und Erschöpfung;
-Zuckungen in den Augäpfeln, Lidern, Wangen, im hinteren Teil der Brust, im Abdomen;
-die Brustwarzen jucken, brennen, sehen rot aus;

Psychisches Bild:

Agaricus-Menschen *streben nach Größe*, weil sie darunter leiden, sich klein und schwach zu fühlen. Sie empfinden es als beleidigend, sich Zeit nehmen zu müssen für ihre Entwicklung, um groß zu werden. *Agaricus* will sofort erwachsen sein und er *will Größe und Macht*.
In ihrer Vergangenheit haben diese Menschen *Autorität als willkürliche Machtausübung erlebt*, zum Beispiel in Form eines autoritären, kontrollierenden und strafenden Vaters. *Agaricus lehnt Respekt und Achtung anderen gegenüber ab* und neigt zu übersteigertem Selbstbewusstsein mit selbstherrlichem, selbstsüchtigem Verhalten.
Die angestrebte Überlegenheit kann *Agaricus* auf der geistigen oder auf der körperlichen Ebene versuchen zu erreichen. Dabei kommt es charakteristischerweise zu einer deutlichen Entwicklungsstörung der jeweils anderen Ebene. Eine Möglichkeit stellt die ausgeprägte intellektuelle Begabung in einem behinderten, zum Beispiel gelähmten oder verkrüppelten Körper dar. Dabei neigt dieser überhöhte Intellekt zu krankhaften, manischen Geisteszuständen, bis hin zu manischen Psychosen.
Eine andere Möglichkeit besteht in einer geistigen Minderbegabung bei guter körperlicher Entwicklung, oft mit außerordentlicher körperlicher Kraft. In dieser Haltung setzt *Agaricus* aufs Physische und schafft Tatsachen durch Kraft. Geistig können solche Menschen zu Trägheit, Benommenheit,

Verwirrung oder sogar zu Apathie neigen, oder aber zu lauten, cholerischen Ausbrüchen bis hin zu gewalttätiger Raserei.
In der Haltung der vermeintlichen Größe ist *Agaricus* überheblich, dickköpfig und *kann zum tyrannischen Unterdrücker werden, der seine Macht missbraucht und Schwächere leiden lässt*.
In der gegenteiligen Haltung kann *Agaricus* demütig und unterwürfig sein und sich unter Umständen bereitwillig unter einen Geringeren unterordnen.
Agaricus-Kinder zeichnen sich durch ihre Lautstärke aus, sie sind heiter, munter, schwatzhaft und leichtsinnig. Oft sind es überaktive Kinder, die zu rauschartig gehobenen, fast ekstatischen Stimmungen neigen und einen kaum zu beherrschenden Bewegungsdrang zeigen, ohne Zeichen der Ermüdung.
Auch schon als Kinder fallen *Agaricus*-Menschen manchmal dadurch unangenehm auf, dass sie ihre Macht über Schwächere auskosten, zum Beispiel indem sie kleinere Kinder misshandeln oder indem sie Haustiere ärgern oder sogar quälen.

Charakteristika:

- *Brennen, Jucken und Röte der Haut*; Empfindungen "wie erfroren", "wie von Eisnadeln gestochen", oder "wie elektrische Nadelstiche"; Ekzeme, Akne;
- *Zuckungen, Krämpfe, Zittern, nervöse Tics, Epilepsie;*
- *Migräne*; Meningitis; Neuralgien; Taubheitsgefühle;
- *Menschen, die darunter leiden, sich klein und schwach zu fühlen*, die groß und mächtig sein wollen, Respekt anderen gegenüber ablehnen und Schwächeren gegenüber sehr unterdrückend werden können;
- einseitige Bevorzugung des Körpers oder des Intellektes.

6.3. **Anacardium** (anac) (Malakka-Nuß)

Verschl.: *Geistige und körperliche Anstrengung, Reiben*, leerer Magen;
Besser.: Essen, Bewegung;

Hauptangriffspunkte: *Gemüt*, Magen, Haut, Gelenke (Knie);

Allgemeine Leitsymptome:

-*Besserung aller Beschwerden beim Essen*;
-Völle, Aufgetriebenheit und Schmerzen im Magen, besser nach Essen;
-Gefühl eines Pflockes oder eines eng geschnürten Bandes;
-zittrige und lähmige Schwäche;
-unterbrochener Schlaf und völlige Schlaflosigkeit;
-große Neigung zu Frösteln und große Empfindlichkeit gegen Kälte und Zugluft;
-*juckendes Ekzem, besser durch möglichst heißes Wasser* (*rhus-t*);
-Hautausschläge mit heftigem Jucken und nervöser Gereiztheit;
-Verschlimmerung des psychischen Zustandes am Morgen, Besserung am Nachmittag und Abend;
-schlimmer durch geistige oder körperliche Anstrengung;

Indikationen während der Schwangerschaft:

-Übelkeit während der Schwangerschaft, schlimmer vor und nach, aber besser während des Essens;

-öfterer vergeblicher Stuhldrang, viele Tage; wie von Untätigkeit des Mastdarmes; oder als wäre dort alles eingepfropft; stumpf drückende Empfindung im Rektum, wie von einem Pflock;
-steter Stuhldrang mit schmerzhaftem Drehen und Winden im Bauch, bei nicht erfolgender Ausleerung (wegen Kraftlosigkeit oder Untätigkeit des Rektums);
-Stuhldrang, der beim Pressen verschwindet, ohne Abgang von Stuhl;

Indikationen im Wochenbett / Stillzeit:

-großer Blutverlust nach Abort;
-Melancholie (Depressionen) nach dem Wochenbett;

Psychisches Bild:

Sehr charakteristisch für bestimmte Phasen der *Anacardium*-Pathologie sind eine *ausgeprägte Aggression und ein Hang zu Gewalttätigkeiten*. So kann es sein, dass *Anacardium*-Frauen, zum Beispiel prämenstruell oder im Wochenbett, sich „in ihrer Aggressivität nicht wiedererkennen und zu einem Rätsel ihrer hilflosen Umgebung werden“. Sie sind dann heftig, gereizt, ausfällig, jähzornig und ständig am Schimpfen und Fluchen.
Ein weiteres Charakteristikum für *Anacardium* ist ein tief verankertes *Gefühl des Zwiespaltes, der Zweiteilung*. Dies kann sich unterschiedlich auswirken: durch sich widerstreitende Impulse, durch das Gefühl, zwei Willen zu haben - einen „guten“ und einen „bösen“, oder einen, der dem Körper und einen anderen, der dem Geist zugehörig scheint; oder durch einen *ständigen inneren Konflikt* zwischen Instinkt und Gewissen, oder zwischen Wünschen und Pflichten.

Diese Konflikte führen zu einer großen inneren Unsicherheit, aufgrund derer diese Menschen sich nicht entscheiden können. Sie leiden unter einem *Mangel an Selbstvertrauen*, fühlen sich Anforderungen nicht gewachsen und *versuchen, sich* irgendwie *zu beweisen*. Das macht sie unter Umständen zu typischen Mitläufern, sie brauchen jemanden, der für sie entscheidet und können diese Entscheidungen dann ziemlich emotionslos umsetzen, was einen sehr *harten oder sogar grausamen Eindruck* vermitteln kann.
Nicht selten haben solche Menschen eine entwürdigende Kindheit voller brutaler (seelischer und/oder körperlicher) Übergriffe hinter sich.

<u>Charakteristika:</u>

-*Hunger, Leeregefühl im Magen, Besserung durch Essen, Pflockgefühl*;
-Frösteln, Kälte- und Zugluftempfindlichkeit;
-Hautausschläge mit heftigem Juckreiz;
-unsicher, Mangel an Selbstvertrauen, entscheidungsunfähig;
-große Aggression und Gewaltbereitschaft; hart, gefühllos;
-fühlt sich innerlich zwiegespalten, wie zwei Willen.

6.4. **Argentum nitricum** (arg-n) (Silbernitrat, Höllenstein, salpetersaures Silber)

Verschl.: *Gefühlsbewegungen (Angst*, Spannung), geistige Anstrengung, Wärme (warmes Zimmer), Zucker und Süßigkeiten, Liegen auf der rechten Seite, Menses, Druck;
Besser.: *Kälte (kalte Luft*, *im Freien*, Waschen mit kaltem Wasser), harter Druck (feste Bandage um den Kopf), Bewegung, Wind der ins Gesicht bläst;

Hauptangriffspunkte: *Gemüt, Nerven, Schleimhäute (Magen)*, linke Seite;

Allgemeine Leitsymptome:

-*nervöse Symptome* wie Schwindel, Schwinden der Gedanken, Gedächtnisschwäche, Unbesinnlichkeit, Zittern der Glieder, *Schwäche mit hastigem Wesen*;
-zahlreiche *Ängste und Phobien* (Menschenmengen, enge Räume, *zu spät zu kommen*), *Erwartungsspannung, Lampenfieber, Prüfungsangst* (*gels*);
-*Gefühl des Vergrößertseins* (*plat*) an verschiedenen Körperteilen, wie des Kopfes bei Kopfschmerzen, des Beins bei Ischias, des Bauches oder der Ovarien;
-hypochondrische Schweigsamkeit; Trübsinn, Apathie mit zittriger Schwäche;
-Kopfschmerz mit Blutandrang, Gefühl der Völle und der Schwere, endet mit Erbrechen von Galle; schlimmer durch geistige Anstrengung, besser durch Druck oder festes

Bandagieren;
-Schwäche mit *Schwindel* (fehlt fast nie), Zittern und Gangunsicherheit (*gels*);
-warmblütige Menschen mit einem starken Verlangen nach frischer Luft
-*Verlangen nach Süßigkeiten, die aber Beschwerden machen*;
-*Schleimhautulzerationen mit Splitterschmerzen*;
-Schleimhautabsonderung reichlich, dickeitrig, auch blutig;
-*lautes Aufstoßen, Flatulenz*; körperlich ist der Verdauungstrakt das Zentrum der Beschwerden;
-grünliche Diarrhoe, schleimig wie "gehackter Spinat"; spritzende Stühle, mit geräuschvollem, stinkendem Gasabgang;
-chronische Laryngitis (Kehlkopfentzündung) bei Sängern; hohe Töne verursachen Husten; muss sich häufig räuspern;
-Konjunktivitis, *Laryngitis, Heiserkeit*, Gleichgewichtsstörungen und Unsicherheit in den Beinen;
-genitale oder anale Warzen oder Kondylome;
-Fluor gelb, scharf, mit Schwellung der Labien;

Fallberichte Schwangerschaft:

-neigt zu Fehlgeburten;
-während der Schwangerschaft fühlt sich der Magen an, als ob er vor Blähungen platzen würde; der Kopf fühlt sich an wie ausgedehnt; mit großem Verlangen, aufzustoßen, was aber nur schwierig zustande kommt, wobei dann die Luft mit großer Heftigkeit herausfährt;
-Schwangerschaftserbrechen mit vielen Kopfschmerzen und Schwindel;
-Neigung zum Abort;
-uterine Blutung mit Verwirrung, Dumpfheit und Schmerz im Kopf, verschlimmert durch die geringste Bewegung; eine

kurze Zeit erscheint ihr sehr lang; alles, was getan wird, erscheint ihr zu langsam getan;
-Luftaufstoßen erleichtert ihre Beschwerden; schlechter durch Bewegung;

Fallberichte Geburt:

-vorzeitige Wehen durch Erwartungsangst (*gels*);
-Angst, Panik, Hyperventilation;
-Angst vor Kontrollverlust, Platzangst, irrationales Verhalten;

Fallberichte Wochenbett / Stillzeit:

-Kindbettkrämpfe; den Krämpfen geht ein Gefühl allgemeiner Ausdehnung voraus, besonders des Gesichtes und Kopfes;
-(Krampfanfälle im Wochenbett); manchmal liegt sie gerade nach einem Anfall ruhig, aber vor einem weiteren wird sie sehr unruhig; sie hat ein Vorgefühl von einem nahenden Anfall;
-in ständiger Bewegung, wenn der Anfall vorüber ist, bis der nächste kommt;
-Brustwarzen wund vom Stillen;

Neugeborene, Säuglinge:

-viel explosives Aufstoßen, Blähungen, Blähungskoliken;
-Diarrhoe mit Abgang von grünem, stinkendem Schleim unter viel Blähungsgetöse;
-geräuschvoller Abgang von Winden mit dem Stuhl;
-Diarrhoe durch Entwöhnung; oder wenn die stillende Mutter Süßes isst;

-der Durchfall sieht aus wie Spinat;
-das Kind liebt kühle, frische Luft; Verschlechterung des Befindens an hochgelegenen Orten;
-Bindehautkatarrh nach Credé-Prophylaxe;
-Augenentzündung mit reichlicher, eitriger Absonderung, dick, mild, gelb (*puls*);
-Augen wund, aufgequollen, wie Granulation; lichtempfindlich;
-Nabelbeschwerden nach Anwendung von Höllenstein;

Psychisches Bild:

Argentum nitricum-Menschen sind intelligente, geistreiche, eher intellektuelle Typen mit einem scharfen Verstand. Sie sind sehr offen und entgegenkommend, erzählen sehr schnell und sehr viel, ohne irgendetwas zu verbergen. Oft merkt man recht schnell, wie nervös und hektisch sie sind, immer in Eile, als liefen sie der Zeit hinterher. Und tatsächlich ist das auch die zentrale Thematik von *Argentum nitricum*. Diese Menschen *sehnen sich unbewusst nach Ewigkeit und Unvergänglichkeit* und haben das Gefühl, die Zeit vergehe zu schnell. Sie können nicht warten, sind ungeduldig und *wollen auf keinen Fall zu spät kommen*. Auch werden sie unruhig und *bekommen Angst, wenn sie sich in einer* (an den unaufhörlichen Fluss der Zeit erinnernden) *strom- oder flussförmigen Bewegung fühlen*, aus der sie nicht aussteigen können. So etwa die zeitliche Bewegung auf einen Termin hin, die Bewegung im Straßenverkehr durch eine enge Baustelle oder durch einen Tunnel, oder das Fahren im Aufzug.
Argentum nitricum-Menschen sind sehr *unsicher*, sie machen sich viele Gedanken, *grübeln viel* und neigen zu Schuldgefühlen. Wenn *Ängste* aufsteigen, können diese sich leicht zu regelrechten Panikattacken steigern, mit Herzrasen, Schwindel, Schwitzen oder Atembeschwerden. Diese Menschen lassen sich leicht aus dem

Konzept bringen, sie sind zögerlich und schüchtern, dabei aber hektisch und nervös. Die Ängstlichkeit steht im Vordergrund und hält sie unter Umständen davon ab, irgend etwas zu beginnen, aus Angst, es könne misslingen. Sie haben oft seltsame oder sogar quälende Gedanken oder Gefühle und verhalten sich manchmal recht sonderbar.
Das Empfinden, "der Zeit hinterher zu laufen", weil diese zu schnell vergehe, ist Ausdruck des einen Pols im *Argentum nitricum*-Thema. Auf der anderen Seite kann *Argentum nitricum* aber auch das Gefühl bekommen, die Zeit vergehe gar nicht mehr und scheine still zu stehen. Dann fühlen sich diese Menschen wie gelähmt und wirken teilnahmslos und apathisch.

<u>Charakteristika</u>:

-*nervöse Symptome* wie Schwindel, Zittern, Schwäche;
-viele *Ängste und Phobien* (zu spät zu kommen, Prüfungsangst, im Tunnel);
-*Schleimhautulzerationen* (zum Beispiel Aphthen) mit *Splitterschmerzen*;
-*Blähungen mit lautem Aufstoßen*; viele Magen-Darm-Beschwerden;
-Gefühl, ein oder mehrere Körperteile seien vergrößert;
-*nervös, hektisch, ungeduldig, immer in Eile.*

6.5. **Arnica montana** (arn) (Bergwohlverleih)

Verschl.: *geringste Berührung, geringster Druck, Bewegung,* Erschütterung, *beim Stillen*, abends, nachts;
Besser.: *Ruhe*, Liegen, Lageänderung, im Freien, kaltes Baden;

Hauptangriffspunkte: *Blut, Blutgefäße*;

Allgemeine Leitsymptome:

-*Folgen von körperlichen* (Prellung, Verstauchung, Wehen, Überanstrengung) oder *seelischen Verletzungen* (Schock, Schreck, Wut, Kummer), nach *Überanstrengung*;
-wundes, geprelltes, *Quetschungs- oder Zerschlagenheitsgefühl* (*bell-p, rhus-t*);
-Gehirnerschütterung mit Bewusstlosigkeit, Blässe und kalter Haut;
-*Blutungsneigung*, Hautblutungen nach geringstem Druck; *Blutung* mit Übelkeit;
-Gehirnblutung; Gefäßverletzung;
-kleine Furunkel; symmetrische Akne; Wundliegen;
-eitrige Infektionen; septische Zustände;
-starke Schmerz- und Berührungsempfindlichkeit, *selbst das Bett ist ihr zu hart*;
-heißer Kopf mit kaltem Körper (*bell*);
-stinkender Atem; Geschmack wie von faulen Eiern;
-übelriechende faulige Absonderungen;
-drohender Abort infolge Trauma (Verletzung, Sturz, etc.);
-Wehen unregelmäßig, vergeblich, heftig aber erfolglos;

schwache, falsche Wehen, hören auf; quälend, erschöpfend; schwere Geburt;
-*Geburtsverletzungen* (bei Riss, Epi, Vakuum/Forceps, Sektio); (Kephal-) *Hämatom*;
-*Folgen von* (zum Beispiel Plazentaretention nach) *traumatischen Geburten*;
-starke Blutung postpartal;
-Nachwehen schmerzhaft, lange anhaltend;
-*arn* kann nach jeder Geburt gegeben werden (Anstrengung, Gewebsverletzung, Blutung);

Fallberichte Schwangerschaft:

-die gynäkologische Untersuchung wird wegen lokaler Empfindlichkeit nicht ertragen;
-Schwangerschaftserbrechen;
-öfteres Aufstoßen, wie nach faulen Eiern, besonders morgens früh;
-hartnäckige Obstipation aufgrund einer heftigen Erschütterung;
-unwillkürlicher Stuhlgang mit wundem Zerschlagenheitsgefühl überall;
-nachdem ein wenig Harn abgegangen ist, das Verlangen, mehr zu lassen, ohne es zu können;
-Schmerz zwischen dem rechten Darmbeinkamm und dem Kreuzbein während der Schwangerschaft;
-Gefühl, als ob der Fötus quer läge;
-sehr großes Wundheitsgefühl; wie gequetscht, wie wund und zerschlagen;
-drohende Fehlgeburt von einem Fall, Schock oder Erschütterung, usw.; nervös, erregt; fühlt sich wie zerschlagen;
-kann sich fast gar nicht umherbewegen, aufgrund des Wundheitsschmerzes in der Schambeinfuge, oder im

Iliosakralgelenk;
-Metrorrhagie nach Geschlechtsverkehr in der Schwangerschaft;
-Blutungen hellrot oder gemischt mit Klumpen; Kopf heiß, Körper kühl;
-die Kindsbewegungen schmerzen;
-Schwellung der Brüste von Quetschungen;
-Mastitis von Prellungen; erysipelatöse Entzündung;
-Empfindung von Wundheit in der Magengegend;
-drohender Abort, besonders dann, wenn sich bereits eine Blutung eingestellt hat, mit oder ohne Schmerzen, aber auch, wenn Schmerzen ohne Abgang von Blut bestehen;

Fallberichte Geburt:

-Abort durch Sturz, Schock, Schlag oder Erschütterung;
-Wehen heftig, sie helfen jedoch wenig; sind schwach oder hören auf, möchte häufig die Lage ändern; fühlt sich wie zerschlagen;
-schwache oder unregelmäßige Wehen durch Schwäche des Uterus, mit Ermüdungsgefühl, Gesichtsröte und Kopfhitze bei den Wehen, während der übrige Körper kühl sein kann;
-ständiges Harnträufeln nach den Wehen;
-Schmerzhaftigkeit der Teile nach den Wehen; *arn* verhütet eine Blutung;
-die Wehen sind so heftig, dass sie fast wahnsinnig machen, zeigen aber dennoch kaum Erfolg;
-starke Wundschmerzhaftigkeit des Rückens während der Geburt, mit zu großer Schmerzempfindlichkeit;
-Unruhe, die zu stetem Bewegen nötigt, mit dem Gefühl, als sei das Bett zu hart;
-Wundschmerzhaftigkeit und Zerschlagenheitsgefühl, anscheinend aufgrund von übermäßiger Empfindlichkeit der

Zervix gegen den Druck des Kindskopfes;
-der Druck des kindlichen Kopfes gegen die Zervix ist unerträglich, schlimmer als Wehenschmerzen;
-Blutandrang zu Gesicht und Kopf bei jeder Wehe; linksseitige Lähmungssymptome; Bewusstlosigkeit; unwillkürlicher Abgang von Stuhl und Urin;
-nach der Geburt: Zustand von Quetschung, Wundheit und Zerschlagenheit des Uterus und der Genitalorgane;
-starke Blutungen nach besonders schneller oder traumatischer Geburt, nach langen oder schwierigen Presswehen, einem großen Kind, einer Schulterdystokie oder einer schwierigen Zangengeburt;

Fallberichte Wochenbett / Stillzeit:

-Blasenlähmung oder Schmerzen nach schwieriger Geburt;
-berührungsempfindlich im Genitalbereich, kann zum Beispiel kein Tampon benutzen, da es zu sehr schmerzt;
-Nachwehen, die ausgelöst werden durch Körperpflege;
-Nachwehen heftig; kehren wieder während des Stillens;
-aufrecht zu gehen fällt ihr sehr schwer;
-(Blutvergiftung) Sepsis bei Kindbettfieber;
-Brustwarzen schmerzhaft wie wund;
-wunde Brustwarzen; wenn sich die Brustwarzen in den ersten Stilltagen einfach nur wund und wie zerschlagen anfühlen;
-wunde Brustwarzen, besonders zu Beginn der Stillzeit durch zu starke Beanspruchung (zu viel Stillen oder falsches Anlegen);
-Mastitis durch Stoß, Quetschung, Verletzung;
-Mastitis mit Fieber; Kopf heiß und Füße kalt (*bell*);

Neugeborene, Säuglinge:

-Neugeborenenasphyxie; das Kind ist atemlos, gequetscht; die Mutter hatte lange, schmerzhafte Wehen;
-Neugeborenenasphyxie mit Zyanose (*acon, op, cupr*);
-physiologische Gelbsucht, die durch Quetschungen oder die Bildung von Blutergüssen kompliziert wird;
-Kind nach der Geburt rosig, dann rotes, heißes Gesicht und kalter Körper mit Zittern;
-*arn* dient der Wiederbelebung betäubter autonomer Reflexe nach einer traumatischen Geburt mit Blutergüssen oder Kopfblutgeschwülsten;
-intrazerebrale Blutung, ggf. mit Krämpfen;
-traumatischer Tetanus, mit ruckhafter Atmung und Zittern der Glieder;
-Atmung ruckartig, kurzatmig; stöhnende oder gedrückte Atmung;
-Sturz vom Wickeltisch, Treppensturz;

Psychisches Bild:

Arnica-Menschen sind sehr emotional, sie können sich ebenso intensiv freuen, wie sie über Unerfreuliches außer sich und in Verzweiflung geraten können. Außerdem sind sie unruhig und rastlos, sind innerlich irgendwie getrieben und bekommen schnell das Gefühl, von etwas Notwendigem abgehalten zu werden. Sie arbeiten viel und hart, sind fleißig und umtriebig und immer bemüht, anderen zu helfen, sie zu schützen oder ihre körperlichen oder seelischen Verletzungen zu lindern oder zu heilen. Hintergrund ist ihr unbewusstes Streben, *durch ihre Arbeit Leben zu schützen und Unversehrtheit zu gewährleisten*. Sie fühlen sich verantwortlich, andere zu schützen, deren Gesundheit zu erhalten und ihren Tod zu verhindern. Das versuchen sie durch möglichst

umsichtiges Vorgehen zu erreichen. Wenn ihnen das aber nicht gelingt, fühlen sie sich unfähig und *nutzlos*, sie werden ängstlich und schreckhaft, fühlen sich verletzlich und entwickeln Ängste, verfolgt und geschlagen zu werden oder gar andere zu verletzen. Dann können sie reizbar, ärgerlich, mürrisch und verdrießlich reagieren, alles ist ihnen zuwider, sie sind widerspenstig und halsstarrig, widersprechen dauernd und sind zu Zank und Streit aufgelegt. Ihre umtriebige Arbeitswut verwandelt sich in Trägheit, sie werden niedergeschlagen und gleichgültig, erschöpft und apathisch. Sie fühlen sich dann benommen und sind zerstreut und geistesabwesend, können sich nicht mehr konzentrieren und verlieren sich in Tagträumen und Phantasien von unverwundbaren Rettern und Helden. Körperlich fühlen sie sich wie zerschlagen, geschunden und misshandelt und leiden unter den Folgen früherer Verletzungen.
Eine andere mögliche *Arnica*-Haltung ist die eines Menschen, der es ganz wichtig findet, verletzlich und offen zu sein und sich nicht anstrengen will, sondern auf die seelischen und körperlichen Selbstheilungskräfte vertraut.

Charakteristika:

- *Folgen von körperlichen oder emotionalen Verletzungen*;
- *Blutungen oder Verletzungen mit Blutung*; Blutungsneigung;
- *Zerschlagenheitsgefühl*; körperliche Überempfindlichkeit;
- Furunkel, Abszesse, Akne;
- *Menschen, die Leben und Gesundheit schützen und erhalten wollen*, oder Angst haben, verletzt und geschlagen zu werden.

6.6. **Arsenicum album** (ars) (weißes Arsenoxid)

Verschl.: *Kälte* (kalte Getränke und Speisen, kalte Luft), *periodisch* (nach Mitternacht, nach 2 Uhr), nachts (0 bis 3 Uhr), *Anstrengung*, Gemüse, Obst, Wein, Trinken, Zechen, Tabak; wenn alleine;
Besser.: Wärme (warme trockene Anwendungen, warme Speisen, warme Getränke), Anheben des Kopfes;

Hauptangriffspunkte: *Schleimhäute, Gemüt, Atmung*, rechte Seite;

Allgemeine Leitsymptome:

-*ungeheure, qualvolle Angst und Ruhelosigkeit*, findet nirgends Ruhe; Todesangst;
-*Panik*, *Phobien*, *Zwänge*;
-plötzliche *höchste Schwäche und Kraftlosigkeit*;
-rasches Sinken der Kräfte mit *Abmagerung und Gewichtsverlust*;
-Anämie; Schwäche bei der geringsten Anstrengung;
-Ekzeme, Herpes, Furunkel, Haarausfall, Psoriasis;
-fröstelige Menschen mit ausgeprägtem Verlangen nach Wärme oder gar Hitze;
-*brennende Schmerzen, die gebessert werden durch Wärme*;
-*unlöschbarer Durst*;
-scharfe, wundmachende Absonderungen;
-*Lebensmittelvergiftungen* (vor allem Fisch, Muscheln, Fleisch, Pilze); Angst, vergiftet zu werden;
-bösartiger Verlauf akuter Krankheiten, zum Beispiel Cholera, Typhus, Diphtherie oder Scharlach, mit raschem Verfall der

Kräfte;

-Toxikose/Nephropathie (Eiweißverluste); Eklampsie;

-*bösartige Erkrankungen*, z. B. Karzinom; Angst vor Krebs;

-rechtsseitige Ovarialprozesse; Endometritis;

-scharfer, wund machender, übelriechender Fluor, mit Schwellung des äußeren Genitals;

<u>Fallberichte Schwangerschaft</u>:

-morgendliche Übelkeit während der Schwangerschaft, mit Anfällen von ohnmächtiger Schwäche; Würgen bei leerem Magen, nach vorangehendem Brennen in Magen und Speiseröhre;

-heftige Kindsbewegung und Kolik;

-höchste Schwäche und Kraftlosigkeit;

-Gesicht fahl, totenblass;

-Bitterkeit des Mundes, besonders nach Essen und nach Trinken;

-Drücken im Magen, mit Schwere wie von einem Stein oder einer Last;

-kaltes Wasser bleibt ihr im Magen liegen und scheint nicht verdaut zu werden, weshalb sie es nicht zu sich nehmen kann, ohne Beschwerden zu bekommen, obwohl sie gerne möchte;

-Erbrechen nachts, nach jedem Trinken; ungeheures Erbrechen der Getränke, unter großer Anstrengung, mit Schleim, unter arger Mundbitterkeit;

-erschöpfende Diarrhoe, enthält unverdaute Speisen;

-allgemeines schnelles Sinken der Kräfte, höchste Schwäche;

-Durchfälle, nachts, oder nach Essen und Trinken erneuert;

-sehr übelriechende Durchfälle, wie faule Geschwüre stinkend;

-Adynamie; schwächende Diarrhoe; starke Erschöpfung, Zittern;

-tödliche Übelkeit mit Kollaps;

-wenig oder keine Gewichtszunahme;

Fallberichte Geburt:

-Rigidität des Geburtskanals, so dass der Zeigefinger kaum durchkommt;
-ungeheure Angst und Ruhelosigkeit, kann auf keiner Stelle Ruhe finden; treibt sie hin und her, will bald hier, bald dort liegen;
-frostig, möchte sich warm einhüllen, besser durch Wärme;
-plötzliche höchste Schwäche und Kraftlosigkeit;
-Ohnmacht durch Schwäche, mit kaum wahrnehmbarem Puls;
-Ohnmachtsanfälle mit Schwindel und Gesichtsschwellung;
-großer Durst; trinkt häufig, aber immer nur wenig;

Fallberichte Wochenbett / Stillzeit:

-viel Durst, trinkt aber nur kleine Schlucke;
-Kreislaufkollaps, bedrohliche Situation;
-unruhig, ängstlich, friert leicht; Hyperventilation;
-Gebärmutterentzündung im Kindbett, mit Anzeichen von Blutzersetzung;
-Aszites infolge von Kindbettperitonitis;
-Blasenatonie nach Entbindung;
-brennende Schmerzen in den Brüsten; Linderung von Bewegung;
-Sepsis; Ausscheidungen riechen wie Aas;
-Brustkrebs, mit brennenden Schmerzen; äußere Wärme bessert;

Fallberichte Neugeborenes, Säugling:

-Neugeborene, die leblos und bleich wirken, kaum atmen und auf der Intensivstation behandelt werden müssen;
-das Kind liegt wie tot, blass, jedoch warm; Atemstillstand für

kurze Zeit; Gesicht verzerrt;

- -tetanische Spasmen, mit schrecklichem Stoßen der Glieder;
- -Steifheit der Glieder, hauptsächlich der Füße und Knie;
- -SGA (kleines Kind) bei Plazentainsuffizienz nach Vergiftung;
- -stöhnende Atmung, Atemstillstand, Zyanose;
- -blass-kalt, gedunsen, mit Atemstillständen, Haut trocken-pergamentartig, sieht alt und eingefallen aus, Unruhe nachts um 1 Uhr;
- -Schwäche, hört schnell wieder auf zu trinken; für lebensschwache Frühchen;
- -Soor der Haut oder Ekzeme mit kleieartiger Schuppung, kratzt sich blutig;

Psychisches Bild:

Arsenicum-Menschen sind ernsthaft, diszipliniert, ordentlich und sehr kontrolliert. Sie haben meist eine mustergültige äußere Erscheinung, sind pedantisch mit einem Blick fürs Detail, haben hohe Standards und Ansprüche und werden ärgerlich, wenn diese von anderen nicht übernommen werden. So wie sie ihr eigenes Leben unter Kontrolle halten, denken sie auch, dass jeder sein Leben selbst in die Hand nehmen sollte und werden frustriert angesichts der begrenzten Möglichkeiten, Kontrolle auszuüben.
Sie sind mehr rational als emotional veranlagt und haben einen scharfen Verstand, mit einem Sinn fürs Praktische. In ihren Haltungen sind sie relativ unflexibel, sind kleinlich, vorsichtig, sparsam bis geizig und *fast zwanghaft besessen von Ordnung und Sauberkeit*.
Hintergrund ist ihr unbewusstes *Bedürfnis, andere anzuführen, sie zum Guten zu führen. Sie wollen die anderen steuern, sie regieren und für sie bestimmen*. Dabei identifizieren sie sich mit diesen und beginnen, unter deren Fehlern zu leiden. Sie ärgern sich dann

über jede Kleinigkeit, sind mit nichts zufrieden, tadeln alles und *können nicht aufhören, über die Fehler anderer zu reden.* Auch reagieren sie gereizt auf Unsauberkeit, Ineffizienz und Verschwendung, sind ärgerlich und empfindlich und sehr schnell beleidigt und zornig.
In Phasen, in denen die kompensatorische Haltung nicht oder noch nicht funktioniert, verlieren sie die Fähigkeit, ihr Leben zu beherrschen, andere anzuleiten und Ordnung zu halten. Sie verlieren sozusagen den Weg zum Guten, machen Fehler, fühlen sich verlassen und nicht mehr in der Welt aufgehoben. Solche Phasen sind gekennzeichnet durch viele Ängste mit ungeheurer innerer und äußerer Ruhelosigkeit. Sie können nicht mehr alleine sein, sind schreckhaft, erschöpft, verzweifelt, werden niedergeschlagen, traurig und weinerlich. Auch haben sie das Gefühl, ihre Pflicht nicht erfüllt zu haben, machen sich die bittersten Vorwürfe und leiden unter Verfolgungsängsten.
In der entgegengesetzten, kompensatorischen Haltung, können *Arsenicum*-Menschen ein ruhiges, festes Gemüt besitzen, Seelenruhe und Heiterkeit ausstrahlen und sich wohlgelaunt der Gesellschaft und Gemeinsamkeit widmen.

<u>Charakteristika</u>:

-*qualvolle Angst und Ruhelosigkeit*;
-höchste *Schwäche und Kraftlosigkeit*; Abmagerung und Gewichtsverlust;
-*brennende Schmerzen*, die gebessert werden durch Wärme;
-*Lebensmittelvergiftungen; bösartige Erkrankungen;*
-sehr kontrollierte, pedantisch ordentliche Menschen, die sich über Fehler anderer sehr aufregen und großen Wert auf Sauberkeit, Effizienz und Ordnung legen.

6.7. **Aurum metallicum** (aur) (gediegenes Gold)

Verschl.: Gemütsbewegung, geistige Anstrengung, Kälte (im Winter), *nachts*, von Sonnenunter- bis Sonnenaufgang;
Besser.: Wärme, kaltes Baden, kühle Luft, Gehen im Freien;

Hauptangriffspunkte: *Gemüt*, *Gefäßsystem*, *Herz*, Knochen, Drüsen, rechte Seite;

Leitsymptome:

-*Depression, Herzbeschwerden, Hypertonie, Asthma, Kopfschmerzen, Gelenk- oder Knochenbeschwerden (zum Beispiel Gicht);*
-Rheumatismus, der von einem Gelenk ins andere zieht und schließlich aufs Herz schlägt;
-Blutandrang zum Kopf, erhöhter Blutdruck und Kopfweh, zum Beispiel im Klimakterium;
-*Herzfehler und Herzerkrankungen*; Arteriosklerose;
-Myome, Uerustumore, Ovarialzysten oder Ovarialtumore, Mammatumore;
-Schwellung oder Atrophie der Hoden;
-große Empfindlichkeit der Vagina; Vaginismus;
-äußeres Genital heiß, geschwollen, gerötet, mit stechenden Schmerzen in der Vagina;
-stinkender Mundgeruch, "wie von altem Käse";
-extreme Lichtscheu;
-oft von kompaktem, stämmigem Körperbau;

Fallberichte Schwangerschaft:

-Depression mit Selbstmordneigung; Gelbsucht;
-nächtlicher Durchfall, mit Brennen im Mastdarm;

Fallberichte Geburt:

-die Wehen lassen sie verzweifeln, sie würde am liebsten aus dem Fenster springen oder sich irgendwo hinunterstürzen; oft verbunden mit Blutandrang zum Kopf oder zur Brust, und mit Herzklopfen;
-erschwerte Geburt, hypertone Wehen;
-Unregelmäßigkeit der Wehen; wenn sie aus irgendeinem Grund aufgestanden ist, dann legt sie sich danach nicht ruhig wieder hin, sondern wirft sich hart nieder;

Fallberichte Wochenbett / Stillzeit:

-unterdrückter oder ausbleibender Milchfluss;
-Palpitationen nach uteriner Blutung oder nach Überanstrengung im Wochenbett;

Fallberichte Neugeborene / Säuglinge:

-Hodenhochstand (Kryptorchismus), unterentwickelte Hoden;
-chronisch eitriger Ohrfluss, Mastoiditis;
-Hodenentzündung rechts, Hoden geschwollen, hart, berührungsempfindlich;
-Hydrozele;

Psychisches Bild:

Aurum-Menschen sind gewissenhaft, pflichtbewusst und verantwortungsbewusst, sie sind ehrenhaft, korrekt und ordentlich. Sie arbeiten hart und fleißig, haben hohe Erwartungshaltungen an sich und an andere und wirken dadurch sehr fordernd. Sie sind extrem ehrgeizig und haben oft schon früh beschlossen, wirklich "gut" zu sein, und sind es dann auch. Ihr Ziel ist es, der oder die Beste zu sein und materieller Besitz und Luxus spielen oft auch eine große Rolle. Nicht selten sind *Aurum*-Menschen sehr religiös.
Hintergrund all dessen ist ihr unbewusstes *Streben nach Vollkommenheit und nach dem Wert, den man dadurch für alle anderen darstellt. Das zentrale Thema von Aurum ist das des Selbstwertes*. Oft sind es Menschen, die in ihrer Kindheit emotional vernachlässigt wurden, die sich von ihren Eltern im Stich gelassen fühlten und die nun *glänzen wollen, um den schmerzhaften Mangel an Selbstwertgefühl zu widerlegen*.
Aurum-Menschen sind ernsthaft, verschlossen und zurückhaltend, und bei allem Erfolg und Glanz gehören sie zu den einsamsten Menschen überhaupt. Auch sind sie sehr kontrolliert und sehr wenig spontan, da sie ein enormes Maß an Ärger und Wut unter Kontrolle halten müssen.
Durch ihren tiefen Mangel an Selbstvertrauen und Selbstwertgefühl sind sie überempfindlich gegenüber jeglicher Kritik und können zum Beispiel bei Widerspruch mit plötzlichen, heftigen Wut- und Gewaltausbrüchen reagieren. Kränkungen können sie nicht vergessen, sie verzeihen nicht und sind nachtragend bis hin zum Hass. In ihren Beziehungen sind sie sehr besitzergreifend und ausgesprochen eifersüchtig.
Wenn sie ihren Mangel an Selbstwertgefühl nicht mehr durch Erfolgsstreben kompensieren können, werden *Aurum*-Menschen

schwer depressiv. Sie leiden dann unter Gefühlen äußerster Minderwertigkeit, unter dem Gefühl, zu versagen und ihre Pflicht zu vernachlässigen, und sie leiden unter exzessiven Gewissensbissen und verdammen sich selbst. Man sagt, die *Aurum*-Depression sei die tiefste und schwärzeste von allen, jedoch lassen sich diese Menschen davon wenig oder gar nichts anmerken und suchen nur selten die Hilfe anderer. Lieber "triumphieren" sie irgendwann über diesen unerträglichen Zustand, indem sie ihm ein gewaltsames Ende bereiten.

Charakteristika:

-*Depression* mit Selbstmordneigung (oft für andere nicht erkennbar);
-*Hypertonie, Kopfschmerzen, Herzbeschwerden, Asthma, Gelenkschmerzen*;
-pflichtbewusst, fleißig, *ehrgeizig, will der Beste sein, will glänzen*;

6.8. **Barium carbonicum** (bar-c) (Bariumkarbonat)

Verschl.: *Druck, Alkohol*, Gesellschaft, Kälte, feuchte Kälte, Liegen auf dem schmerzhaften Körperteil;
Besser.: Warmes Einhüllen, Gehen im Freien, Alleinsein, kalte Speisen;

Hauptangriffspunkte: *Gehirn, Drüsen, Herz*, Blutgefäße, linke Seite;

Allgemeine Leitsymptome:

-*Schwellung aller Lymphdrüsen und Katarrh der Schleimhäute*; wiederkehrende Halsentzündungen;
-sehr kälteempfindlich, schlimmer durch Kälte der Füße; *große Erkältungsneigung*;
-*vergrößerte und verhärtete "Drüsen"* (zum Beispiel *Tonsillen*); Neigung zu Tonsillitis nach jeder Erkältung;
-übelriechender, wundmachender Fußschweiß;
-Beschwerden durch Erwartungsangst, Erwartungsspannung;
-mangelhafte Entwicklung einzelner Organe (v. a. der Genitalien);
-Zwergwuchs, Kretinismus, Hypothyreose, Lähmungen; Haarausfall;
-Arteriosklerose, Cerebralsklerose, degenerative Herzerkrankungen, Hypertonie;
-Aneurysmen; Fettgeschwülste (Lipome); Atherome; Warzen; Tumore; Zysten;
-*geistige Retardierung* nach akuten Krankheiten (wie zum Beispiel Masern, Typhus, Scharlach, Mumps, etc.);

-diffuser Haarausfall, trockenes Haar;
-Erscheinungsbild: klein, reduziert, retardiert; alles ist zu langsam und zu spät; vorzeitiges Altern;
-senile Demenz; Verwirrtheit; alte Menschen mit großer geistiger und körperlicher Schwäche; kindisches Verhalten;

Fallberichte Schwangerschaft:

-Angst und Unsicherheit, vor allem Angst vor der Verantwortung; Geschwätzigkeit;
-Plazentainsuffizienz, kindliche Mangelentwicklung, Gestose;

Fallberichte Wochenbett/Stillzeit:

-Geistesstörung (hilflos, kindisch, ängstlich);

Fallberichte Neugeborenes, Säugling:

-gedeiht nicht, "Kümmerling", kann die Nahrung nicht in Wachstum umsetzen, greisenhaftes Aussehen: eingefallenes Gesicht, aufgetriebener Bauch, Schwäche, bewegungsfaul, Muskelschwund;
-schwere Rachitis (schnell erschöpft, verstopft, hypoton, übelriechende Schweiße, Immunschwäche), großer Bauch;
-geistige Retardierung, spätes Laufen, spätes Sprechen, übertrieben schüchtern, Furcht vor Fremden, Panik wenn alleine;
-geschwollene Halslymphknoten bei Erkältung, mit verkrustetem Nasenkatarrh und Schwerhörigkeit; offener Mund;

Psychisches Bild:

Barium carbonicum-Menschen sind in gesunden Phasen bodenständig, verantwortungsvoll und gewissenhaft, sie sind recht organisiert, arbeiten hart und zeichnen sich durch eine schlichte Naivität aus. In weniger stabilen Phasen werden sie unruhig, ängstlich, schreckhaft und besorgt, denken und begreifen langsam, werden unentschlossen, träge und benommen. Sie werden dann vergesslich, unaufmerksam, stumpfsinnig oder sogar apathisch, entwickeln eine furchtsame Schüchternheit und machen einen emotional und intellektuell unreifen oder sogar zurückgebliebenen Eindruck. Hintergrund ist ihr unbewusstes *Bestreben, unmittelbar zu erkennen und zu verstehen, ohne dabei auf vernünftiges Denken angewiesen zu sein*. Dadurch verlieren sie die innere Ordnung und die praktische Vernunft, es fehlt ihnen also an klarem Bewusstsein. Sie werden durch die verwirrende Vielfalt der Welt verunsichert, stehen sozusagen verwirrt einer ungeordneten Welt gegenüber. Dann *fehlen ihnen Orientierung und Übersicht*, sie können nicht mehr zwischen Wichtigem und Nebensächlichem unterscheiden, nicht mehr ordnen, und selbst Kleinigkeiten und Alltägliches stellen ein Problem für sie dar. Sie verlieren jedes Selbstvertrauen, fühlen sich minderwertig, haben Angst, sich lächerlich zu machen, oder vermuten argwöhnisch, beobachtet, beurteilt oder ausgelacht zu werden. Deshalb ziehen sie sich zurück, werden menschenscheu, fühlen sich nur noch zu Hause sicher und meiden Fremde ebenso wie Veränderungen oder Neuheiten. Von der Stimmungslage her sind sie dann meist ärgerlich, verdrießlich, störrisch und mundfaul, können aber auch plötzlich in Wutanfälle bis hin zur Tätlichkeit ausbrechen. Charakteristischer Weise ist dieser Jähzorn mit Feigheit gepaart, richtet sich also nur gegen Schwächere oder gegen Nahestehende, vor denen sie keine Angst haben.

Barium carbonicum-Kinder zeichnen sich durch geistige

Retardierung, durch spätes Laufen-, Sprechen- und Lesenlernen, durch *verschämte Ängstlichkeit* und durch *langsame Reaktionsweisen* aus.

Charakteristika:

- *Erkältungsneigung*, Tonsillitis, *vergrößerte* und verhärtete *Lymphknoten*;
- *Entwicklungsverzögerung*, Zwergwuchs, mangelhafte Ausbildung einzelner Organe;
- geistige Entwicklungsverzögerung, *Retardierung*, Altersdemenz;
- *Arteriosklerose*, *Herzerkrankungen*, Hypertonie, Aneurysmen;
- *naive*, unreife, *langsame und unsichere Menschen*, denen es an Orientierung, Übersicht und ordnender Vernunft mangelt.

6.9. **Belladonna** (bell) (Tollkirsche)

Verschl.: Durch den geringsten äußeren Einfluss (*Licht, Lärm, Erschütterung, Zugluft, Berührung*), unterdrückter Schweiß;
Besser.: Wärme, Ruhe, nach-hinten-Beugen;

Hauptangriffspunkte: Gefäßsystem, Herz, Lungen, Hirn, Nerven, rechte Seite;

Allgemeine Leitsymptome:

-*akut, heftig und wild*; Symptome erscheinen und verschwinden plötzlich;
-intensive, heftige Fieberattacken; im Fieber entweder Delirium mit heftiger, auch gewalttätiger Erregung, oder schläfrig, benommen, teilweise sogar halb bewusstlos;
-schläfrig, aber kann nicht schlafen; stöhnt im Schlaf und wirft sich umher; Apathie;
-*Hitze, Rötung, Brennen und klopfende Schmerzen*;
-*roter, heißer Kopf und kalte Hände und Füße*;
-*erweiterte, glänzende Pupillen*; weite Pupillen in der Fieberhitze (DD *stram*);
-Gesicht bläulich-rot, Pupillen erweitert, Augen starrend, glänzend und trocken;
-heiße, rote Haut mit Frostgefühl, großem Durst und dampfenden Schweißen;
-heftige, fühlbare Hitze der betroffenen Teile; auch stark geschwollen und sehr berührungsempfindlich;
-"gesund ein Engel, krank ein Teufel"; schlägt, *beisst*, spuckt,

zieht an Haaren oder rauft sich selbst die Haare, hat schreckliche Halluzinationen; impulsiv, heftig;

- Halluzinationen, vor allem im Dunkeln; sieht Gespenster, Gesichter, Hunde;
- *Wutanfälle*, explodiert mit rotem Gesicht; im Anfall große Körperkraft und Zerstörungswut;
- Überempfindlichkeit aller Sinne (gegen Licht, Geräusche, Geschmack, Berührung, Erschütterung, Schmerzen); extrem erschütterungsempfindlich, zum Beispiel schon, wenn das Bett berührt wird; stöhnt, klagt und jammert;
- Mittelohrentzündung, Schmerz verursacht Delirium, *Kind schreit auf im Schlaf*;
- Krämpfe und krampfartige Schmerzen an allen Hohlorganen (v.a. Hals, Magen / Darm, Gallen- und Harnblase, Uterus);
- generelle Blutungsneigung; Blutungen, die sich heiß anfühlen;
- Infektionen und andere Beschwerden von Blase und Harnwegen;
- Heiserkeit, Laryngitis, pulmonale Spastik, Asthma, Pseudokrupp;
- Verschlechterung durch Kälte des Kopfes;
- hyperaktive Kinder mit der Neigung zu Entzündungen und mit starker Körperhitze;

<u>Fallberichte Schwangerschaft</u>:

- während der Schwangerschaft: geistesgestört; Zahnschmerzen; Krämpfe und Krampfanfälle; krampfartiges Hüsteln; Ohnmacht;
- wehenartige Schmerzen tief im Becken, ausstrahlend in Rücken und Lenden;
- fördert die Ausstoßung von Molen, etc.
- Schwangerschaftserbrechen mit gerötetem Gesicht, oder sehr blass; gerötete Skleren; Klopfen der Carotiden;
- Schwangerschaftsbeschwerden, verträgt weder Licht noch das geringste Geräusch;

-unwillkürliche Durchfallstühle;
-Drang wie zum Durchfall (bei Hitze im Bauch); vergeblicher Durchfallsdrang;
-unter großer Schwierigkeit gehen kleine Mengen Harn ab; fließt in sehr schwachem Strahl, oder nur tropfenweise;
-gänzlich unwillkürliches oder fortwährendes Urintröpfeln;
-Schmerzen in der Schwangerschaft, wenn die Schmerzen ganz plötzlich auftreten und nach einer gewissen Zeit ebenso plötzlich wieder verschwinden, wie sie aufgetreten sind;
-Untersuchung wird wegen Nervosität nicht ertragen; Hitze und Empfindlichkeit der Genitalien;
-Abort mit Blutung, heißes Blut;

<u>Fallberichte Entbindung</u>:

-die Wehen sind unzureichend oder schwinden, sind dann nur ab und zu als leichter Druck im Kreuzbein spürbar; die Fruchtblase ist gesprungen, aber der Muttermund ist immer noch krampfhaft verschlossen; die Geburt verläuft langsam und ermüdend;
-Geburt verläuft langsam und zögernd, sie spürt nur ab und zu ein Drücken aufs Rektum;
-Wehen kommen und gehen plötzlich, mit zu schnellem Abwärtspressen, als würde alles zum Becken hinausgestoßen;
-die Schmerzen sind heftig, verursachen starke Beschwerden und dennoch kommt das Kind nicht voran;
-Wehen verschwinden plötzlich;
-Frauen, die spät geheiratet haben und bei der ersten Entbindung sehr verkrampft sind;
-Gefühl, als sei das Bett sehr hart;
-die Gebärende liegt still, ohne Schmerzen; hat nur gelegentlich einen Schmerz im Hinterkopf;

-die Gebärende verzerrt das Gesicht aufgrund eines regelmäßigen Druckes im Kreuzbein;
-Gesicht sehr rot, heiß, Augen gerötet, klopfende Kopfschmerzen; Klopfen der Carotiden;
-alle ihre Bewegungen sind schnell;
-ziehende Schmerzen vom kleinen Becken zu den Oberschenkeln;
-wenn während einer heftigen Geburt der Muttermund nicht entsprechend geweitet ist, oder wenn er krampfhaft verschlossen ist;
-das Fruchtwasser ist schon abgegangen, der Muttermund scheint jedoch spasmodisch geschlossen;
-unter der Geburt Krämpfe in den Beinen, wodurch zuvor neun Mal instrumentell entbunden werden musste; sie wurde wütend, wollte alles innerhalb ihrer Reichweite zerreißen und versuchte zu entkommen; *bell* beruhigte sie und ermöglichte eine normale Geburt;
-uterine Blutung nach Entbindung oder Fehlgeburt;
-heftiges Drängen und Pressen, als wollten alle inneren Organe zur Vulva heraus;
-Rückenschmerz, als wollte er zerbrechen;
-krampfhafte Kontraktion des Muttermundes, er ist heiß, empfindlich, rot und eher etwas feucht (*acon* trocken);
-Muttermund spatisch kontrahiert, rigide, dünn, rot, heiß, empfindlich, feucht (DD: Bei *acon* Muttermund trocken);
-Untersuchung unangenehm, verträgt die Berührung bei der Untersuchung nicht;
-die Knie-Ellbogen-Lage bessert;
-Plazentaretention mit starker, hellroter, heißer Blutung;
-die Wehen kommen und gehen plötzlich; falsche Wehen, hören auf; zu starke, extrem schmerzhafte Wehen;
-Rückenschmerzen bei den Wehen, als ob der Rücken durchbricht;

Fallberichte Wochenbett / Stillzeit:

-Krampfanfälle im Wochenbett: erscheint wie betäubt, nur halb bei Bewusstsein, kann nicht sprechen; Zuckungen der Glieder und Gesichtsmuskeln; Lähmung der rechten Zungenhälfte, mit Schaum vor dem Mund; Wiederauftreten der Anfälle bei jeder Wehe;

-Krampfanfälle im Wochenbett, mit mehr oder weniger Umherwerfen zwischen den Anfälle; oder tiefer Schlaf mit Grimassen; oder Auffahren und Schreien, mit schrecklichen Visionen;

-Krämpfe im Wochenbett: erschwertes Schlucken, erweiterte Pupillen, rotes oder livides Aussehen; es kann aber auch Blässe oder Kälte des Gesichtes bestehen, mit Schaudern; starre Augen oder krampfhafte Bewegungen der Augäpfel; unwillkürlicher Abgang von Stuhl und Urin;

-Wochenbettmanie;

-nach Geburt einer Mole: gelegentlicher Fieberschauer, ständiger Durst, Stöhnen, schnaubende Atmung, wilder Gesichtsausdruck, Wut, wildes Lachen, Gefühl eines engen Bandes um die Taille, die Seiten sind druckschmerzhaft, kurze Hustenstöße verursachen Aufstoßen sauren Schleims aus dem Magen, Druck in der Stirn;

-Plazentaretention mit reichlichem Fluss heißen Blutes, welches schnell gerinnt; die Plazentaretention kann spasmodisch bedingt sein;

-beginnende Peritonitis im Wochenbett; der Körper der Patientin scheint heiß zu dampfen;

-große Empfindlichkeit des Abdomens nach der Entbindung;

-heftige Nachwehen;

-Gebärmutterprolaps nach Entbindung;

-zu schwacher und ungenügender Wochenfluss, oder ganz

ausbleibend; Wochenfluss riecht abstoßend und fühlt sich heiß an;

-Folgen einer Erkältung, die sich die Patientin unter der Geburt zuzog;

-zu starker Milchfluss;

-fieberhafte Mastitis, zu viel oder zu wenig Milch; Wochenbettfieber, vor allem nach heftigen Gefühlsbewegungen;

-Entzündung der Mammae, die sich streifig oder strahlenförmig ausbreitet;

-Schwellung und Verhärtung der Brüste;

-die Mammae fühlen sich größer und schwerer an; Kopfschmerz und blutüberfüllte Augen;

-geschwollene und schmerzhafte Mammae;

-knotige Brustschwellung; die Haut der Brust ist heiß und entzündet, mit stechendem und pochendem Schmerz;

-leuchtend rote, strahlenförmige Entzündung und Schwellung der Mammae, mit ziehenden, stechenden Schmerzen;

-erysipelähnliche Schwellung der Brüste;

-Erysipel der Mammae, speziell durch Abstillen;

-Lochien schwach, heiß;

-Fieber im Wochenbett, Entzündung mit klopfenden Schmerzen;

-Peritonitis, heftiger Krankheitsverlauf;

-Mastitis mit plötzlichem Beginn; Brust hart, heiß, rot, empfindlich;

Fallberichte Neugeborene, Säuglinge:

-Neugeborenenasphyxie;

-apoplektische Form; Gesicht stark gerötet, Augäpfel injiziert, Pupillen erweitert;

-Trismus Neugeborener mit plötzlichem Auffahren und

Zusammenziehen von Körper und Gliedern;
- Neugeborene mit ängstlicher, krampfhafter Atmung, bewegungslos starren Augen und der Unfähigkeit zu schlucken, gefolgt von Krämpfen;
- Augenentzündung, Krämpfe, Schlaflosigkeit und Weinen von Neugeborenen; Zahnungsbeschwerden;
- Hitze und Rötung des Zahnfleisches während der Zahnung;
- schwierige Zahnung, mit Krampfanfällen und anderen Komplikationen;
- Beschwerden bei der Zahnung oder in der Pubertät;
- Fieberkrämpfe, insbesondere nachts;
- schreit im Schlaf;
- Pupillen erweitert, keine Pupillenreflexe, "scheintot";

Psychisches Bild:

Belladonna-Menschen sind liebenswürdig, warm und offen, sie sind interessiert, lebhaft und unterhaltend. Sie interessieren sich für philosophische oder spirituelle Fragen, sind inspiriert und enthusiastisch, haben ein gutes Gedächtnis und einen wachen, scharfen Verstand. Sie neigen zu Tagträumerei, statt sich auf die anstehende Arbeit zu konzentrieren und vermitteln manchmal den Eindruck, in ihrer eigenen Welt zu leben. Hintergrund ist ihre *Sehnsucht nach Weisheit und Harmonie, sie möchten ihre Weisheit zum Maß der Dinge erheben* und dadurch eine höhere Harmonie erzeugen. Wenn sie das Gefühl bekommen, dass ihnen das nicht gelingt, werden sie nervös, ängstlich und unsicher, zaghaft, empfindlich und erregbar. Eine Möglichkeit, auf diese Phase der Angst und Unsicherheit zu reagieren, ist, anderen die Schuld für ihr imaginäres Scheitern zu geben. Dann reagieren sie misstrauisch und argwöhnisch, werden reizbar, übellaunig und ärgerlich, oder sogar wütend und gewalttätig. Sie zanken, sind

ungestüm, aufgeregt und wild, beleidigen andere oder greifen sie sogar an. Das kann sich bis zu deliranten Zuständen steigern, die sehr akut auftreten und sehr heftig und wild verlaufen können.
Das Aussetzen des Verstandes (was ja faktisch den Verlust der angestrebten Weisheit bedeutet) muss sich jedoch nicht unbedingt in Form eines Deliriums äußern, sondern kann auch durch Verwirrung, Schläfrigkeit, Benommenheit oder die Unfähigkeit, zu denken, deutlich werden.
Die kompensatorische Haltung zeichnet sich durch die Überzeugung aus, im Besitz der angestrebten Weisheit zu sein. *Belladonna* kann dann eigensinnig und halsstarrig auf seinen Meinungen beharren und anmaßend, herrisch und überheblich werden.

Charakteristika:

-*akute, plötzliche, wilde und heftige* Symptome;
-Entzündung mit starker *Rötung, Schwellung* und großer Schmerzhaftigkeit;
-*Brennen*; ziehende, stechende oder pochende Schmerzen;
-*roter, heißer Kopf und kalte Extremitäten; weite Pupillen, glänzende Augen*;
-*Überempfindlichkeit* gegen alle Sinnesreize (Licht, Lärm, Erschütterung, Berührung)
-schläfrig, benommen, apathisch.

6.10. **Bellis perennis** (bell-p) (Gänseblümchen)

Verschl.: *Verletzung*, Verstauchen, *Berührung*, kalte Bäder oder Getränke, Abkühlung wenn erhitzt, warmes Bett;
Besser.: Fortgesetzte Bewegung (*rhus-t*);

Hauptangriffspunkte: Nerven, Milz, Blutgefäße, Gelenke, linke Seite;

Allgemeine Leitsymptome:

-*Folgen von Verletzungen und Überanstrengungen*; Sturz auf das Steißbein; hervorragendes Mittel für Verstauchungen und Prellungen; Geburtsverletzungen;
-*bell-p* ist *arn* sehr ähnlich: kurz oder länger zurückliegende Folgen von Schlägen, Stürzen oder Unfällen; *Folgen von körperlichem oder psychischem Trauma*;
-Schwellung oder Gewebsverhärtung bleibt nach Verletzung (und trotz *arn*) zurück;
-tiefes Trauma oder septische Wunden, vor allem der Bauch- oder Beckenorgane; nach größeren chirurgischen Eingriffen;
-Abgeschlagenheits- und Wundheitsgefühl im ganzen Körper (ähnlich *arn*); fühlt sich morgens wie gerädert (*arn*, *rhus-t*);
-Lahmheit wie von Verstauchung; Wundheitsgefühl der Muskulatur; schmerzhafte Gelenke;
-Zusammenschnürungsgefühl am Handgelenk, wie von einem elastischen Band;
-Schmerzhaftigkeit des Kopfes wie von Prellung; Schwindel, Kopfschmerz, Zusammenschnürungsgefühl des Kopfes;

-innere Unruhe, *Drang nach Bewegung, besonders in frischer Luft*;
-*rheumaähnliche Beschwerden* mit Besserung bei fortgesetzter Bewegung (*rhus-t*), auch besser durch Massage oder Reiben;
-Schmerzen aller Muskeln, Gelenke und peripheren Nerven;
-Hautrötungen, Quaddeln, Nesseln, Bläschen, Herpes, nässendes Ekzem; Furunkel, Akne; Muttermale; Nasenfurunkel;
-Neigung zu *Blutungen* (*arn*), besonders nach Anstrengung; Nasenbluten;
-*Hautausschläge*, Rheuma oder Gicht nach Kälte und Nässe;
-*Folgen von Kaltwerden oder kalten Getränken wenn erhitzt*;
-Reizung aller Schleimhäute, sowohl der Atmungs- als auch der Verdauungsorgane, Mandeln und Rachenring entzündet;
-Magenschmerzen besser durch Zusammenkrümmen und Druck (*coloc*), auch besser durch Essen; Schmerzen in Leber, Galle oder Blinddarm;
-starkes Abwärtsdrängen in der Gebärmutter, als ob alles unten hinausbrechen wollte, verbunden mit Kreuzschmerzen;
-Gefühl von Wundheit und Prellung im Beckengebiet; wundes Gefühl im Uterus wie nach Quetschung;
-wundmachender, zum Teil zähflüssiger Fluor;
-Verhärtung oder Karzinom der Mammae nach Quetschung oder Prellung (*con*);
-gelbe, schmerzlose Diarrhoe, fauliger Geruch;
-fördert die Rückbildung;

<u>Fallberichte Schwangerschaft</u>:

-während der Schwangerschaft: Gefühl von Wundheit und Zerschlagenheit im Beckengebiet, kann daher nicht gehen;
-Wundheit der Bauch- und Uteruswände; die Bauchdecken schmerzen;
-Varizen; kann nicht gehen aufgrund der venösen Stauung;

Fallberichte Geburt:

-starke Wehenschmerzen;
-Atonie;

Fallberichte Wochenbett / Stillzeit:

-Abwärtsdrängen mit wehenartigen Schmerzen nach der Entbindung;
-Hämatom oder Mastitis nach Trauma, zum Beispiel wenn der Säugling beim Wickeln gegen die Brust getreten hat;

Neugeborene, Säuglinge:

-Kephalhämatom, wenn das Allgemeinbefinden eher gering beeinträchtigt ist, aber das Hämatom eindrucksvoll erkennbar ist;

Psychisches Bild:

Bellis perennis-Menschen sind *freiheitsliebend und unabhängig*, haben eine innere Unruhe und den *Drang, sich zu bewegen*, vor allem draußen in der frischen Luft. Auch wollen sie Projekte umsetzen, Dinge bewegen und etwas Neues erschaffen. Dafür arbeiten sie viel und körperlich hart und suchen sich nicht selten Berufe, die sie viel reisen lassen. Neben dem *Bedürfnis nach schöpferischer Tätigkeit* ist das *Streben nach Unverwundbarkeit* ein zentraler Aspekt. Diese Menschen möchten möglichst wenig angreifbar und verletzlich sein und helfen gerne anderen, ihre

Traumen und Verletzungen zu heilen. Im nicht kompensierten Stadium sind *Bellis perennis*-Menschen bedrückt, gereizt und ärgerlich, sie schlafen schlecht und fühlen sich morgens wie gerädert. Alle Muskeln und Gelenke tun ihnen weh, sie fühlen sich wie abgeschlagen, wund und lahm. Die körperlichen Empfindungen und der *Unmut über jede Form von Angewiesensein oder Abhängigkeit* lassen das Gefühl eines misshandelten Sklaven aufkommen und sie wollen nur noch ausbrechen. Gerade das fällt ihnen aber zunehmend schwer, denn durch den Beweglichkeitsverlust verlieren sie auch ihre Freiheit. Auch Schwangerschaft und Geburt, die schöpferischsten Tätigkeiten des Menschen überhaupt, können als traumatisch erlebt werden und schmerzhafte Folgen nach sich ziehen.

Charakteristika:

-*Folgen von Verletzungen und Überanstrengungen* (*arn*);
-*rheumaähnliche Beschwerden* mit Besserung bei fortgesetzter Bewegung (*rhus-t*);
-fühlt sich abgeschlagen, geprellt, lahm, wund oder wie zusammengeschnürt;
-*Drang nach Bewegung, besonders in frischer Luft;*
-*Folgen von Kaltwerden oder kalten Getränken wenn erhitzt*;
-Blutungen; Hautausschläge.

6.11. **Bryonia** (bry) (Zaunrübe)

Verschl.: *Jede Bewegung*, Hitze, Kälte, Essen, *Ärger, Aufregung*, Verdruss, blähende Speisen, morgens nach dem Erwachen;
Besser.: *Ruhe, starker Druck* (Liegen auf dem schmerzhaften Körperteil), frische Luft;

Hauptangriffspunkte: Kreislauf, seröse Häute, Schleimhäute, Leber, motorisches System, rechte Seite;

Allgemeine Leitsymptome:

-*Entzündungen der serösen Häute (Pleuritis, Perikarditis, Meningitis, Peritonitis, Gelenksentzündungen)*; Sehnenscheidenentzündungen;
-eines der wichtigsten Mittel für akute Lungen- und Rippenfellentzündung, mit stechenden Schmerzen durch jede Atembewegung;
-*stechende*, reißende *Schmerzen*; jede Bewegung wird ängstlich gemieden;
-Mastitis, die Brust ist hart, schwer, heiß;
-trockener, harter, krampfhafter Reizhusten, besonders morgens; Husten besser durch Liegen auf der schmerzhaften Seite (wegen der Bewegungseinschränkung dort);
-große *Trockenheit der Schleimhäute* und großer Durst, trinkt viel auf einmal; der Stuhl ist hart und trocken;
-warmblütig, Durst auf große Mengen kalten Wassers (*nat-m, phos, sulph*);
-Rheuma und rheumaähnliche Beschwerden, Gicht;

Rückenschmerzen, Ischias, schlimmer durch kalte Luft;
-Arthritis; Gelenke rot, geschwollen, heiß, mit stechenden Schmerzen bei der geringsten Bewegung;
-*schlechter durch jede Bewegung* und durch Aufregung, *besser durch Ruhe* und durch starken Druck;
-langsamer Krankheitsbeginn;

Fallberichte Schwangerschaft:

-Schwangerschaftsübelkeit und -erbrechen;
-Übelkeit morgens beim Erwachen; Verschlimmerung der Beschwerden durch jede Bewegung; verharrt daher bewegungslos;
-Übelkeit und Ohnmacht beim Aufrichten im Bett;
-während der Schwangerschaft: Schmerz im Abdomen und Brennen im Uterus; Verstopfung; krampfartige Schmerzen mit Frösteln, vor allem nach Ärger;
-drohender Abort;
-rheumatische Uterusschmerzen;
-Erbrechen gleich nach dem Trinken; und besonders gleich auf Trinken nach dem Essen;
-Obstipation; harter Stuhl, trocken, wie verbrannt; schwer abgehender, dickgeformter Stuhl;
-Diarrhoe mit Brennen im After;
-Diarrhoe schlimmer bei heißem Wetter;
-drohender Abort, Abgang dunkelroten Blutes; Rückenschmerz, der sich bei Bewegung verschlimmert; brennender Schmerz im Uterus; Kopfschmerzen, als wolle der Kopf bersten;
-Fehlgeburt nach Überanstrengung oder Überhitzung;
-Schmerzen im Uterus wie wund;
-Übelkeit, die bei Bewegung zunimmt, auch bei einer Bewegung der Augen; Verlangen nach kaltem Wasser;

-Erbrechen sofort nach dem Essen und/oder nach Trinken;
-Völlegefühl nach dem Essen, "wie ein Stein";

Fallberichte Geburt:

-krampfartige Wehen;
-Ohnmacht durch die geringste Bewegung; selbst wenn keine Anstrengung dazu erforderlich ist;
-heftiger Durst; Durst mit nicht sehr häufigem Trinken, aber viel auf einmal;

Fallberichte Wochenbett / Stillzeit:

-Nachwehen, die durch die geringste Bewegung ausgelöst werden, selbst durch tiefe Inspiration;
-zu reichlicher Wochenfluss, mit brennendem Schmerz in der Uterusregion;
-Wochenfluss riecht oft abstoßend;
-ausbleibender Wochenfluss, mit einem Gefühl, als würde der Kopf platzen;
-Peritonitis im Wochenbett;
-fieberhafte Mastitis mit rheumatischen Schmerzen in der Brust;
-Fieber im Wochenbett, besonders, wenn die Brüste prall gefüllt sind mit Milch; tiefes Einatmen verursacht Schmerzen; Stiche im Abdomen; Durst auf große Mengen Wassers; kann nicht auf der Seite liegen; Abdomen gespannt;
-stillende Frauen, die sich erkältet haben; mit Schmerzen im ganzen Körper, der Kopf fühlt sich an, als wolle er bersten, die Lippen sind pergamentartig trocken, die Brüste geschwollen und fühlen sich schwer an, der Milchfluss ist unterdrückt;
-Hautausschlag, besonders von Wöchnerinnen und ihren Kindern;

-Beinvenenentzündung im Wochenbett mit ziehenden oder schießenden Schmerzen von der Hüfte zum Fuß; schlimmer durch Berührung oder Bewegung;
-übermäßiger Milchfluss;
-Rauströpfeln der Milch, Milchsekretion allgemein vermehrt;
-spärliche Milchsekretion;
-brennende, spannende und reißende Schmerzen in den Mammae;
-Brüste sind schwer wie Steine;
-die Brüste fühlen sich schwer an, sind blass, aber hart und schmerzhaft;
-die Mammae sind innerlich steinhart; sie sind heiß und schmerzen, sind aber nicht sehr rot;
-linke Mamma geschwollen; Schmerz wird stärker durch Heben des Arms;
-Brustwarzen sehr hart;
-Mastitis mit einem Schweregefühl wie Steine; Mammae hart und blass; leidet unter jeder Bewegung;
-Mastitis mit ausbleibendem Milchfluss;
-während des Abstillens: Schwellung der Brüste und der axillären Lymphknoten, vor allem links;
-fieberhafte Mastitis im Wochenbett; Knoten, Verhärtungen und Entzündung der Mammae, mit verminderter oder verspäteter Milchsekretion;
-Frühphase eines Mamma-Abszesses;
-verhindert in den meisten Fällen die Eiterbildung in Mammae während der Stillphase und nach dem Abstillen; *phyt* folgt gut;
-Lochien ausbleibend, oder sehr stark;
-Lochialstau mit berstenden Kopfschmerzen;
-Endometritis, drohende Peritonitis; Lochialstau, oder übelriechende Lochien;

Fallberichte Neugeborene, Säuglinge:

-Säugling schreit nach dem Trinken, lässt Winde abgehen und hat schleimig-grüne Diarrhoe;
-Säugling mit schmerzhaftem Mund; das Kind will die Brust nicht in den Mund nehmen, aber nachdem der Mund angefeuchtet wurde, trinkt es gut;
-Säuglinge, die Schmerzen haben beim Hochgehoben- oder Gedrücktwerden;
-Säuglingsobstipation;
-Kinder, die nicht herumgetragen werden, sondern nur still liegen wollen;
-bei Neugeborenen schleimiger grüner Stuhl kurz nach dem Stillen (*mag-c, cham*);

Psychisches Bild:

Bryonia-Menschen sind sachlich, nüchtern und kritisch, sie sind methodisch, ordnungsliebend und zuverlässig. Auch sind sie sehr materiell veranlagt und geschäftsorientiert, sie verfolgen ihre Pläne entschlossen und zielstrebig und die wichtigsten Werte im Leben sind für sie Sicherheit, Stabilität und Zuverlässigkeit. Hintergrund ist ihr unbewusstes *Verlangen, durch ihre Tat und Bewegung absolute Sicherheit zu erschaffen*. Sie wollen sich nicht der Unvorhersehbarkeit des Lebens unterwerfen, sondern *versuchen, durch ihre eigene Arbeit die Zukunft bestmöglich abzusichern*. Dafür arbeiten sie wie wild, sie stehen unter einem großen Druck, sind innerlich getrieben und machen teilweise einen leicht manischen, fast besessenen Eindruck. Da sich die Zukunft aber meist nicht hundertprozentig absichern lässt und immer wieder Rückschläge mit sich bringt, geraten *Bryonia*-Menschen früher oder später oft an einen Punkt, an dem ihre

Strategien ihnen nicht mehr die Sicherheit gewähren können, die sie brauchen. Dann entstehen starke Gefühle der Unsicherheit, Verletzbarkeit und Schwäche, sie bekommen Angst um die Zukunft, *reden nur noch über ihre Geschäfte* und ihre gewohnte Sparsamkeit kann sich in einen regelrechten *Verarmungswahn* verwandeln. Dann werden sie reizbar und ärgerlich, übellaunig, verdrießlich und eigensinnig, wollen alleine gelassen werden und mit niemandem mehr reden. Oder sie reagieren leidenschaftlich, zornig und cholerisch, werden verletzend oder sogar gewalttätig. Mit ihrer inneren Sicherheit und Stabilität verlieren sie auch die Fähigkeit, aktiv zu sein, sich zu bewegen; sie *können dann nur noch in Ruhe verharren*, werden träge und benommen.

Charakteristika:

-*schlimmer durch Bewegung*, *besser durch Ruhe* und durch starken Druck;
-*Trockenheit der Schleimhäute*; warmblütig, Durst auf große Mengen kalten Wassers;
-*stechende*, reißende *Schmerzen*;
-hastig, getrieben, verdrießlich und reizbar;
-strebt nach materieller *Absicherung*, hat große Angst vor *Verarmung*.

6.12. **Bufo** (bufo) (Drüsensekret der gewöhnlichen Kröte)

Verschl.: Im warmen Zimmer, sexuelle Erregung (Onanie), während Schlaf, geringste Bewegung (Lumbago), Verletzungen;
Besser.: Bluten, kühle Luft, Baden, Füße in heißem Wasser;

Hauptangriffspunkte: *Herz, Nieren, Sexualorgane, Ovarien, Haut*, Leisten;

Allgemeine Leitsymptome:

-*Blutungsneigung*; Heraussickern von Blut aus den Brustwarzen, blutiger Speichel, blutige Muttermilch;
-*Kopfschmerzen* schlimmer durch Bewegung, Licht oder Geräusch, besser durch Nasenbluten;
-*epileptische Anfälle*: schlimmer nachts, schlimmer im Schlaf, gefolgt von heftigen Kopfschmerzen und schlimmer im Zusammenhang mit der Menses;
-das Herz wird als zu groß empfunden; Herzerkrankungen;
-Lymphangitis nach kleineren Verletzungen; geringfügige Verletzungen gehen leicht in Eiterung über;
-*Hautprobleme und neurologische Störungen*;
-bläschenförmige Hautausschläge; Ulzerationen der Haut und Schleimhäute; Ekzeme; übelriechende Absonderungen und Ausscheidungen;
-Blasen auf Handflächen und Sohlen, juckend und brennend;
-Wassersucht (*Ödeme*, Aszites);
-Schwäche und Versagen der Beine;

-Mangel an Lebenswärme (fröstelig);
-Bubonen (entzündlich geschwollene Leistenlymphknoten);
-*Brennen* in den Genitalien, den Ovarien und im Uterus; ziehende Schmerzen, die in die Hüften ausstrahlen;
-Schwellung, große Empfindlichkeit, oder sogar „Krämpfe" der Ovarien; Mammacarcinom;
-brennende, stechende, reißende oder ziehende Schmerzen im Uteruscarcinom;

Fallberichte Wochenbett / Stillzeit:

-Hämaturie im Kindbett;
-Entzündung der Brüste; eitrige Nebenhöhlen; Gefühl, als würden die Brüste zum Bauch hin gerissen;
-Milch vermischt mit Blut;
-Venenentzündung im Kindbett mit einer Anschwellung, die wie ein Strang von der Leiste zum Knie verlief;
-Kindbettkrämpfe bei Verdacht auf Vereiterung;
-Brustkrebs;

Fallberichte Neugeborenes, Säugling:

-das Kind wurde epileptisch infolge von Schreck oder Zornesausbruch der Mutter während der Stillperiode;

Psychisches Bild:

Bufo-Menschen sind offen, gutmütig und ruhig, können jedoch auch sehr übellaunig, reizbar, zornig und laut werden, wenn sie sich ärgern. Sie verbleiben, ähnlich wie *Barium carbonicum*-Menschen, in einem kindlich einfachen und unschuldigen Gemütszustand, während die körperliche Entwicklung voranschreitet. Selbst als Erwachsene können sie sich dann zeitweise sehr kindisch benehmen, sind albern, kichern und reden "dummes Zeug".

Das zentrale Thema von *Bufo* ist seine *Sehnsucht nach intuitiver Kommunikation, in der Worte überflüssig werden*. Intuitiv bezieht sich darauf, dass das Denken dieser Menschen nur bedingt den Wegen der Logik folgt. Manche *Bufo*-Menschen haben ein sehr breit gefächertes Interesse, sie lesen und studieren viel und erwecken fast den Eindruck, Wissen zu sammeln. Allerdings verarbeiten sie die gesammelten Informationen weniger durch das logische, schlussfolgernde Denken des Bewusstseins, sondern eher auf die intuitive Art des Unbewussten. Das Erkennen von Zusammenhängen und das Zusammenführen unterschiedlicher Einzelinformationen, um dadurch zu neuen Einsichten zu gelangen, funktioniert für diese Menschen kaum. Deshalb wirken sie auf rational denkende Menschen oft wie minderbegabt oder sogar zurückgeblieben, was ihnen unter anderem das Attribut der "studierten Idioten" einbrachte. Das Verhältnis zur Sexualität kann hier von einer kindlich-naiven Scheu geprägt sein.

Alle Formen des intuitiven Ausdrucks können für *Bufo* sehr attraktiv sein. So zum Beispiel Musik, wenn sie ohne Noten improvisieren, intuitives Malen oder sogar zu schreiben, wenn es gelingt, die Worte "aus der Feder fließen zu lassen", also zu schreiben, ohne dabei allzu viel nachdenken zu müssen.

Die interessierte, Fakten sammelnde Haltung ist jedoch nur die eine mögliche Ausrichtung der *Bufo*-Dynamik. In einer anderen, für *Bufo* bekannteren Grundhaltung interessiert sich *Bufo* nicht für Wissen, sondern ist eher praktisch veranlagt, liest und lernt nicht gerne und lässt sich noch deutlich mehr durch seinen Instinkt und seine Triebe steuern. In dieser Haltung kann *Bufo* eine triebhafte Sexualität entwickeln, die wenig von moralischen Bedenken beeinflusst wird.

Bufo-Menschen sind starken Gefühlen ausgesetzt und sie haben

Schwierigkeiten, diese Gefühle oder ihre Gedanken verbal auszudrücken. Eine charakteristische Reaktion ist, dass *Bufo*-Menschen sehr wütend, laut und aggressiv werden können, wenn ihre manchmal nur schwer verständlichen Erklärungen nicht verstanden werden. Sie wollen mehr mitteilen, als sie durch Sprache ausdrücken können und fühlen sich dadurch unverstanden.
Durch ihre Hemmung in der Wortbildung wird auch das Denken schwierig. Der Geist wird träge, sie fühlen sich benommen und werden vergesslich. Diese Entwicklung kann bei fortschreitender Pathologie über geistige Verwirrung bis hin zum Schwachsinn verlaufen.
Bufo-Menschen neigen zu sehr engen, abhängigen Beziehungen und können sehr eifersüchtig werden. Wenn sie Probleme haben, ziehen sie sich eher zurück und machen das mit sich aus. Bei allem Verlangen nach Einsamkeit haben sie jedoch auch Angst vor dem Alleinsein, was sie von der Sicherheit und Geborgenheit ihrer Beziehungen abhängig macht.

Charakteristika:

-generelle *Blutungsneigung*; akute oder chronische uterine *Blutungen*;
-neurologische Störungen, Krämpfe, *Epilepsie*, *Kopfschmerzen*;
-*Hauterkrankungen*, Ekzeme, bläschenförmige Ausschläge, Eiterungen;
-*Ödeme*, Aszites, Elephantiasis; lymphatische Entzündungen;
-genitale, uterine oder ovarielle Erkrankungen;
-einfache, kindliche Gemüter, wenig intellektuell, mehr instinktiv-triebhaft.

6.13. **Calcium carbonicum** (calc) (Kalk der Austernschale)

Verschl.: Kälte (kalte Luft, kalt Baden), Anstrengung, Zahnung, Druck der Kleidung, Milch, trockene Speisen, Vollmond, Stillen;
Besser.: Trockenes Wetter; fühlt sich wohl, wenn verstopft;

Hauptangriffspunkte: Stoffwechsel (Drüsen, Knochen, Haut), Ernährung, Blut, Brust, Herz; Kinder;

Leitsymptome:

-verzögerte und langsame Entwicklung; spätes Laufen- und Sprechenlernen, später Schluss der Fontanellen, schwierige und verspätete Zahnung;
-Kinder mit großem Kopf, und großem, hartem Bauch; schlaff;
-Milchschorf bei Säuglingen, Windeldermatitis (*med*), wund durch Durchfall;
-Candidainfektionen (Soor, Darm); Aphthen, Mundinfektionen;
-Folgen von Überforderung, von körperlicher Anstrengung; fühlt sich schnell überfordert; rasche Ermüdbarkeit;
-großer Mangel an Lebenswärme; Erkältungsneigung; verschlimmert durch Kälte oder durch kaltes, feuchtes Wetter; kalte, feuchte Füße;
-starkes Verlangen nach Süßigkeiten, nach Salz und nach weichgekochten Eiern;
-Abneigung gegen und/oder Verschlechterung durch Milch;
-saure und reichliche *Schweiße, vor allem an Kopf und Nacken*; schwitzt bei der geringsten Anstrengung;

-chronische Schleimhautkatarrhe mit Polypenbildung;
-generell saure Ausscheidungen (Durchfall, Erbrechen, Schweiß, Körpergeruch, Speichel);
-Neigung zu hartnäckiger Obstipation; "fröhlich bei Verstopfung";
-chronische Pupillendilatation (*bell*);
-Menses zu früh, zu lang und zu stark;

Fallberichte Schwangerschaft:

-Menstruationsfluss während des ersten Schwangerschaftsmonats, begleitet von starken Schmerzen;
-während der Schwangerschaft: Kalte, doch feuchte Füße; Schwindel beim Treppensteigen; Schwerfälligkeit, stolpert und fällt leicht;
-Schwangerschaftserbrechen, mit Zahnschmerzen;
-Sodbrennen nach allem Essen; Aufstoßen mit dem Geschmack des Genossenen;
-Obstipation; große, harte Stühle, die mitunter unverdaute Anteile enthalten;
-nächtliche Wadenkrämpfe; falsche Wehen;
-Abneigung gegen Bewegung; langsam, behäbig, schnell erschöpft;
-ungeschickt und schwerfällig in der Schwangerschaft, fällt leicht hin; ermüdet von kurzem Spaziergang oder von einem lähmungsartigen Schwächegefühl im Becken;
-Krämpfe in den Zehen oder Fußsohlen während der Schwangerschaft;
-plazentare Insuffizienz, zu kleines Kind;

Fallberichte Geburt:

-drohender Abort bei Frauen, die für gewöhnlich reichliche Menses haben oder zu Blutungen neigen (hämorrhagische Diathese);
-falsche Wehen, die aufwärts laufen; schnell erschöpft;
-schwache Wehen, die wieder aussetzen;
-Stechen im Muttermund oder in der Zervix;
-fördert die Ausstoßung von Molen etc., bei scharfen, einschießenden Schmerzen;

Fallberichte Wochenbett / Stillzeit:

-Nachwehen oder Milchfieber nach der Entbindung;
-Nachwehen schmerzhaft und lang anhaltend;
-Wochenbettfieber: Mit ständigem Schmerz in der Vagina, Stichen im Gebärmutterhals, ausgeprägtem Kopfschweiß und feuchten kalten Füßen;
-roter Hautausschlag am siebten Tag nach der Entbindung, nach einer Phase voller Unruhe, Ängstlichkeit und Fieber;
-der Wochenfluss dauert zu lange oder hat ein milchiges Aussehen;
-rasch erschöft, verstopft, faul; bleibt im Bett, liebt die Bettwärme und das Essen;
-reichlicher Fluss einer wässrigen Muttermilch, die das Kind verweigert;

Fallberichte Neugeborene / Säuglinge:

-Augenentzündungen bei Neugeborenen, Augenlider morgens verklebt; Tränenkanalstenose mit milder, dicker, gelber

Absonderung (*puls, sil*);
-Milchschorf bei Säuglingen;
-Windeldermatitis; wundmachende Diarrhoe;
-Verschlimmerung durch Milch; sog. Milchallergie, mit Durchfall oder Ekzemen;
-saures Erbrechen; erbricht Muttermilch;
-Baby schläft an der Brust ein; wenn man es von der Brust nehmen will, ist es sofort wieder wach und trinkt weiter;
-Dreimonatskoliken mit eiskalten Händen und Füßen;
-werden gerne geschaukelt, schnell und heftig (*cham*);
-zufrieden, gemütlich, trinkfaul;
-schwitzt am Kopf, vor allem nachts und beim Stillen;
-feuchte Wucherung am Nabel, wildes Fleisch; Nabel wund, blutet, seröse Absonderung;

Psychisches Bild:

Calcium-Menschen sind zuverlässig, gewissenhaft und unkompliziert, sie sind einfach, solide und bodenständig. Sie arbeiten eher langsam und stetig, dafür aber systematisch und hart. Ihre Ziele verfolgen sie mit einer gewissen Hartnäckigkeit, die schnell den Eindruck von Sturheit und Starrsinn vermitteln kann. Sie sind keine "kreativen Geister", sondern eher pragmatisch und mit gesundem Menschenverstand begabt. Die Familie stellt meist den Mittelpunkt ihres Lebens dar, sie sind fürsorglich, aufmerksam, anhänglich und sanft. Überhaupt suchen sie die vertraute Umgebung und sind am liebsten zu Hause. Auch haben sie eine Abneigung gegen Bewegung und neigen zu einer gewissen Lethargie. Hintergrund ist das unbewusste *Streben nach Unveränderbarkeit. Calcium möchte sich nicht verändern, sich durch nichts bewegen lassen*, fühlt sich schnell überfordert und durch alles bedroht. Neue und unbekannte Situationen und

Umgebungen machen ihm Angst, er *möchte* lieber *das Bestehende bewahren und sehnt sich nach solider Dauerhaftigkeit.* Deshalb ist *Calcium* auch bei Kindern so oft indiziert, weil es die Thematik ihrer Grundsituation umfasst. Die Familie stellt den Mittelpunkt ihres Lebens dar und sie sehen sich einer Welt und notwendigen Entwicklungen gegenüber, die sie oft überfordern und ihnen Angst machen. Sie sehnen sich nach der Geborgenheit der frühen Mutter-Kind-Beziehung und wünschen sich, dass dieses Aufgehobensein dauerhaft bewahrt bleibt. Es sind vorsichtige, unsichere Kinder, sanft und lieb, schwach und bequem. Sie haben nicht viel Selbstvertrauen, möchten bestätigt und bewundert werden und sind leicht zu manipulieren. Die Entwicklung kann verzögert sein und sie lernen relativ spät zu laufen und zu sprechen. Wenn sie bestimmte Entwicklungsschritte jedoch geschafft haben, mobiler geworden sind und mehr Selbstvertrauen gewonnen haben, wird *Calcium* oft nicht mehr passen und wirken, sondern das eigentliche Mittelbild wird deutlicher zutage treten.

<u>Charakteristika</u>:

-Mangel an Lebenswärme, schlechter durch Kälte und Nässe, *Erkältungsneigung*;
-lokale *Schweiße* (*Kopf*, Füße, etc.), *saure Ausscheidungen*;
-*Entwicklungsverzögerung*; *scheut Veränderungen*; indiziert in Wachstums- oder Entwicklungsphasen (zum Beispiel Stillzeit, Zahnung, Pubertät);
-Verlangen nach Süßigkeiten und Eiern, Abneigung gegen Milch;
-sensibel, ängstlich, furchtsam.

6.14. **Calcium phosphoricum** (calc-p) (Calciumhydrogenphosphat, phosphorsaurer Kalk)

Verschl.: Zahnung, Wetterwechsel, Zugluft, Kälte, Nässe, Flüssigkeitsverlust, Denken an die Beschwerden;
Besser.: Liegen, Sommer, warmes trockenes Wetter;

Hauptangriffspunkte: Knochen, Drüsen, Abdomen, Scheitel, Brust, linke Seite;

Leitsymptome:

-Folgen einer für das Kind traumatischen Geburt (Beckenendlage, Asphyxie, Nabelschnurumschlingung, Frühgeburt, oder Trennung von Mutter und Kind in den ersten Stunden);
-*schnelles Wachstum*, Wachstumsschmerzen; *oder späte Knochenentwicklung*, Zwergwuchs, langsame Knochenheilung, späte Zahnung;
-*Zahnungsbeschwerden*; Zähne kommen spät oder werden schnell kariös;
-*Wirbelsäule schwach*, Neigung zu Rückgratverkrümmung;
-chronische Tonsillenvergrößerung;
-*Milchunverträglichkeit*, sogar von Muttermilch (Erbrechen, Kolik, Diarrhoe);
-viele Kinder brauchen *calc-p* während der Wachstumsperiode; schlaffe, abgemagerte Kinder mit Entwicklungsverzögerung;
-*Polypen, vergrößerte Lymphknoten, offene Fontanellen*, Diarrhoe;
-die Fontanellen bleiben sehr lange offen, oder öffnen sich wieder,

nachdem sie sich schon geschlossen hatten;
-dumpfe Kopfschmerzen der Schulkinder; diese kommen immer mit Kopfschmerzen von der Schule nach Hause;
-sehr kälteempfindlich, *Erkältungsneigung*; friert sehr leicht, kalte Hände und Füße;
-ausgeprägte Verschlimmerung durch Feuchtigkeit;
-kolossal empfindlich auf feuchtkaltes Wetter und ggf. schlimmer durch Schneefall;
-Durchfall bei kalten Getränken und beim Zahnen;
-Taubheitsgefühl und Kribbeln;
-Jucken, Brennen, Stechen des Anus; hervortretende, äußerst schmerzhafte Hämorrhoiden; *Analfissuren, Analabszesse oder Analfisteln*;
-Analfistel, alternierend mit Lungensymptomen;
-*Problemzone Nacken* (Schmerzen, Steifheit, Verspannungen) (*nat-p*);

Fallberichte Schwangerschaft:

-klagte über einen ziehenden Schmerz in der Nabelgegend, der sich zur Kreuzbeingegend erstreckt und schlimmer ist am Vormittag; Sodbrennen nach oben in den Hals, Schmerzhaftigkeit in der rechten Leiste und ein stoßendes Beben über dem Schambein;
-Müdigkeit in allen Gliedern während der Schwangerschaft;
-große Verschlechterung ihrer Beschwerden, nachdem sie nur geringem Kälteeinfluss ausgesetzt war;
-rheumatische Beschwerden in den Gelenken nach Kaltwerden;

Fallberichte Geburt:

-Wehenschwäche; Erschöpfung; verlängerter Geburtsverlauf;

Fallberichte Wochenbett / Stillzeit:

- -Milch wechselnd, von alkalisch bis neutral, oder zu sauer; wässrig und dünn;
- -Brüste schmerzhaft bei Berührung, fühlen sich vergrößert an, wie während der letzten Hälfte der Schwangerschaft;
- -Schmerzen und Brennen in den Brüsten;
- -Brustwarzen tun weh, sind wund;
- -Mammae wundschmerzhaft bei Berührung; Gefühl, sie seien größer als in der letzten Hälfte der Schwangerschaft;

Fallberichte Neugeborene / Säuglinge:

- -das Kind lehnt die Brust ab, die Milch hat einen salzigen Geschmack; nach Probieren bleibt der Geschmack lange im Munde;
- -unruhig, lebhaft, reizbar, quengelig, eher mager und schlaff;
- -schwacher Saugreflex, trinkt nicht an der Brust; oder trinkt gut, gedeiht aber schlecht;
- -will ständig gestillt werden, "Nuckelkind", braucht viel Zuwendung;
- -Erbrechen durch Muttermilch;
- -reichlich stinkende Blähungen bei gestilltem Kind;
- -Durchfall nach Stillen;
- -Nabel wie *calc* (nässend, serös, wund, blutig; feuchte Wucherung, wildes Fleisch; Hautausschlag um den Nabel);
- -verzögerter Fontanellenschluss, großer Bauch;
- -Beschwerden in der Wachstumsphase; wachsen schnell;
- -klammert sich an die Mutter;
- -Windeldermatitis;

Psychisches Bild:

Calcium phosphoricum-Menschen sind freundlich, offen und aufgeschlossen, sie sind mitfühlend, hilfsbereit und bereiten anderen gerne eine Freude. Auch sind sie nervös, unruhig, rastlos und immer in Bewegung, sie reisen gerne und eine gewisse innere Unzufriedenheit lässt sie von Ort zu Ort ziehen.
Hintergrund ist ihre unbewusste *Sehnsucht, den Menschen Hoffnung zu geben, ihnen die gute Nachricht zu überbringen und sie so zu erleuchten und glücklich zu machen*. So sind sie immer auf der Suche, immer auf der Wanderschaft, in Erwartung einer unbestimmten Verheißung. Deshalb reagieren sie auch übermäßig empfindlich auf Enttäuschung, Kummer oder schlechte Nachrichten und ihre größten Ängste sind es, andere zu enttäuschen und alleine zu bleiben, ganz auf sich gestellt. Daher versuchen sie, es allen Recht zu machen, jedermanns Freund zu sein, sie fühlen sich verantwortlich für das Glück oder Unglück der anderen und wollen, dass es allen gut geht. Sie leiden mit anderen, können sich schlecht abgrenzen und brauchen immer wieder die Bestätigung, geliebt und gemocht zu werden. Bei all dem sind sie ausgesprochen ängstlich, furchtsam und sensibel, und neigen dazu, sich in Sorgen und Befürchtungen hineinzusteigern, was zu regelrechten Panikattacken führen kann. Aber natürlich muss die Frustration ihrer Bemühungen nicht unbedingt zu Angst führen, sondern kann sich auch in einer mürrischen, verdrießlichen und reizbaren Stimmung bemerkbar machen, mit der Neigung zu emotional heftigen Reaktionen.
In einer entgegengesetzten Haltung will *Calcium phosphoricum* niemandem mehr Hoffnung und Erleuchtung bringen, sondern zieht sich zurück, vermeidet die Anstrengung von Gesellschaft und Kommunikation und will sich nicht mehr bewegen oder verändern. In dieser Haltung haben diese Menschen keine Energie

mehr, sie sind schnell erschöpft und ihr Geist wird träge, stumpf und schwach. Sie werden vergesslich, gedankenschwach und gleichgültig, und diese Entwicklung kann bis zum Schwachsinn fortschreiten.

Charakteristika:

-schnelles oder zu langsames *Wachstum*, Zwergwuchs, langsame Knochenheilung, späte Zahnung, Zahn- oder *Zahnungsbeschwerden*;

-*Wirbelsäulen- oder Nackenbeschwerden*;

-*Erkältungsneigung, Polypen, vergrößerte Lymphknoten*;

-*anale Beschwerden*, Hämorrhoiden, Analfissuren, -abszesse oder -fisteln;

-nervöse, umtriebige Menschen, die andere glücklich machen wollen und viele Ängste haben, nicht geliebt zu werden oder einsam zu bleiben.

6.15. **Calcium sulphuricum** (calc-s) (Gips, Alabaster)

Verschl.: Wärme, Zugluft, nasse Kälte, körperliche Anstrengung;
Besser.: Im Freien, Baden;

Hauptangriffspunkte: Bindegewebe, Drüsen, Schleimhäute; linke Seite;

Allgemeine Leitsymptome:

-warmblütig oder auch frostig; empfindlich gegen Hitze wie auch gegen Kälte;
-die Schleimhautabsonderungen sind gelb, dick und klumpig;
-*Tendenz zu Eiterungen* (Abszessen, Furunkeln, Empyemen) mit Absonderung von dickem, gelbem Eiter; die Haut heilt nicht;
-Augenentzündungen mit Absonderung dicken, gelben Eiters;
-bei Mittelohreiterungen, alten eitrigen Nasenkatarrhen, bei Mandelabszessen nach der Eröffnung, bei Empyemen und bei Abszessen im Analbereich;
-*Ekzeme*: trockenes, *juckendes Ekzem*, oder Ausschlag mit gelblichen Schuppen und vielen Pusteln;
-*juckende Ekzeme der Achselhöhlen*;
-*Jucken, Risse und Abschuppung* der Finger oder Handflächen;
-Brennen und Jucken der Fußsohlen (*med*);
-trockenes Ekzem bei Kindern;
-Hautentzündungen, eitrige Ausschläge, Milchschorf, krustige Ekzeme; Fisteleiterungen (*sil, hep*);

Fallberichte Wochenbett / Stillzeit:

-Mastitis, wenn sich Eiter bildet, oder zur Verhinderung der Eiterung;

Psychisches Bild:

Calcium sulphuricum kann die Wesenszüge beider seiner Anteile, *Calcium carbonicum* und *Sulphur*, zeigen und in sich vereinen. Auf der einen Seite können diese Menschen gewissenhaft, besonnen und verantwortungsvoll sein, auf der anderen aber auch unruhig, impulsiv, ungeduldig und reizbar. Allen gemeinsam ist aber ihr tiefes *Bedürfnis nach Anerkennung und Wertschätzung* und diesbezüglich sind sie extrem abhängig *von ihrer Familie und von Nahestehenden.*
Ihre *Arbeit* ist ihnen sehr wichtig, aber weniger um der Arbeit selbst willen, sondern als wichtiges Mittel, um Anerkennung und Bewunderung zu erlangen. Daher entwickeln sie oft ein beachtliches Maß an *Tüchtigkeit, Geschicklichkeit und Leistung*.
Calcium sulphuricum hat, ähnlich wie *Calcium carbonicum*, viele Ängste, jedoch sind diese noch mehr als bei *Calcium carbonicum* auf die Familie gerichtet und darauf, deren Wertschätzung zu verlieren. Ihre *größte Angst* ist es, von Nahestehenden *abgelehnt oder missachtet zu werden*, oder gar für abstoßend gehalten zu werden. In solch einem Fall können sie wütend und hasserfüllt reagieren, oder sogar regelrecht "ausrasten".
Wie bei allen Arzneimitteln, die Achtung und Bewunderung suchen, steckt auch bei *Calcium sulphuricum* hinter diesem Bedürfnis ein relativ schwaches Selbstwertgefühl, das von außen aufgewertet werden muss. Deshalb fühlen sich solche Menschen auch schnell unsicher, einsam und wertlos, wenn ihnen eine Unternehmung misslingt.
Als Hausfrau und Mutter neigt *Calcium sulphuricum* dazu,

überfürsorglich und unentbehrlich zu sein, wodurch sie einerseits die Familie an sich bindet und andererseits auch viel Wertschätzung von ihr erfährt.

Charakteristika:

- *Eiterungen* (Abszesse, Furunkel, Otitis media, Sinusitis);
- Ekzemneigung; *juckende Ekzeme*, zum Beispiel der Achselhöhlen;
- Jucken, Risse und Abschuppung der Finger oder Handflächen;
- Menschen, die viel und tüchtig arbeiten und für die die Wertschätzung ihrer Familie an vorderster Stelle steht.

6.16. **Caulophyllum thalictroides** (caul) (blauer Hahnenfuß)

Verschl.: Schwangerschaft, unterdrückte Menses, im Freien, abends, Kaffee, Bewegung;
Besser.: Wärme;

Hauptangriffspunkte: *Weibliche Organe*, *Nerven*, Muskeln, Nacken;

Leitsymptome:

-*Uteruskrämpfe oder Uterusatonie*; *rigider Muttermund*;
-Menorrhagie (verlängerte Regelblutung), Dysmenorrhoe, Amenorrhoe;
-krampfartige Schmerzen (Uterus oder andere innere Organe) vor und / oder während der Menses;
-krampfartige Zustände der Gebärmutter wie Krampfwehen, Nachwehen, falsche Wehen, drohender Abort;
-*alle Formen der Wehenstörung*: Wehen zu schwach, zu schmerzhaft, zu kurz, zu häufig, unregelmäßig, ineffektiv;
-*caul* stimuliert regelmäßige, wirkungsvolle Kontraktionen mit Erholungspausen;
-Beschwerden beim Milcheinschuss und / oder beim Stillen;
-*Rheumatismus* der kleinen Gelenke (bei Uterusleiden oder im Klimakterium); wandernde Schmerzen in allen Gelenken, vor allem der Finger, Füße und Zehen;
-rheumatische Steifheit im Nacken und/oder in der Lumbalgegend;
-Schleimhautaphthen (Mund, Vagina);

-(hysterische) epileptiforme Krämpfe vor oder während der Menses;
-*innerliches Zittern verbunden mit Schwäche*;
-Schwäche, Erschöpfung, uteriner Tonusmangel; große Erschöpfung nach der Geburt (*chin*);
-friert leicht, trotzdem Verlangen nach frischer Luft (aber durstiger als *puls*);

Fallberichte Schwangerschaft:

-drohender Abort mit krampfartig herabdrängenden Schmerzen (bearing down); zittrige Schwäche; starke Schmerzen im Rücken und in den Lenden, aber nur schwache Uteruskontraktionen;
-drohender Abort, keine Kindsbewegungen mehr, Schweregefühl und reichliche uterine Blutung;
-drohender Abort im 4. Monat: mit anfallsweise so schweren Wehen, dass die Patientin sich zur Unterstützung irgendwo festhalten musste;
-wiederkehrende Aborte durch uterine Schwäche (Atonie);
-habitueller Abort (im dritten Monat); drohender Abort (im sechsten bis siebten Monat);
-vorzeitige Wehentätigkeit, drohende Frühgeburt;
-Unruhe, Anspannung und Schmerz in der Schwangerschaft;

Fallberichte Geburt:

-quälende, uneffektive Wehen zu Beginn der Geburt;
-falsche Wehen; unterbindet die falschen und entwickelt echte Wehen;
-Wehen sind kurz, unregelmäßig und krampfartig, Patientin

schwach und reizbar; kein Geburtsfortschritt;
-krampfhafte und quälende, extrem schmerzhafte Wehen, die zu kurz dauern und sich zu schnell erschöpfen (schon nach einer Stunde);
-heftige, krampfartige, intermittierende, kurze, unregelmäßige Wehen, ohne Fortschritt;
-die schwachen Wehen verschwinden wieder mit einem Frösteln und hinterlassen Kummer und Erschöpfung;
-Uterusatonie: Wehenschwäche oder fehlende Wehen;
-keine Kontraktionen; Ausströmen von Blut;
-rigider Muttermund / Zervix; kann (bei wiederholter Gabe) einen vorzeitigen Blasensprung oder auch Wehenschwäche hervorrufen;
-extreme Rigidität des Muttermundes;
-Geburtsverzögerung durch krampfartige Rigidität des Muttermundes; dabei Schmerzen im Gebärmutterhals wie durch Nadelstiche;
-Krampfanfälle während der Geburt, mit sehr feuchten Genitalien und krampfhaft kontrahiertem Muttermund;
-im Laufe der langwierigen Geburt werden die Wehen schwächer und verursachen Erschöpfung; Patientin fiebrig und durstig;
-die Wehenschmerzen wandern umher (zum Beispiel zu den Brüsten);
-Ziehen in den Uterusbändern;
-krampfhafte Wehen in verschiedenen Teilen des Abdomens;
-krampfhafte Wehen, fliegen von einer Stelle zur anderen, nur nicht in die normale und effektive Richtung;
-Plazentaretention; kann zum Austreiben der Nachgeburt gegeben werden;
-Plazentaretention, besonders nach langdauernder, erschöpfender Geburt;
-keine Kontraktionen bei Plazentaretention, mit Ausströmen von Blut;

-Muttermund rigide, verstärkt während der Wehe;
-bei vorzeitigem Blasensprung zur Uterustonisierung;
-bei Wehen, die zu kurz sind, zu schnell erschöpfend, quälend schmerzhaft;
-bei sekundärer Wehenschwäche, die Wehen verschwinden aus Erschöpfung (zum Beispiel bei protrahiertem Verlauf);
-die Plazenta erscheint nicht wegen spastischer Zervix;
-nadelstichartige Schmerzen im Zervixbereich (*sep*);
-hyperaktive, unphysiologische, krampfartige Wehen;

Fallberichte Wochenbett / Stillzeit:

-Uterusatonie: Blutungen nach Abort und im Wochenbett; unvollständige Rückbildung der Gebärmutter nach Abort oder im Wochenbett;
-Blutungen, vor allem nach schnellen, überstürzten Geburten;
-verlängerter Wochenfluss bei ausgeprägter Uterusatonie; oder ausbleibende Lochien;
-krampfartige Nachwehen im Unterbauch, die in die Leisten ausstrahlen, besonders nach langwierigen, erschöpfenden Geburten;
-unerträgliche Nachwehen: intermittierende, stechende und krampfartige Schmerzen, die in der Leistengegend, der Blase und in den Beinen auftreten; die Schmerzen sind spasmodisch und fliegen von einer Seite zur anderen;
-Nachwehen mit Schmerzen in Rücken und Brust;
-Nachwehen, sie ist nervös, schlaflos, schwach;
-krampfartiges Wundheitsgefühl des Uterus, schlimmer durch äußeren Druck;

Psychisches Bild:

Caulophyllum-Menschen haben auf allen Ebenen *Schwierigkeiten, zu handeln, sich auszudrücken und produktiv oder schöpferisch tätig zu werden.* Sie fühlen sich körperlich schwach und sehr erschöpft, die Gelenke tun ihnen weh und die Stimme ist manchmal so schwach, dass sie kaum sprechen können. Auch die geistige Ebene ist eingeschränkt, sie fühlen sich benommen und leiden unter Gedanken- und Gedächtnisschwäche.
Und die von Natur aus produktivste Funktion des Menschen, die der Zeugung, Entstehung und Geburt neuen Lebens, scheint für *Caulophyllum* mit besonderen Problemen behaftet zu sein. Im Arzneimittelbild finden sich zwei aussagekräftige Symptome: "Zorn während der Menses, sie bildet sich ein, schwanger zu sein", und "Angst während der Schwangerschaft". Schwangerschaft (und damit auch die zu erwartende Geburt) scheinen also unbewusst mit Angst und Zorn verknüpft zu sein. Unter der Geburt kann Caulophyllum vor allem bei Wehenunregelmäßigkeiten wertvolle Dienste leisten. Frauen in solchen Zuständen werden als nervös, unruhig, rastlos, schlaflos und sehr erregbar beschrieben. Ängstliche Besorgnis und hysterische Erregbarkeit gehen einher mit verdrießlicher und gereizter Stimmung, sie sind schnell verstimmt und reagieren leicht verletzt. Auffallend sind ihre Schwäche, Erschöpfung und ein Gefühl inneren Zitterns.
In der entgegengesetzten Haltung kann *Caulophyllum* ausgesprochen tatkräftig und produktiv sein und große Fähigkeiten entwickeln, sich verbal, künstlerisch oder anderweitig schöpferisch auszudrücken. Das kann auch dadurch geschehen, dass *Caulophyllum* dann möglichst viele Nachkommen zeugt.

Charakteristika:

- *Schwäche, Erschöpfung und inneres Zittern;*
- krampfartige Zustände der Gebärmutter, oder, entgegengesetzt, Uterusatonie;
- extrem schmerzhafte und erschöpfende, unwirksame oder falsche Wehen; wandernde (Wehen-) Schmerzen, hin- und herspringend; unerträgliche Nachwehen;
- *Kombination Uterusbeschwerden und Gelenkrheumatismus* (der kleinen Gelenke).

6.17. **Causticum** (caust) (Ätzstoff aus gebranntem Kalk und schwefelsaurem Kalium)

Verschl.: Trockene, kalte Luft, Wind, Zugluft; schönes kaltes Wetter; Kaffee;
Besser.: Kalte Getränke, Wärme, Bettwärme; feuchtes, regnerisches Wetter;

Hauptangriffspunkte: Nerven, Muskeln, Atmung; rechte Seite;

Allgemeine Leitsymptome:

-große körperliche und geistige *Schwäche*,
-*Lähmungen* nach Infektion, Geburt oder Operation, meist rechts; zum Beispiel Blasenlähmung nach Geburt, jegliches Gefühl für die Blase fehlt; halbseitige Lähmungen;
-Schwäche und *Zittern*, große Unruhe, Gefühl wie zerschlagen;
-Schwäche und Zittern in allen Gliedern; ohnmachtsartiges Sinken der Kräfte;
-*Zuckungen*, Krämpfe, Spasmen, Chorea ("Veitstanz"), Konvulsionen, Epilepsie;
-örtliche Lähmungserscheinungen; Paralysen und Paresen vieler Muskeln;
-Schwäche des Blasenhalses mit Inkontinenz beim Husten, Gehen, Lachen, Niesen oder Schlafen;
-Stottern durch Aufregung oder Ärger;
-Husten beim Ausatmen; *trockener Husten*;
-*Heiserkeit schlimmer morgens*, besser durch Abhusten und Abräuspern von Schleim

-unüberwindliche Schlafsucht nach der Mahlzeit;
-brennende Schmerzen, *Gefühl wie roh, wund oder offen* (vor allem an den Schleimhäuten);
-Rheuma, Arthritis, Neuralgien; Schmerzen im Rücken und Steißbein, schlimmer beim Aufstehen aus dem Sitzen;
-Verkürzungsgefühl, Steifigkeit, Spannen, Sehnen- und Muskelverkürzungen;
-trockene Hautausschläge; Verbrennungen; Verätzungen; Warzen; Keloidbildung;
-allgemeine Verschlimmerung der körperlichen und geistigen Beschwerden vor und während der Regel;
-Verschlimmerung bei schönem, trockenem Winterwetter;

<u>Fallberichte Schwangerschaft</u>:

-Husten während der Schwangerschaft;
-Schleim sammelt sich im Hals an, kann durch Räuspern nicht hochgebracht werden, verursacht Übelkeit, muss ihn schlucken;
-gleich zu Anfang des Essens befällt sie Appetitverlust und Ekel;
-Gefühl beständigen Aufwallens, als ob Kalk im Magen gelöscht würde, mit rollendem Luftaufstoßen;
-Spannen und Stechen in der Lebergegend;
-Hämorrhoiden, wie wund und äußerst schmerzhaft beim Gehen;
-Schweregefühl im Oberlid, fast wie gelähmt; die Augen fallen ihr zu;
-öfterer vergeblicher Stuhldrang, unter Schmerzen, Ängstlichkeit und Gesichtsröte;
-häufiger Harndrang, wobei kleine Mengen unwillkürlich abgehen;
-unwillkürlicher Harnabgang in der Nacht;
-Furcht vor Komplikationen bei der Geburt; andauernde Furcht, dass etwas Schreckliches passiert;

Fallberichte Geburt:

-krampfartige Wehen;
-Störungen unter der Geburt infolge von Nachtwachen, Kummer oder anderer bedrückender Umstände;
-plagender, wunder und drückender Rückenschmerz ist die Hauptbeschwerde, mit spasmodischen Wehen;
-sie klagt hauptsächlich über Rückenschmerzen; Wundheitsschmerz, Zerschlagenheit, Steifigkeit;
-Trägheit des Uterus, mit starker Schlaffheit der Gewebe und Erschöpfung;
-Wehenschwäche, mit Trägheit des Uterus unter der Geburt;
-Lähmungszustand des Blasenfundus, mit Unfähigkeit zu urinieren;
-Taubheitsgefühl;
-ungenügende, unregelmäßige Wehen; der Muttermund ist eröffnet, doch ist die Frau ist inzwischen müde und ärgerlich gereizt;
-schwierige Geburt durch Schwäche und/oder Lähmung;
-Wehenschwäche; Presswehen zu schwach;

Fallberichte Wochenbett / Stillzeit:

-Krampfanfälle im Wochenbett, die anfallsartig auftreten, mit Schreien, Zähneknirschen und heftigen Bewegungen der Glieder;
-Krampfanfälle mit Atemnot und mit häufigen Seufzen;
-Zuckungen mit Fieberhitze und kalten Händen und Füßen;
-ausbleibender Milchfluss und drohende Erblindung;
-Klopfen und Geräusche im Ohr;
-die Milch versiegte fast vollständig infolge Müdigkeit, Nachtwachen oder Besorgnis;

-ein stechender Schmerz unter der linken Mamma;
-Schmerz in der linken Mamma, der in die Achselhöhle zieht, ohne Verhärtung und besonders beim Stillen;
-heftiges Jucken der Mammae bei einer Stillenden;
-Fisteln der Mammae nach einem Abszess;
-Brustwarzen wund, schmerzhaft, eingerissen und umgeben von Herpes;
-eingerissene Brustwarzen und ausbleibender Milchfluß;
-wunde, rissige Brustwarzen; Fissuren;
-scharfe Schmerzen der Brustwarze, zum Nabel ausstrahlend;
-Ekzeme in der Stillzeit bei psychischem Konflikt (typisch: im Gesicht);

Fallberichte Neugeborenes, Säugling:

-ungeschickt, stolpert häufig, lernt spät laufen;
-weint leicht, "Mamma-Kind";
-zart, schwächlich und kränkelnd, "Mitleid erweckend";

Psychisches Bild:

Causticum-Menschen sind ernsthaft, intelligent, machen oft einen bekümmerten Eindruck, leiden unter vielen Ängsten und neigen zu Reizbarkeit und Ärger. Sie haben ein *tiefes Mitgefühl* und einen scharfen *Sinn für Gerechtigkeit* und ihr *zentrales Bestreben* ist es, *andere zu beschützen.*
Ungerechtigkeiten machen sie zornig und sie setzen sich mutig und wütend für Schwächere und Benachteiligte ein. Dabei geht es vor allem um die Verletzung persönlicher *Grenzen* und die Einschränkung persönlicher Freiheiten.
Auch gegen die Nichtbeachtung seiner eigenen Grenzen ist

Causticum sehr empfindlich, achtet aber auf der anderen Seite in seiner Neigung, sich mit anderen zu identifizieren, auch nicht immer deren Grenzen.
Causticum hat das Mitgefühl, die Empfindlichkeit gegen Ungerechtigkeiten und den Zorn mit *Nux vomica* gemeinsam, aber bei *Nux vomica* stehen das Thema Gerechtigkeit und das ungeduldige Bedürfnis nach Effektivität an zentraler Stelle, während es bei *Causticum* die mitfühlende Identifikation mit anderen ist und das Bedürfnis, diese zu beschützen.

Charakteristika:

-*brennende Schmerzen, Gefühl wie roh, wund oder offen*;
-große körperliche und geistige *Schwäche*, Lähmungen meist rechts;
-Schwäche und *Zittern*; *Zuckungen*, Krämpfe, Spasmen;
-*trockener Husten*, vor allem *morgens, mit Heiserkeit* und einem Gefühl wie wund oder offen;
-sehr mitfühlend und mitleidig, verträgt keine Ungerechtigkeiten, setzt sich wütend für Schwächere oder Benachteiligte ein.

6.18. **Chamomilla** (cham) (Kamille)

Verschl.: Zorn, Ärger, Verdruss; nachts (21-12 Uhr), Zahnung, Kaffee, Wärme, Erkältung, Narkotika, Menses;
Besser.: Getragenwerden (Kinder) und Fahren (Erwachsene), Schwitzen, Kaffee, kühle Anwendungen;

Hauptangriffspunkte: Gemüt, Nerven, Schleimhäute (Verdauungstrakt), linke Seite;

Leitsymptome:

-*Überempfindlichkeit gegen den geringsten Schmerz* und gegen äußere Einflüsse;
-Schmerzen scheinen unerträglich und machen rasend;
-extreme Reizbarkeit; verdrießlich, ärgerlich, unhöflich, streitsüchtig;
-heiß und durstig, oder heißer Schweiß während der Schmerzen;
-Durst auf kaltes Wasser oder saure Getränke;
-Kaltwerden verschlimmert, Abneigung gegen Aufenthalt im Freien, jedoch auch schlimmer durch Bettwärme;
-Schmerzen mit Taubheit der betroffenen Teile; *betäubende Schmerzen*;
-*Zahnungsbeschwerden*, vor allem nachts, mit Unruhe und Schlaflosigkeit; *das Kind kann nur beruhigt werden, wenn es herumgetragen und kräftig geschaukelt wird*;
-*Erbrechen und / oder Diarrhoe; Migräne; Zahn- und / oder Ohrenschmerzen;*
-*krampfartige Schmerzen, Koliken*, Krampfanfälle;

-Stuhl heiß, sauer, grasgrün, schleimig, wie gehackt, unverdaut;
-Röte der einen Wange und Blässe der anderen (*acon, cina, ip, lach, mosch, nux-v, puls*);
-Beschwerden durch Kaffee;

Fallberichte Schwangerschaft:

-Zahnschmerzen während der Schwangerschaft, die sie schier wahnsinnig machen;
-brecherliche Übelkeit, wie bei bevorstehender Ohnmacht;
-wässrig grüne oder gelbe, kotig-schleimige Durchfälle; schmerzlos, oder mit krampfhaften Leibschmerzen;
-blutiger Ausfluss mit wehenähnlichen Schmerzen während der Schwangerschaft
-drohender Abort mit Abgang dunklen Blutes; häufiges Harnlassen von reichlichem, hellem Urin; Reizbarkeit, große Unruhe und wahnsinnige Schmerzen; Schweregefühl im ganzen Abdomen, ständiges Gähnen, Kälteschauer und Frösteln;
-krampfhafte, quälende Wehen während der Schwangerschaft, die den Schlaf verhindern; mit Reizbarkeit;
-häufiges Wasserlassen;
-Abort nach Zorn; krampfartige Unterleibsschmerzen;
-Beschwerden durch Ärger oder Zorn;
-Eklampsie;

Fallberichte Geburt:

-drohender Abort aufgrund von Zorn;
-drohender Abort mit zusammenziehenden, austreibenden Schmerzen, die vom Rücken nach vorne ziehen und schlimmer

sind beim Liegen im Bett;

-ungenügende Wehen, die jedoch große Qual und Rastlosigkeit erzeugen (überempfindlich gegen die Wehenschmerzen);

-unerträgliche Wehenschmerzen; schickt Arzt und Hebammen fort und ruft sie anschließend wieder; Reizbarkeit und Verlangen nach frischer Luft;

-krampfartige und quälende Wehenschmerzen, die Schmerzen ziehen die Beine hinab; die Patientin ist überempfindlich gegen die Schmerzen, reizbar, bissig und verlangt nach frischer Luft; sagt, sie müsse und werde jetzt aufstehen;

-heftige Wehenschmerzen und Ziehen in den Beinvenen, mit Ausfluß dunklen, geronnenen Blutes;

-Wehen mit mehr oder weniger starker Absonderung von dunklem klumpigem Blut;

-Blutung dunkel oder schwarz; übelriechend; geronnen; oder in hellroten Güssen;

-Wehenschwäche;

-Rigidität des Muttermundes, die Patientin ist kaum in der Lage, die Schmerzen zu ertragen, sie „hält es nicht mehr aus";

-krampfhaft aufwärts pressende, unregelmäßige Wehen; die Gebärende ist erhitzt, durstig, übellaunig und geneigt zu schimpfen;

-es können Wehen auftreten, durch die der Foetus hoch getrieben wird statt hinunter; mit Hitze, Durst, Reizbarkeit und Streitsucht;

-häufiges Urinieren; reichlicher, blasser Harn, der bei jeder Wehe abgeht;

-die Wehen sind unerträglich, wird hysterisch; kann ohnmächtig werden vor Schmerz;

-Muttermund straff, rigide; Wehen falsch, schwach, ineffektiv; krampfhafte Wehen;

-Wehen mit Blutung, dunkel, mit Koageln, oder in hellen Schüben;

- hyperaktive Wehentätigkeit; Wehen krampfartig, quälend, unerträglich; schreit und stöhnt bei jeder Wehe;

Fallberichte Wochenbett / Stillzeit:

- exzessives Schwitzen nach der Geburt;
- heftige, quälende Nachwehen; Nachwehen, die zu lange anhalten;
- Nachwehen, die unerträglich scheinen, bis zur Verzweiflung treiben und durch jede Bewegung verstärkt werden;
- Metritis nach heftigem Ärger, besonders nach der Geburt, mit verstärktem Lochialfluss; schubweise auftretende Uterusblutungen nach Abort; mit vom Rücken ausstrahlenden, zusammenziehenden und nach außen pressenden Schmerzen, schlimmer im Liegen; mit Stirnkopfschmerz und Klingeln in den Ohren;
- Nachblutungen, bei denen das Blut in schwarzen Klumpen abgeht;
- heftige Nachwehen; die Nachwehen werden unerträglich, wenn das Kind trinkt, so dass sie aufschreit;
- Wochenfluss zu reichlich und blutig;
- Krampfanfälle im Wochenbett, wenn die Krämpfe durch einen Wutanfall erregt wurden, oder wenn eine Wange rot und die andere blass ist;
- Ausbleiben des Wochenflusses, gefolgt von Reizbarkeit, Diarrhoe, Koliken und Zahnschmerzen;
- unterdrückter Milchfluss durch einen Anfall von Ärger;
- Wochenbettfieber mit großer Unruhe, Aufregung, schmerzhaften Mammae und fehlender Milch; wässrig-milchige, grün-schleimige Diarrhoe und reichlicher Wochenfluss mit wehenartigen Schmerzen, die vom Rücken nach vorne gehen;
- Hautausschlag von Wöchnerinnen oder Säuglingen, verursacht

durch Hitze oder Diätfehler, mit grünlich-wässriger, rühreiartiger, wundmachender Diarrhoe;
-Niedergeschlagenheit und Leiden nach dem Stillen;
-die Milch ist käsig, oder gemischt mit Blut oder Eiter;
-Mastitis oder Erysipel der Mammae;
-Mammae hart und empfindlich gegen Berührung; mit ziehenden, schneidenden Schmerzen; ist mürrisch, verdrießlich, reizbar und kann nicht schlafen;
-Mammae sehr empfindlich, Brustwarzen entzündet und geschwollen;
-Erysipel der Mammae, Brustwarzen extrem wund;
-Säuglinge: schreien Tag und Nacht, oft auch ohne Grund; wässrige, wundmachende Diarrhoe; Koliken; Husten mit rasselnder Atmung; Krampfanfälle;
-schlecht gelaunt, unzufrieden, gereizt, meckert nur herum;
-Nachwehen unerträglich;
-Mammae hart, gespannt, empfindlich auf Berührung, auch durch Kleidung;
-Milch geht zurück durch Ärger oder Zorn;

Fallberichte Neugeborene / Säuglinge:

-schlaflos, unruhig, schreit viel, überempfindlich, zornig;
-zorniges, nerviges Schreien, unausstehlich; "man könnte das Kind verkaufen";
-will getragen und geschaukelt werden, was aber auch nicht wirklich bessert;
-will nur auf dem Arm und nur bei bestimmten Personen einschlafen;
-schreit schrill, zornig, schlecht gelaunt;
-Blähungskoliken mit abwechselnd Zusammenkrümmen und Ausstrecken;

-Blähungskoliken mit Diarrhoe, die sauer riecht, oder nach faulen Eiern;

Psychisches Bild:

Chamomilla-Menschen sind sehr ungeduldig und reizbar, sie sind launisch, oft auch schnippisch und beklagen sich häufig. Sie verlangen nach allem Möglichen, merken dann aber doch jedes Mal schnell, dass dies nicht das Richtige ist und verlangen nach etwas Anderem. Die ständige Unzufriedenheit und das Verlangen nach etwas, von dem sie nicht sagen können, was es ist, macht sie ausgesprochen unruhig und verdirbt ihnen die Laune. So werden sie verdrießlich, ärgerlich, unhöflich und streitsüchtig. Jede Kleinigkeit bringt sie "auf die Palme" und sie neigen zu Zornausbrüchen und Jähzorn. Hintergrund ist ihr *Verlangen, jederzeit unmittelbar und vollkommen glücklich zu sein, ohne dafür handeln oder sich anstrengen zu müssen*. Der Mensch erreicht sein Glück normalerweise nur durch vernünftiges Handeln, wofür er auf seine Sinne und seinen Körper angewiesen ist. Objektiv betrachtet ist der Verstand jedoch mangelhaft, die Begierde verwirrend und der Leib anfällig. Diese Bedingungen erleben *Chamomilla*-Menschen als beleidigend. Sie lehnen es ab, die Anstrengungen, Risiken und Schwierigkeiten des Lebens auf sich zu nehmen, um ihren Weg zum Glück zu finden. Sie sind überempfindlich gegen innere und äußere Einflüsse, körperliche Beschwerden empfinden sie als unerträglich und Schmerzen machen sie richtig zornig, manchmal sogar rasend. Sie sind dann äußerst reizbar, ärgern sich sehr schnell und sind auch schnell beleidigt. Auch können sie von qualvoller Angst übermannt werden und jämmerlich weinen und klagen. Ihre Sehnsucht ist der paradiesische Zustand der absoluten Geborgenheit im Uterus, und Kinder in einem *Chamomilla*-Zustand können zum Beispiel nur

beruhigt werden, wenn sie die ganze Zeit (möglichst von der Mutter) auf dem Arm getragen und gewiegt werden.
Eine andere mögliche Haltung von *Chamomilla* ist die eines Menschen, der vernünftig und im Einklang mit seinem Körper demonstrativ glücklich ist und die Schwierigkeiten des Lebens als willkommene Herausforderung ansieht (allerdings werden *Chamomilla*-Menschen mit dieser Grundhaltung wahrscheinlich kaum jemals als *Chamomilla* erkannt).

<u>Charakteristika</u>:

-Schmerz und Hitze, heißer Schweiß, Gefühllosigkeit, Durst (auf kalte, saure Getränke);
-Diarrhoe, Koliken, Kopf- oder Zahnschmerzen, Krampfanfälle;
-Überempfindlichkeit gegen den geringsten Schmerz und gegen äußere Einflüsse;
-Schmerzen scheinen unerträglich und machen rasend;
-extreme Reizbarkeit; verdrießlich, ärgerlich, unhöflich, streitsüchtig.

6.19. **Cimicifuga** (cimic) **(Actaea racemosa)** (Wanzenkraut, Silberkerze)

Verschl.: Während der Wehen, Menses („je stärker die Blutung, desto heftiger der dysmenorrhoische Schmerz"), Klimakterium, Zugluft, Kälte, nasskaltes Wetter, Gemütsbewegungen, Bewegung;
Besser.: Wärme, warmes Einhüllen, im Freien, Druck, sanfte fortgesetzte Bewegung, Essen, Ruhe;

Hauptangriffspunkte: Nerven, Muskeln, weibliche Geschlechtsorgane, Gemüt, Hinterkopf, Nacken, linke Seite;

Leitsymptome:

-*Gemütskrankheiten der Frauen* (zum Beispiel Manie, Depression oder Psychose) *in Pubertät, Klimakterium, Gravidität, Wochenbett oder Stillperiode* (vergleiche *lil-t*);
-schwermütig und niedergeschlagen, als ob ein dunkler Mantel sich über alles gelegt hätte, oder als ob eine schwere, dunkle Wolke sie umgebe; Seufzen;
-Mangel an Lebenswärme, schlimmer durch kalte Luft, Nacken sehr zugluftempfindlich; steifer Nacken, HWS-Schmerzen;
-Erschöpfung mit Überempfindlichkeit, besonders für Schmerzen;
-Wechsel von geistigen und körperlichen Beschwerden;
-„genital bedingte" Migräneformen, also zum Beispiel *Migräne*, die um die *Menopause* herum beginnt, Migräne im Anschluss an eine *Geburt*, eine Fehlgeburt oder nach Ausbleiben der Menses (zum Beispiel auch Migräne in der *Pillenpause*);

-Neuralgische und rheumatische Schmerzen im ganzen Körper mit großer Empfindlichkeit gegen Kälte und Besserung durch warm Einhüllen;
-Schmerzen wie Stromschläge; Schmerz wie zerschlagen; krampfartige Schmerzen;
-Folgen von Angst, Furcht, enttäuschter Liebe, beruflichen Fehlschlägen, Überanstrengung oder Kindsgeburt; Beschwerden seit Schwangerschaft und Geburt; tonisierend bei schwachen, unregelmäßigen Wehen (*caul*);

Fallberichte Schwangerschaft:

-Beschwerden während der Schwangerschaft, wie Übelkeit, wehenartige Schmerzen („falsche Wehen"), scharfe Schmerzen quer über den Bauch, oder Schlaflosigkeit;
-Aufstoßen mit Übelkeit, Erbrechen und Kopfschmerzen;
-heftiges Würgen, erweiterte Pupillen, schreckliche Übelkeit mit Zittern überall;
-drohende Fehlgeburt im 3. Monat; Patientin nervös, ängstlich;
-Abortneigung bei Frauen mit Neigung zu rheumatischen Beschwerden;
-drohender Abort mit Schmerzen in der Uterusregion, die von Seite zu Seite schießen und zum Zusammenkrümmen nötigen;
-drohender Abort; habitueller Abort; Abort durch oder nach Schreck;
-Schmerzen ziehen quer über den Unterleib;
-Blutungen in der Schwangerschaft;
-Mastitis in der Schwangerschaft;

Fallberichte Geburt:

- in der ersten Wehenphase exaltiert, hysterisch (Frösteln, Seufzen, Rededrang und unvermittelte Ohnmachten), kreislauflabil und durch Geräusche empfindlich gestört;
- vorzeitige, wilde Wehen, ermüdend oder krampfartig, mit Ohnmachts- oder Krampfanfällen; zu starke Krampfwehen; verschlimmert durch das leiseste Geräusch; Aussetzen der Wehen für 36 Stunden;
- beständige, reißende, quälende Wehen, bei denen der Uterus nach oben zu steigen scheint;
- Krampfanfälle unter der Geburt durch Aufregungen;
- neuralgische Herzschmerzen unter der Geburt;
- falsche Wehen; zu starke Wehenschmerzen; Wehen an der „falschen Stelle“ (in Leisten oder Hüften);
- gänzliches Aufhören der Wehen; keine Uterustätigkeit;
- rigider Muttermund unter der Geburt, besonders während der Wehen;
- unregelmäßiges Zusammenziehen des Muttermundes; manchmal dilatiert und erweiterbar, dann plötzlich durch einen Krampf verschlossen;
- große Empfindlichkeit gegenüber Druck, der Uterus zieht sich nicht richtig zusammen;
- unregelmäßige Wehen, plötzlich krampfhaft in Hüften und Oberschenkel gehend bei reizbaren, schmerzempfindlichen, ruhelosen, meist depressiven Frauen;
- lange Geburtsverläufe aufgrund erheblicher innerer Blockaden; kann aus Angst vor Katastrophen plötzlich wehenfrei werden; hat Schwierigkeiten, sich ihrem Schicksal anzuvertrauen;
- Plazentaretention mit quälenden, reißenden Schmerzen in der Uterusregion;
- reguliert die Wehentätigkeit, wirkt geburtserleichternd;
- sieht schwarz, grundlose Angst, protrahierter Verlauf;

- nervös, unruhig, redet unentwegt; wird hysterisch, verzweifelt; verschlimmert mit den zunehmenden Schmerzen;
- Wehen sehr schmerzhaft, krampfartig; oder ineffektive Wehen, Wehenschwäche;
- zu schwache Wehentätigkeit in der Nachgeburtsperiode;

Fallberichte Wochenbett / Stillzeit:

- atonische Blutungen nach der Geburt;
- Nachwehen mit großer Empfindlichkeit, Schmerzunverträglichkeit, Übelkeit und Erbrechen;
- Schmerzen im Unterleib, von einer Seite zur anderen quer durch den Bauch ziehend;
- durch Kälte oder durch Emotionen unterdrückter Wochenfluss;
- wässriger, mit kleinen Gerinnseln vermischter Wochenfluss, der vor dem Einsetzen des Wochenbettfiebers plötzlich versiegte;
- brennende Empfindungen in den Mammae;
- Wochenbettmanie: weiß nicht, was mit ihrem Kopf los sei, der sich so merkwürdig anfühle, redet unzusammenhängend, schreit, packt ihre Brüste wie im Schmerz, versucht sich selbst zu verletzen;

Psychisches Bild:

Cimicifuga-Menschen sind nervös, unruhig und ungeduldig, sie reden schnell und viel und springen von einem Thema zum nächsten. Sie möchten sich geistig frei und unabhängig verwirklichen, ohne Beratung oder Unterstützung und leiden sehr darunter, wenn sie sich durch Verantwortung oder Verpflichtungen in irgendeiner Weise eingebunden fühlen. Sie sind ausgesprochen "kopfgesteuert", bemühen sich um verstandesmäßige Kontrolle und sind schnell verärgert durch die geringste Sache, die nicht so läuft, wie sie sich das vorstellen. Hintergrund ist ihr *Streben nach reiner Intelligenz, die unabhängig ist von Gefühlen und körperlichen Vorgängen*. Da der Mensch aber aus Geist und Körper zusammengesetzt ist und erst im Zusammenspiel von beidem schöpferisch tätig werden kann, entsteht aus dieser Polarität das Leiden dieser Menschen. Geistige und körperliche Beschwerden wechseln einander ab, Benommenheit wechselt mit übermäßiger Klarheit des Verstandes, und Gemütsbewegungen wie Aufregung, Kummer oder Furcht erschöpfen und greifen sie übermäßig an. Sie werden dann schwach, zittrig und qualvoll müde, sind unfähig, sich zu konzentrieren und geraten in einen düsteren, bedrückten Gemütszustand. Ihr Leiden beginnt, wenn die vernunfts- und verstandesmäßige Kontrolle über Körper und Gefühle herabgesetzt ist, also zum Beispiel bei emotionalem Stress, bei hormonellen Schwankungen (Menses, Pubertät, Schwangerschaft, Wochenbett oder Klimakterium), oder bei körperlichen Erkrankungen oder Schmerzen. Eine typische Indikation für *Cimicifuga* stellen daher Gemütserkrankungen (wie zum Beispiel Depressionen) in solchen hormonellen Umbruchsphasen dar. Dann werden sie ruhelos, ängstlich, verzweifelt, verlieren die klare Sicht der Dinge und fühlen sich wie unter einer schweren, dunklen Wolke. Auch die Verantwortung und das Eingebundensein nach der Geburt eines Kindes können sie im Wochenbett in tiefe Depressionen mit häufigem Seufzen bringen.

Eine andere mögliche *Cimicifuga*-Haltung ist die eines Menschen, dessen klarer Verstand die Kontrolle hat über Körper und Gefühl und der sich durch beides nicht aus dem Lot bringen lässt.

Charakteristika:

-*Gemütskrankheiten wie zum Beispiel Depressionen, die während Schwangerschaft, Wochenbett oder Stillzeit auftreten*;

-emotionaler Stress oder die geringste Aufregung greifen übermäßig an (fühlt sich dann schwach, zittrig und qualvoll müde) (*ign*);

-Probleme mit dem *Nacken* (Spannung, Steifheit, Schmerzen);

-*häufiger Wechsel der* (psychischen und körperlichen) *Beschwerden*;

-*niedergeschlagen*, voll düsterer Vorahnungen; exaltiert, hysterisch; reizbar.

6.20. **Colocynthis** (coloc) (Koloquinte)

Verschl.: Gemütsbewegungen, Verdruss (Kränkung, Zorn), abends, nachts, sich ausstrecken, Liegen auf der schmerzlosen Seite; Obst;

Besser.: Zusammenkrümmen, fester Druck, Hitze, Ruhe, Bettwärme;

Hauptangriffspunkte: Nerven, Verdauungstrakt;

Allgemeine Leitsymptome:

-*krampfartige, kolikartige oder neuralgische Schmerzen (zum Beispiel Magenschmerzen) durch angestaute Wut, Ärger oder Verdruss*;

-Schmerzen mit Wut, Schreien und Weinen;

-anfallsartige *Schmerzen, besser durch Zusammenkrümmen, harten Druck und Hitze (mag-p, plb)*;

-schmerzhafte Muskelzuckungen im Gesicht; nervöser Tic;

-außerordentlich *heftige Schmerzen*, stets von ungeheurer Unruhe und oft von Taubheitsgefühl begleitet (*cham*);

-Kolik abwechselnd mit *Schwindel*;

-(Stirn-)Kopfschmerz, Gesichtsneuralgien, Rückenschmerzen, *Ischias*, Schmerzen im Bauch, Gebärmutter und Eierstöcken; Schmerzen heftig und krampfartig, gebessert durch starken äußeren Druck und etwas gelindert durch Wärme;

-*entzündliche Darmerkrankungen* mit schleimigem oder blutigem Durchfall; Colitis ulzerosa, Morbus Crohn;

-*Beschwerden durch Ärger, mit Entrüstung*, vor allem Erbrechen

und Diarrhoe, aber auch Unterdrückung der Menses; sehr gereizt, schnell ärgerlich;
-Subinvolutio, Lochialstau oder Kindbettfieber durch Ärger, Empörung;
-Blähungskoliken besser in Bauchlage, besser durch harten Druck;
-bei Schmerzen schrilles Schreien und Ruhelosigkeit, will alleine sein;

Fallberichte Schwangerschaft:

-während der Schwangerschaft häufige Kolikanfälle, welche die Patientin fast völlig zusammenkrümmen lassen;
-Diarrhoe mit Koliken, die dazu nötigen, sich zusammen zu krümmen (schlimmer in jeder anderen Position);
-oft muss während des Stuhlgangs das Abdomen so weit wie nur möglich auf die Oberschenkel gebeugt werden;
-der Schmerz im Abdomen wird nur besser durch Drücken auf die Därme und durch Vorbeugen, schlimmer durch Speisen und Getränke;

Fallberichte unter der Geburt:

-Abort mit Delirium, abwechselnd mit Benommenheit, mit dem ständigen Wunsch, zu entfliehen; Augen halb geschlossen;

Fallberichte Wochenbett / Stillzeit:

-Unterdrückung des Wochenflusses: mit heftiger Kolik, von Ärger oder Entrüstung; mit Aufblähung des Bauches und Diarrhoe;

Beschwerden verstärkt nach Essen oder Trinken, mit großer Unruhe;

-nach Fehlgeburt Unterdrückung des Wochenflusses durch Ärger, mit heißem Kopf, dunkelrotem Gesicht, gelber Zunge und Bauch schmerzhaft bei Berührung;

-Kindbettfieber herbeigeführt durch Entrüstung oder Kummer wegen unfreundlicher Behandlung; die Anfälle beginnen mit Ohnmacht und Schlaflosigkeit, gefolgt von Fieberhitze und heißer, trockener Haut; stumpfe Benommenheit im Wechsel mit Delirium, mit offenen Augen, möchte fliehen; heißer Kopf, dunkelrotes Gesicht; Stiche in Augen und Stirn; Schmerz im Oberbauch bei Berührung;

<u>Neugeborene, Säuglinge</u>:

-Neugeborenenkoliken: das Kind krümmt sich und zieht seine Beine an; Erleichterung durch harten Druck und durch Wärme; oft muss die Mutter das Kind mit dem Gesicht nach unten über die Knie legen und kräftig den Rücken massieren;

<u>Psychisches Bild</u>:

Die zentrale Thematik von *Colocynthis* ist der unbewusste *Wunsch, zu herrschen und geachtet und verehrt zu werden.* *Colocynthis*-Menschen sind ungeduldig und reizbar, und sie reagieren schnell ungehalten oder verärgert. Sie sind rasch gekränkt und werden wütend und empört, wenn sie sich missachtet, gedemütigt, oder in ihrer Ehre verletzt fühlen. Und auch gegen Ungerechtigkeiten (vor allem gegen sie selbst) ist *Colocynthis* sehr empfindlich.
Typischerweise führt bei *Colocynthis* der Ärger über solche

Situationen zu kolikartigen Magen- oder Darmschmerzen, die gebessert werden durch Zusammenkrümmen, Druck auf den Bauch und durch Wärmeanwendung.
Da *Colocynthis*-Menschen aber dazu neigen, sehr viele Vorkommnisse oder Interaktionen kränkend oder demütigend zu erleben, werden diese kolikartigen Magen-Darmbeschwerden oft zu einem stark einschränkenden Faktor in ihrem Leben.
Womit *Colocynthis* ebenfalls große Schwierigkeiten hat, ist, sich unterzuordnen oder anderen Menschen zu dienen. Solche Unterordnung empfindet *Colocynthis* als Unterwerfung und als Tyrannei, weshalb solche Menschen unbewusst oft nach Führungspositionen oder nach selbstständiger Beschäftigung streben.
Der Widerwille dagegen, sich dem Willen anderer zu beugen, lässt *Colocynthis*-Menschen manchmal eigenwillig, starrsinnig, oder sogar überheblich wirken. Bezeichnenderweise führt das, wogegen sich *Colocynthis* so wehrt, nämlich äußerer Druck und sich zu beugen, auf der körperlichen Ebene zur Besserung der Beschwerden (vor allem der kolikartigen Schmerzen).
Und auch in einer weiteren Haltung äußert sich die Abneigung von *Colocynthis*, sich unterzuordnen, sich anzuvertrauen, oder sich hinzugeben. *Colocynthis* kann und will nicht glauben, sondern möchte wissen, will anhand von Beweisen selbst entscheiden, wovon er oder sie überzeugt ist oder nicht.
Aber auch Schmerzen und körperliches Leiden können den Menschen zum Sklaven seines Körpers werden lassen. Das könnte den Zorn, die Angst und die ungeheure Unruhe von *Colocynthis* bei den Schmerzen erklären, welche als außerordentlich heftig empfunden werden.
Eine andere, entgegengesetzte Haltung von *Colocynthis* äußert sich in einer großen Bereitschaft, sich anderen unterzuordnen, zu glauben, oder auch anderen Menschen oder einem großen Ganzen bereitwillig zu dienen.

Charakteristika:

-*krampfartige, kolikartige oder neuralgische, heftige Schmerzen;*
-*Schmerzen besser durch Zusammenkrümmen, harten Druck und Hitze;*
-*entzündliche Darmerkrankungen* mit schleimigem oder blutigem Durchfall; Colitis ulzerosa, Morbus Crohn;
-*Beschwerden durch Ärger, mit Entrüstung*;
-empfindlich und reizbar, mürrisch und ärgerlich.

6.21. **Conium maculatum** (con) (Schierling)

Verschl.: Bewegung, Anblick von sich bewegenden Gegenständen, Alkohol, Anstrengung, nachts, Verletzung, Kälte, sexuelle Enthaltsamkeit, Milch, Essen;
Besser.: Fortgesetzte Bewegung, Druck;

Hauptangriffspunkte: Nerven, Muskeln, Drüsen (Mammae), Sexualorgane;

Allgemeine Leitsymptome:

-*Schwäche, Kraftlosigkeit, Erschöpfung*;
-nervöse Schwäche mit Zittrigkeit und Ohnmacht, muss sich deshalb niederlegen;
-große *Mattigkeit und Muskelschwäche* der Glieder mit Zittern, besonders in den Beinen;
-sehr rasche Erschöpfung durch geringe Anstrengungen;
-*Schwindel* bei jeder Bewegung des Kopfes, selbst im Bett und bei Drehen zur Seite, mit großer Übelkeit; alles dreht sich im Kreise;
-Tremor der Hände, klonische Krämpfe; Koordinationsstörungen bei Bewegungen der Glieder, an der Zunge (beim Sprechen) oder der Augen (Doppelsehen);
-*Verhärtungen und Tumoren, Krebserkrankungen*, vor allem der *Mammae* und der Fortpflanzungsorgane;
-Drüsenverhärtungen (*Mammae*); Tumorbildung als Folge von Stoss oder Schlag;
-rigide Zervix, öffnet sich nicht;

-den Menses gehen jeweils Schwellung und Wundheitsschmerz der Mammae voraus;
-Fülle und Schmerzen der Mammae vor der Menses, schlimmer durch jede Erschütterung, besser durch Gegendruck mit der Hand;
-Brüste werden nach dem Abstillen schlaff und welk, schwinden, schrumpfen zu einer Hautfalte zusammen;
-Neigung zu Schweissen, beim Einschlafen, selbst schon beim Augenschließen;
-Besserung der Magenbeschwerden und des Gesamtbefindens durch Essen;
-schlimmer zu Beginn der Bewegung, besser durch fortgesetzte Bewegung (*rhus-t*);
-schlimmer durch körperliche und geistige Anstrengung;
-besser durch Druck, schlimmer durch Reiben, im Sitzen oder im Liegen;
-schlimmer nachts und morgens nach dem Erwachen; schlimmer durch Schlaf, auch Mittagsschlaf (*lach*);

Fallberichte Schwangerschaft:

-schreckliche Übelkeit und Erbrechen während der Schwangerschaft;
-Schwangerschaftserbrechen; viel Schwindel, besonders im Liegen und beim Umdrehen im Bett;
-Übelkeit, Erbrechen, heftiges Sodbrennen beim Zubettgehen, nächtlicher Husten;
-vergeblicher, steter Stuhldrang; sparsame Entleerungen, nur alle zwei Tage und nur mit Pressen;
-beim Urinieren stockt der Harn plötzlich und fließt erst nach einer Weile wieder;
-Diarrhoe mit Hitze und Brennen im Rektum;

-nach dem Stuhlgang zittrige Schwäche, die zum Liegen nötigt;
-öftere Stiche im Anus, zwischen den Stühlen;
-stechende, schießende Schmerzen im Gebärmutterhals; mit Verhärtungen und tumorartigen Bereichen;
-Myome;
-Verhärtung der Zervix;
-Abort durch Schläge, Stürze, Erschütterungen;

Fallberichte unter der Geburt:

-krampfartige Wehen;
-starke, quälende, schmerzhafte Wehen;
-falsche Wehen;
-Rigidität des Muttermundes unter der Geburt;
-rigide Cervix; spastische Kontraktion des Muttermundes;
-krampfhafte Kontraktionen des Muttermundes mit stechenden Schmerzen;
-Schwindel, hauptsächlich beim Umdrehen im Bett;
-sehr empfindlich über dem Abdomen;
-völlige Schlaflosigkeit; Erschöpfung während der Entbindung;
-extreme Empfindlichkeit gegenüber Licht;
-sanduhrförmige Uteruskontraktionen;

Fallberichte Wochenbett / Stillzeit:

-Nachwehen beim Anlegen des Säuglings an die Brust, die Schmerzen erstrecken sich von links nach rechts;
-Verhärtung der rechten Brust während des Stillens; Mastitis mit brennenden Schmerzen;

Psychisches Bild:

Die zentrale Thematik von *Conium* ist das *Bestreben, ohne Unterstützung und aus sich selbst heraus schöpferisch tätig zu werden.* *Conium*-Frauen sind unabhängig, sie haben ein großes Durchsetzungsvermögen und einen starken Willen. Sie organisieren und nehmen die Dinge lieber selbst in die Hand, als sich in gleichberechtigter Zusammenarbeit auf andere zu verlassen.
Die mythologische Entsprechung der *Conium*-Frauen sind die Amazonen, ein kriegerischer matriarchaler Volksstamm, der Männer nur für die Zeugung benötigte und sonst gänzlich ohne deren Mitarbeit oder Hilfe auskam. Auch *Conium*-Frauen erleben Liebesbeziehungen auf die Dauer oft als nicht hilfreich, sie fühlen sich dann alleine und im Stich gelassen und entschließen sich nicht selten, ihr Kind oder ihre Kinder ohne Mann aufzuziehen. Wie die Amazonen sind sie kämpferisch, entschlossen und zielbewusst und auch im Leben eines *Conium*-Menschen spielt der Tod eine große Rolle. Schon als Kind setzen sie sich mit dem Tod auseinander und es scheint, als sei er ein ständiger Wegbegleiter. Das kann durch gehäufte Todesfälle im Bekannten- und Familienkreis, durch Todeserfahrungen, oder durch potenziell tödliche Erkrankungen der Fall sein.
Trotz allem bleibt das Thema der schöpferischen Tätigkeit, des aus eigener Kraft und aus sich heraus Schöpfens und Erschaffens, aber das Hauptthema von *Conium*. Wenn *Conium*-Menschen sich künstlerisch verwirklichen, zum Beispiel mit Malen, Musik oder Bildhauerei, dann kann dieser kreative Akt sie zutiefst befriedigen und begeistern. Ebenso, wie der Verlust der Kreativität sie in tiefe Verzweiflung stürzen kann. Und auch der schöpferischste Akt des Menschen, nämlich selbst Leben zu zeugen, es wachsen zu lassen und zu gebären, stellt für *Conium* ein großartiges und zugleich heikles Thema dar. Ein Abort oder eine Fehlgeburt kann als tiefe

Kränkung erlebt werden und eine *Conium*-Frau kann unter vielen Ängsten leiden, wie etwa kein Leben in sich reifen lassen zu können, oder ihr Kind nicht ernähren zu können.
Nicht selten finden sich in der Lebensgeschichte von *Conium*-Menschen viel Gewalt und Vernachlässigung und dann brauchten sie schon früh ihren Kampfgeist, um durchzukommen.

<u>Charakteristika</u>:

-umschriebene *Gewebsverhärtungen, Knoten oder Tumore der Mammae*; auch Mamma-Carcinom;
-viel *Schwindel*, mit starker *Übelkeit*;
-*Schwäche, Kraftlosigkeit, Erschöpfung*, Mattigkeit und Zittern;
-*unabhängige Frauen*, die von Partnerschaft und Zusammenarbeit relativ schnell enttäuscht werden und die Dinge dann *lieber alleine* zuwege bringen.

6.22. **Croton tiglium** (crot-t) (Samen des Purgierbaumes)

Verschl.: Essen, Trinken, Waschen, Sommer, Berührung, Bewegung;
Besser.: Nach Schlaf, heiße Milch, leichtes Reiben;

Hauptangriffspunkte: *Schleimhäute* (*Darm*, *Augen*), *Haut*, Blase, Mammae, Uterus, *linke Seite*;

Allgemeine Leitsymptome:

-Müdigkeit, Unwohlsein, Schwäche, Mattigkeit und Abgeschlagenheit;
-ungemeine Übelkeit in freier Luft, mit Schwindel;
-*Durchfälle* gelbwässrig, reichlich und mit Gewalt entleert, *schlechter von jedem Essen und Trinken*; *gussweise Entleerungen*; viel Gurgeln in den Därmen;
-Erbrechen und Durchfall sind von großer Erschöpfung und Schweißausbruch begleitet;
-zahllose juckende Bläschen auf der Haut, mit viel Jucken, Brennen, Stechen;
-Haut überempfindlich bei Berührung, schlimmer durch Kratzen;
-Kopfhautekzem mit (flüssigkeits- oder eitergefüllten) Bläschen (*sep*), vor allem wenn die Neigung zu gußartig entleerten Durchfällen besteht, die auch mit dem Ekzem wechseln können;
-*Hautausschläge, Durchfall und Husten* können einander ablösen (*nat-s*);
-choleraartige Sommerdiarrhöen; Cholera infantum, vor allem mit

gleichzeitigem Gesichts- oder Genitalekzem (Skrotum); akute oder chronische Diarrhoe;
-Herpes zoster (Gürtelrose), Lidekzem, Konjunktivitis und/oder beginnende Mastitis;
-Bläschen und Pusteln ums Auge und auf dem Lid (*rhus-t*);
-Gefühl, als würden die Augen rückwärts in den Kopf gezogen;
-asthmatischer Husten in der Mitte der Nacht, weckt oft aus dem Schlaf;
-starke Irritation der Atemwege, Husten schon durch Einatmen oder tief Atmen;
-völliger Stimmverlust durch Trinken von kaltem Wasser bei Überhitzung;
-zerstörtes Aussehen mit stieren, glänzenden Augen;

<u>Fallberichte Wochenbett / Stillzeit</u>:

-entzündete, harte, geschwollene Brüste, drohen zu eitern; Schmerz von der Brustwarze zum Rücken hindurch;
-die Mammae können geschwollen sein oder auch nicht;
-Brustwarze sehr schmerzhaft bei Berührung, qualvoller Schmerz geht schnell von der Brustwarze hindurch zum Schulterblatt derselben Seite, wenn das Kind an der Brust trinkt;
-scharfe, ziehende, stechende Schmerzen in der Mamma, als ziehe ein Draht die Brustwarze nach hinten; die Schmerzen können sie Tag und Nacht auf den Beinen halten
-Mamillen wund;
-die Schmerzen beim Stillen sind stechend, scharf, ziehend;

<u>Neugeborene, Säuglinge</u>:

-Kolik und Diarrhoe unmittelbar nach Trinken von der Mutterbrust;
-plötzliche, schwallartige, explosionsartige Stuhlentleerung;

Psychisches Bild:

Croton tiglium-Menschen haben eine tiefe Sehnsucht nach der *Freiheit des schöpferischen Geistes, der sich ungebunden in der Welt bewegt*. Dieses Bedürfnis nach Freiheit, Ungebundenheit und Weite lässt sie eher ein *reiselustiges, unstetes Leben* führen und sie neigen zu spielerischer Leichtigkeit und Offenheit anstelle geistigen Tiefgangs. Auch lieben sie *kreativ-schöpferische geistige Betätigung*, wie etwa Kunst, Musik oder Literatur. *Croton tiglium*-typische Krankheitszustände sind dementsprechend geistige Eingenommenheit und Stumpfsinn, erschwertes Denken und ein gestörtes Gedächtnis. Sie *fühlen sich geistig eingeschlossen*, als könnten sie nicht über den eigenen Horizont hinausdenken, können Gedanken nicht rauslassen und sich nicht mitteilen. So *halten* sie *alles zurück*, verbergen ihre Sorgen, häufen Kümmernisse an und werden traurig, schwermütig, mürrisch und gereizt. Sie gehen so lange nicht aus sich heraus und stauen so lange in sich an, *bis es gewaltsam* und unwillkürlich *aus ihnen herausbricht*. Dann explodieren sie plötzlich, sind sehr erregt und können richtig gewalttätig werden. Diese Problematik spiegelt sich auch auf der symptomatischen Ebene wieder, etwa in der Verschlechterung beim Verlassen des Hauses und in freier Luft, oder in den Schwierigkeiten mit Ausscheidungsprozessen, wie dem Stillen oder den gewaltsam entleerten Durchfällen, die von Erschöpfung und Schweißausbrüchen begleitet werden.
Eine weitere mögliche Grundhaltung von *Croton tiglium* erinnert ein wenig an die von *Calcium carbonicum* und ist geprägt von Ortsverbundenheit, Bodenständigkeit und der Zufriedenheit mit dem häuslichen Leben ohne Bedürfnis nach geistigen oder räumlichen Expeditionen.

Charakteristika:

-*Durchfälle mit gussweisen Entleerungen*, schlechter durch Essen und Trinken;
-*Hautausschläge*, Ekzeme; mit Bläschen oder Pusteln;
-*Husten*, schon durch tief Atmen;
-Schwäche, Erschöpfung, Übelkeit, Erbrechen;
-Menschen mit dem Bedürfnis nach Ungebundenheit und nach schöpferischer geistiger Betätigung, die Gefühle verbergen und zurückhalten, bis sie gewaltsam hervorbrechen.

6.23. **Cuprum** (cupr) (Kupfer)

Verschl.: Unterdrückungen (Hautausschläge, Entzündungen, Absonderungen (Schweiß), Berührung, Emotionen, Überarbeitung, Druck, heißes Wetter
Besser.: Kalte Getränke, Schwitzen;

Hauptangriffspunkte: Nerven (ZNS), Muskeln; linke Seite;

Allgemeine Leitsymptome:

-hält den Atem an, *wird blau*; Kollaps mit Kälte, *Zyanose* und Krämpfen;
-Atembeklemmung, unregelmäßige Atmung; Gesicht bläulich-rot;
-*Krämpfe, Spasmen, Keuchhusten*; auch Krämpfe der glatten Muskulatur (Bronchien, Ösophagus, Magen-Darmkrämpfe oder -koliken); schmerzhafte Muskelkrämpfe;
-*Epilepsie, Asthma, Magen-Darm-Krämpfe (Koliken), Muskelkrämpfe (Tetanie)*;
-die Krampfanfälle können an den Fingern und Zehen beginnen;
-Beschwerden (zum Beispiel Krämpfe, Meningitis oder Pneumonie) als Folge eines unterdrückten Hautausschlages;
-große Müdigkeit und Schwäche; Kollapsneigung, besonders bei warmem Wetter;
-viel *Übelkeit* und Erbrechen;
-quälend schmerzhafte, krampfhafte Nachwehen;
-das Kind verkrampft sich; Opisthotonus; *schrilles Schreien*;
-typisch: nach innen geschlagener Daumen, in der Faust;
-starker metallischer Geschmack im Mund (*rhus-t*);

-Diarrhoe mit Kolikschmerzen;
-besondere Beziehung zum Wasser (Angst, Wut oder Krampfanfälle durch Wasser, oder der Husten wird besser durch Wasser);
-Nieren- oder Gallenleiden;
-Leberzirrhose (durch Alkohol oder Hepatitiden);
-Periodizität der Symptome;

Fallberichte Schwangerschaft:

-heftige und qualvolle Krämpfe in der Gebärmuttergegend, in der Magengrube, der Finger und Zehen oder heftige allgemeine Krämpfe während der Schwangerschaft;
-klonische Krämpfe während der Schwangerschaft oder Entbindung, wenn der Anfall in einem Körperteil beginnt, wie in den Fingern oder Zehen oder einem Glied, und sich allmählich über den ganzen Körper ausbreitet; große Unruhe zwischen den Anfällen;
-schrille, durchbohrende Schreie vor den Anfällen;
-Diarrhoe mit Krämpfen in Magen und Brust;
-heftiges Erbrechen von schaumigem Schleim;
-Trinken kalten Wassers verhindert zuweilen das Erbrechen;
-übelriechendes, nach Kupfer schmeckendes Erbrechen, dem stets Schluckauf vorausging;
-heftiges Erbrechen, mit Drücken im Magen, Krämpfen im Bauch, Durchfall und Krampfanfällen;
-während der Bettruhe vor der Geburt: sauer riechender Schweiß, kleinfleckiger Hautausschlag, Ängstlichkeit, fürchtet sich schnell, Schwere des Kopfes, Druckschmerzhaftigkeit des Abdomens, Brennen im kleinen Becken, Taubheitsgefühl der Arme; die Krampfanfälle beginnen mit Krämpfen in Fingern und Zehen, die Hände und Füße drehen sich nach außen;
-erfolgloser Harndrang;

Fallberichte unter der Geburt:

-Krämpfe während der Entbindung, mit heftigem Erbrechen, Opisthotonus oder ausgestreckten Extremitäten und offenem Mund;
-heftiges Erbrechen vor oder während der Krampfanfälle;
-heftige krampfartige Wehenschmerzen treten mit unregelmäßigen Unterbrechungen auf, häufig mit heftigen Krämpfen in den Beinen, oder die Krämpfe können auf die Finger und Zehen beschränkt bleiben; große Ruhelosigkeit zwischen den Wehen;
-krampfhafte Wehen; Krämpfe in den unteren Extremitäten; schlägt die Daumen ein;
-Krämpfe unter der Geburt, Gesicht blass, bläulich oder bläulichrot;
-die Wehen schmerzen messerscharf, kommen und gehen plötzlich und rauben der Kreissenden derartig die Kraft, dass sie kalt, blass und matt wird und nur noch flüsternd reden kann;

Fallberichte Wochenbett / Stillzeit:

-während des Wochenbetts: sauer riechender Schweiß, Frieselausschlag, Angst, leicht erschreckt, Schwere des Kopfes, Schmerzhaftigkeit des Bauches auf Druck, Brennen im Kreuz, Taubheit in den Armen; die Krämpfe beginnen in Fingern und Zehen, Hände und Füße sind nach außen gedreht;
-Krampfanfälle im Wochenbett, die Krämpfe sind mit heftigem Erbrechen kompliziert;
-Krampfanfälle mit Umherwerfen der Glieder, Schaum vor dem Mund, bläulichem Gesicht, blauen Lippen und Gluckern im Schlund;
-äußerst qualvolle Nachwehen, besonders bei Frauen, die viele

Kinder geboren haben;

-krampfartige Nachwehen erzeugen häufig Krampf in den Gliedern;

-Schwellung und Verhärtung der Brüste;

Psychisches Bild:

Der zentrale Aspekt der *Cuprum*-Problematik ist der der *Demut*. *Cuprum*-Menschen sind sanft, nachgiebig, weich, gehorsam und angepasst. Sie sind freundlich und gefällig, möchten gefallen, niemanden verletzen und jedermanns Wünschen gerecht werden. Auch *wollen* sie nicht stören und *sich keinen Platz anmaßen, der ihnen nicht gebührt*. Deshalb warten sie artig, bis sie an die Reihe kommen und bemühen sich um ein bescheidenes, demütiges Leben im Verborgenen.

Aber auch die entgegengesetzte Haltung ist möglich, die sich durch einen Mangel an Demut auszeichnet. Dann ist *Cuprum* nicht zufrieden mit seinem bescheidenen Platz, sondern möchte ein großer, bedeutender Mensch sein.

Ein anderer Aspekt ist die Strenge mit sich selbst. *Cuprum*-Menschen sind sehr selbstkritisch, sie haben Angst, etwas falsch zu machen und sind körperlich und emotional verkrampft.

Als Metall der Venus, der Göttin der Liebe, hat *Cuprum* auch eine sehr weibliche, erotische Seite. *Cuprum*-Menschen sind empfindsam, sensibel und feinfühlig, sie sind liebenswert und sehr liebesbedürftig.

Nicht zuletzt kann *Cuprum* in einem sehr fortgeschrittenen Stadium der Pathologie aber auch sehr zerstörerisch werden, mit äußerst gewalttätigen Zorn- und Tobsuchtsanfällen.

Charakteristika:

-*Krämpfe, Spasmen*, Asthma, Keuchhusten, Koliken, Epilepsie;
-*Übelkeit und heftiges Erbrechen*;
-Atem stockt, *wird blau*; Kollaps mit Kälte und Zyanose;
-Folgen von Unterdrückungen (zum Beispiel Krämpfe nach Unterdrückung eines Hautausschlages);
-sanfte und liebenswerte Menschen, die aber sehr gewalttätig werden könne.

6.24. **Gelsemium sempervirens** (gels) (gelber Jasmin)

Verschl.: Gemütsbewegungen, Furcht, Schreck, Schock; *bevorstehende Ereignisse*; Hitze; feuchtes, schwüles Wetter;
Besser.: Reichliches Wasserlassen, Schwitzen, alkoholische Getränke, in frischer Luft;

Hauptangriffspunkte: Gehirn, Rückenmark (Hinterkopf), motorische Nerven (Muskeln, Augen), Schleimhäute;

Leitsymptome:

-*Erwartungsspannung oder Erwartungsangst, Prüfungsangst*, Lampenfieber;
vor Angst wie gelähmt; Beschwerden vor oder nach Prüfungen oder anderen Aufregungen;
-Herzbeschwerden oder *Diarrhoe durch Erwartungsspannung* oder nach Angst oder Schreck; Folgen von Schreck, Furcht, Aufregung oder Schock;
-jede aufregende Neuigkeit verursacht Diarrhoe;
-Erwartungsangst vor Einsetzen der Wehen und Geburt; Übertragung bei zittriger Nervosität und Ängstlichkeit;
-geistige und körperliche Schwäche; Mangel an Koordination; Furcht, die Kontrolle zu verlieren; Lähmungen; herabhängendes Augenlid; sieht Doppelbilder;
-*Zittern, Schwäche, Lähmungen* (*caust*);
-hat das Gefühl, das Herz bleibe stehen, wenn sie sich nicht ständig bewegt;
-Blutandrang zum Kopf (Gesicht dunkelrot) mit Benommenheit

und Betäubung, oder entgegengesetzt, mit großer nervöser Erregung; Migräne;
-getrübtes Sehvermögen mit Schwere der Augenlider;
-Zittern; häufig Zittern mit großer Erschöpfung;
-*Hyperventilation*; zittert aus Schwäche und Nervosität;
-durstlos; reichlicher, erschöpfender Schweiß, schlimmer durch Bewegung;
-Lähmungen, oder spastische Symptome wie Zuckungen, Krämpfe oder Gliederzittern;
-schmerzhafte Hämorrhoiden (in der Schwangerschaft oder nach der Geburt);

Fallberichte Schwangerschaft:

-während der Schwangerschaft: Sehschwäche, Doppelsehen, Kopfweh, Schläfrigkeit, Schwindel, Pulsieren der Carotiden; kann nicht gehen, da die Muskeln dem Willen nicht gehorchen; Krämpfe im Abdomen und in den Beinen; Krampfanfälle mit Bewusstlosigkeit;
-drohender Abort durch plötzliche deprimierende Gefühle, durch Schreck oder Aufregung
-drohender Abort durch Furcht, mit schwerem Erbrechen, Schmerzen im Uterus, starkem Schmerz im kleinen Becken und einem brennenden Schmerz, die Wirbelsäule aufsteigend zum Kopf; verwirrtes Gefühl im Kopf, das alle geistigen Handlungen behindert;
-Tendenz zur Fehleinstellung;

Fallberichte Geburt:

-nervöses Zittern (möchte gehalten werden) während oder gleich nach der Geburt; geschwätzig im Anfangsstadium;
-rigider Muttermund, falsche Wehen, Nervosität, Zittern,

Erschöpfung;
-falsche Wehen mit starken Schmerzen, die im Abdomen aufwärts laufen und einem Gefühl, als sei die Muskelkraft geschwächt, bedingt durch eine Schwäche der Willenskraft;
-falsche Wehen, so stark, dass sie die wirklichen Wehen unterbrechen, welche ziemlich ineffektiv scheinen; manchmal krampfartige Schmerzen an verschiedenen Orten des Abdomens; Muttermund gerundet und hart, und scheint sich nicht zu öffnen;
-hysterische Frauen mit einem starren, nicht nachgebenden Muttermund, begleitet von großer nervöser Aufregung;
-die Wehen setzen bei der Untersuchung aus, weil sie „so nervös ist";
-mit jeder Wehe scheint das Kind auf-, statt abzusteigen;
-nervöses Frösteln und Zähneklappern in der ersten Phase der Wehentätigkeit;
-Krampfwehen;
-die Wehenschmerzen ziehen vom Bauch in den Rücken und dann aufwärts;
-die Wehenschmerzen verlassen den Uterus und ziehen durch den ganzen Körper;
-eine Empfindung wie eine Welle vom Uterus hoch zur Kehle, die mit einem Würgen endet; dies scheint die Geburt zu behindern;
-spastische Uteruskontraktionen, wenn gleichzeitig Kopfkongestion mit Schläfrigkeit gefunden wird;
-mangelnde Wehentätigkeit infolge Schlaffheit der Uterusmuskulatur;
-die Zervix ist weich und schlaff; der Corpus uteri kontrahiert überhaupt nicht, es scheint überhaupt kein Versuch der Austreibung stattzufinden;
-Aussetzen der schon begonnenen Wehen;
-ineffiziente Wehen, oder gar keine;
-Wehen verschwunden, Muttermund weit geöffnet, komplette

Atonie; Gesicht gerötet, Patientin schläfrig und benommen;
- Abort durch Gemütsbewegungen, durch Schreck, oder bei Grippe;
- Albuminurie während der Schwangerschaft; zu Beginn der Geburt sank die Patientin in einen benommenen Zustand, aus dem sie durch Schütteln herausgerissen werden konnte, jedoch bald wieder darein versank; erzwungene Antworten gab sie mit schwerer Zunge und das Gesicht war pinkfarben gerötet; keine Wehen, aber Muttermund geöffnet und die Membranen wölbten sich vor;
- drohende Krampfanfälle unter der Geburt; Gesicht aufgedunsen und Gesichtsausdruck schwer;
- apoplektiforme Krampfanfälle (wie bei einem Hirnschlag) während der Geburt;
- falsche, schwache, oder krampfartige Wehen;
- Wehenschmerzen schneidend, plötzlich einschießend;
- Muttermund extrem rigide, hart, dick;

<u>Fallberichte Wochenbett / Stillzeit</u>:

- laut Guernsey eine der wichtigsten Arzneien bei Krampfanfällen im Wochenbett;
- Krampfanfälle im Wochenbett, wenn das Gefühl besteht, der Kopf sei sehr groß;
- Krampfanfälle im Wochenbett, alle 15 min, je für 1-10 min; während der Anfälle bei Bewusstsein, erkannte jeden außer ihrem Kind, wusste nicht, dass sie entbunden hatte und wenn dahingehend befragt, bestand sie ärgerlich auf dem Gegenteil; wollte jeden im Hause haben; Neigung sich zu entblößen; ängstlich besorgt, die Ursache für ihren Zustand zu erfahren; brennende Hitze des Kopfes mit gerötetem Gesicht, auch Hitze der Handflächen; weinte, wenn nicht ständig mit ihr

gesprochen wurde;
-Nachwehen; Krämpfe im Uterus, die an der Vorderseite beginnen und nach hinten und oben ziehen;
-Nachwehen zu heftig und zu lange anhaltend; sensible Frauen, die nicht einschlafen können; Schlaf im halbwachen Zustand, mit Murmeln;

Psychisches Bild:

Gelsemium-Menschen sind wachsam und umsichtig, sie machen sich viele Gedanken über zukünftige Situationen und Entwicklungen und können gute Fähigkeiten in der Voraussicht und Überwindung von Schwierigkeiten entwickeln. Die Ungewissheit bevorstehender Situationen macht sie nervös, ängstlich und besorgt, weshalb *Gelsemium* auch das wichtigste Mittel für Prüfungsangst und Lampenfieber ist.
Gelsemium ist auch ein sehr bewährtes Mittel vor der Geburt oder vor anderen ungewissen Situationen, wenn ein Gefühl auftritt, es werde bestimmt etwas schief gehen, gepaart mit großer Nervosität, Aufregung und Unruhe.
Hintergrund ist das unbewusste *Verlangen von Gelsemium, die Zukunft zu kennen und zukünftige Ereignisse vorauszusehen*. *Gelsemium* versucht, wachsam und vorausschauend jede Überraschung zu vermeiden. Solche Menschen vertrauen nicht auf die Zukunft und auf ihr Schicksal, sie haben Angst, zu versagen und die Kontrolle zu verlieren. Nach außen können sie einen sehr stabilen Eindruck machen, sind innerlich jedoch sehr sensibel und ängstlich.
Ihr Leiden besteht darin, dass sie irgendwann unfähig werden, wachsam und aufmerksam zu sein. Dann entwickeln sie Benommenheit, Schläfrigkeit und Konzentrationsstörungen, werden dumpf, schwerfällig, langsam und apathisch. Sie haben

ein nebelartiges Gefühl im Kopf, können nicht mehr denken und keiner Idee mehr folgen. Auch wollen sie alleine und in Ruhe gelassen werden. Die schläfrige Benommenheit, die sie dann an den Tag legen, ähnelt der von *Opium* und steht in krassem Gegensatz zu der alarmierten Nervosität, die man sonst von ihnen kennt.
Eine andere mögliche Haltung von *Gelsemium* ist die eines Menschen, der ein übergroßes Gottvertrauen aufgebaut hat und mit großer Zuversicht in die Zukunft blickt.

Charakteristika:

-*Erwartungsspannung/-angst*; gelähmt und bedrückt durch Furcht oder Schreck;
-*Zittern, Schwäche, Lähmungen*;
-Blutandrang zum Kopf mit Benommenheit und Betäubung;
-Störungen der Uterusmuskulatur, vom Spasmus bis zur Lähmung (Atonie).

6.25. **Graphites** (graph) (Schreibblei)

Verschl.: Kälte, während der Menses, Licht, Unterdrückung;
Besser.: Im Freien, warmes Einhüllen, Dunkelheit, Weinen;

Hauptangriffspunkte: Haut (Falten, hinter den Ohren, Beugen, Winkel, Nägel), Kreislauf, linke Seite;

Leitsymptome:

-*wunde, nässende Hautausschläge, Hautrisse* (Mundwinkel, Brustwarzen, Fingerspitzen, Anus);
-*Ekzem* oder Fissuren hinter den Ohren (*nat-c*);
-*Herpes*, vor allem am Anus und Genital;
-verdickte, rissige Nägel, eingewachsen oder missgebildet;
-*Haarausfall*, mit glänzenden, kahlen Stellen der Kopfhaut; der Bart fällt aus;
-*Konjunktivitis*, Keratitis, mit wundmachendem Tränenfluss; Augenlider verklebt;
-Photophobie, extreme Lichtempfindlichkeit;
-*Verstopfung* mit großkalibrigen Stühlen;
-Unruhe, muss sich bewegen;
-Narbenkarzinome, *maligne Entartung, Tumore, Geschwüre*;
-Brustkrebs von alten Narben, die nach wiederholten Abszessen verblieben waren;

Fallberichte Schwangerschaft:

- -große und beleibte Frauen mit Venenschwäche, die zu flechtenartigen Ausschlägen neigen, welche jucken und eine klebrige Flüssigkeit absondern;
- -wunde, stechende oder klamme Schmerzen in den Venen, beim Ausstrecken der Beine;
- -Krampfadern der Beine, Stuhlträgheit, Ekzeme;
- -Obstipation oder Diarrhoe;
- -Übelkeit mit Schwindel, so dass sie sich fürchtet, zu gehen;
- -Sodbrennen, besonders nach dem Essen;
- -Geschmack nach faulen Eiern im Mund, morgens nach dem Aufstehen;
- -Morgenübelkeit mit faulem Mundgeruch, Übelkeit durch Süßes, Verlangen nach warmer Milch bei Magenbeschwerden, Erbrochenes riecht faulig;
- -harter, knotiger Stuhl, mit Schleimfäden verbunden, und auch nach dem Stuhlgang noch Schleimfäden am After;
- -Verstopfung, auch langwierige, mit Hartleibigkeit und Härte in der Lebergegend;
- -öfters aussetzender Stuhl; gar keine Anregung zum Stuhl; Stuhl schwierig, obschon nicht hart, wegen gänzlicher Untätigkeit des Mastdarmes, bei viel Neigung zum Stuhlgang;
- -harter Stuhl, auch mit viel Stuhldrang und Stechen im After;
- -Durchfall, bei Hämorrhoiden und beißendem Wundheitsgefühl nach dem Stuhl durch Benutzen des Toilettenpapiers;
- -Harnbeschwerden mit Brennen in der Urethra zwischen den Harnabgängen;
- -Kandidavulvitis/-vaginitis mit reichlicher Absonderung, milchig in Güssen und wundmachend;

Fallberichte Geburt:

-die Geburtswehen sind schwach oder haben völlig aufgehört;

Fallberichte Wochenbett / Stillzeit:

-die Brustwarzen sind schmerzhaft und aufgesprungen;
-wunde Brustwarzen stillender Frauen, die Spitzen der Brustwarzen sind aufgesprungen und rissig und sondern ein klares Serum ab;
-tiefe Risse, aus denen honigartiges Sekret austritt;
-schmerzhafte Empfindlichkeit der Brustwarzen, oder wund und mit nässenden Bläschen besetzt; es sickert eine klebrige Flüssigkeit heraus, die Krusten bildet, welche sich ablösen, wenn das Kind trinkt, sich aber immer wieder neu bilden;
-Krustenbildung; Rhagaden, Schrunden; Jucken; Hohlwarzen;
-Intertrigo (wund zwischen den Beinen, unter den Brüsten, in den Achselhöhlen);
-in allen Fällen, bei denen viele alte Narben bestehen (aufgrund von Abszessen der Mammae), so dass die Milch kaum fließen kann; es wird bewirken, dass die Milch leicht abfließen kann und verhütet drohende Abszessbildung;
-Mastitis und drohender Abszess in alten Narben;
-harte Narben als Folge von Mammaabszess, verzögern den Milchfluss;

Fallberichte Neugeborene / Säuglinge:

-Milchschorf, Ekzeme mit Nässen und Krustenbildung, Neurodermitis (in Beugen, Achseln, Leisten);
-Soor, Windeldermatitis;
-Blähungen und Verstopfung mit schleimigem Stuhl;

Psychisches Bild:

Graphites-Menschen sind aufrichtig, offenherzig und zuverlässig, sie sind unkompliziert, freundlich und warmherzig. Auch sind sie weich, fürsorglich und mitfühlend, recht empfindsam und sensibel, und sie mögen keine Disharmonie. Die Familie ist ihnen sehr wichtig und sie hängen sehr an eng vertrauten Menschen. In all dem ähneln sie sehr *Calcium*- und *Pulsatilla*-Menschen, doch die *Graphites*-Charakteristika sind ihre Unentschlossenheit, ihre vielen Zweifel und die Schwierigkeit, sich zu entscheiden.
Hintergrund ist ihr unbewusstes *Verlangen nach Unfehlbarkeit, sie wollen in ihren Entscheidungen keinen möglichen Fehlern und Irrtümern ausgesetzt sein.* Weil das dem Menschen jedoch nicht möglich ist, verlieren sie das Vertrauen in ihr eigenes Urteil, wagen keine Entscheidungen mehr zu treffen, werden unsicher, unentschlossen und zögerlich. Sie schaffen es nicht mehr, den Dingen ihren wirklichen Wert zuzuschreiben und wagen daher nicht, zu entscheiden, weil ja alles einen unerwarteten Wert verbergen könnte.
So stellt sich ein Grundgefühl ein, als stehe ein Unglück bevor und sie versuchen, an jede Kleinigkeit zu denken, um die Bedrohung abzuwenden. Zu ihren Zweifeln und Bedenken kommen Sorgen und dunkle Vorahnungen hinzu, sie werden schreckhaft, unruhig und sehr dünnhäutig. Auf die Angst, ihren Zustand zu verändern, können sie mit Trägheit reagieren, denken und entschließen sich dann langsam, werden vergesslich und vertun sich leicht.
In der entgegengesetzten Haltung verkörpern sie einen Erfolgsmenschen, der immer richtig entscheidet und immer recht hat. Sie sind dann guter Dinge, sind kaum aus der Ruhe zu bringen und lachen über jede Kleinigkeit.

Charakteristika:

-*Haarausfall*, Alopecia areata;
-*wunde, nässende Hautausschläge, Hautrisse;* Ekzem; Herpes;
-Tumore, Geschwüre, Karzinome; Narbenbeschwerden und Narbenentartung;
-Menschen, die *calc* oder *puls* sehr ähneln können, jedoch größte Schwierigkeiten haben, sich zu entscheiden, mit großer Unentschlossenheit und vielen Zweifeln.

6.26. **Hepar (sulphuris calcarea)** (hep) ("Kalkschwefelleber")

Verschl.: Trockene *Kälte* (*Luft, Zugluft, Wind, Winter, Entblößen*, Essen oder Trinken), *geringste Berührung*, nachts;
Besser.: Wärme (*warmes Einhüllen, vor allem am Kopf*), *feuchte Witterung*;

Hauptangriffspunkte: Nerven, Bindegewebe, Schleimhaut der Atemwege, Drüsen, rechte Seite;

Allgemeine Leitsymptome:

-*Eiterungsneigung*: selbst kleinste Verletzungen oder Hautausschläge eitern; langsame Vernarbung;
-*Ekzeme, Furunkel, Urtikaria*; Akne während der Menses;
-Abszesse des äußeren Genitals (zum Beispiel Bartholinitis);
-wiederkehrende eitrige Tonsillitis oder Otitis media;
-*stechende, splitterartige Schmerzen* (*arg-n, nit-ac*);
-*Laryngitis mit rauher, heiserer Stimme* und Kehlkopfschmerzen beim Husten, oder spastischer Husten mit Schleimrasseln, hartem bellendem Klang und exspiratorischem Stridor;
-*Asthma* mit Verschlimmerung in trockener kalter Luft und Besserung durch feuchte Wärme; *Pseudokrupp*;
-Stuhl lehmartig und weich; sauer, stinkend; selbst weicher Stuhl kann nicht entleert werden; uterine Blutung bei oder nach Stuhlgang;
-Atonie des Darmes und der Blase;
-*fröstelig*, großer Mangel an Lebenswärme, erkältet sich schnell;
-überempfindlich gegen Schmerzen, Berührung, kalte Luft, geringe Ursachen; auch gegen emotionale Belastung;

Fallberichte Schwangerschaft:

-juckender Ausschlag in den Armbeugen, unter dem Knie und in der Wadengegend;
-regelmäßige Anfälle von Übelkeit; auch mit Kälte und Blässe;
-früh ohnmachtsartige Übelkeit, Erbrechen jeden Morgen, viel Speichelbildung;
-Übelkeit mit Brecherlichkeit im Sitzen und Stehen, vergehend im Liegen;
-beständiges Gefühl, als ob Wasser im Munde heraufsteigen würde, als hätte sie Saures zu sich genommen;
-bei Obstipation ähnlich der von *Alumina* (also durch *Trägheit* des Darmes); *hep* sollte aber bevorzugt werden, wenn solche Hautsymptome vorliegen, die darauf hinweisen , also zum Beispiel Exantheme in der Ellenbeuge oder Wadengegend;
-Diarrhoe mit Afterschmerzen und juckendem Ausschlag in den Ellenbeugen;
-beim Wasserlassen Schneiden und intensiver Wundheitsschmerz in der Urethra;

Fallberichte Wochenbett / Stillzeit:

-Mammae geschwollen, nicht berührungsempfindlich, aber so erschütterungsempfindlich, daß sie keine Treppen gehen kann;
-wenn Eiterbildung unvermeidbar erscheint und kein charakteristisches Symptom vorliegt, das auf ein anderes Mittel hinweist;
-Eiterung, der häufiges Kribbeln in dem betroffenen Teil vorangeht, welcher hart bleibt, mit spärlicher Absonderung;
-Endometritis mit brennenden, pochenden Schmerzen, schlimmer durch die geringste Bewegung; eitriger Ausfluss mit Schleimhautfetzen;
-Abszesse der Haut; kleine Wunden entzünden sich schnell und

eitern schnell;
-Entzündung und Eiterung der Brustwarze, Risse entzünden sich;

Fallberichte Neugeborenes, Säugling:

-eitrige Nabelinfektion;
-Augenlidentzündung, eitrig, licht- und luftempfindlich;
-Milchschorf eitrig, sehr berührungsempfindlich;

Psychisches Bild:

Hepar sulphuris-Menschen sind gewissenhaft, verlässlich, umsichtig und ordentlich, und sie machen oft einen sehr ernsthaften, bedrückten und fast verbissenen Eindruck. Sie legen großen Wert auf ihren Bekannten- und Freundeskreis, pflegen gesellschaftliche Kontakte und Beziehungen und sind sehr bedacht auf ihren Ruf und ihr Ansehen. Bekannten oder Geschäftspartnern gegenüber zeigen sie sich möglichst nur von ihrer besten Seite, während ihre gereizten, verdrießlichen und jähzornigen Seiten möglichst nur Nahestehende zu sehen und zu spüren bekommen. *Hepar sulphuris*-Menschen sind sehr materiell veranlagt, sie sind sparsam bis geizig und neben der gesellschaftlichen Anerkennung ist Wohlstand eines ihrer wichtigsten Ziele.
Hintergrund ist ihr unbewusstes *Streben, glücklich zu werden, ohne dabei auf die Sinne oder den Körper angewiesen zu sein*. Die Gefahr, dieses Glück nicht zu erreichen, wird unbewusst wie die drohende ewige Verdammnis erlebt. Diese Drohung spürt *Hepar sulphuris* unentwegt, sie hängt wie ein immer währender Schatten über ihnen.
Deshalb bemühen sie sich, Maßnahmen dagegen zu treffen, sie versuchen, den Frieden und die Ordnung um jeden Preis aufrecht zu erhalten. In diesem Bestreben und in ihrem Bedürfnis, den

Gefühlen der Verwundbarkeit und der Schutzbedürftigkeit entgegen zu wirken, können *Hepar sulphuris*-Menschen bemerkenswert unmoralisch und skrupellos sein. Sie suchen ihr Glück in Macht, Einfluss und materiellen Gütern und sind durch ihre verbissene Entschlossenheit darin meist recht erfolgreich. Dabei können sie gleichgültig gegenüber allen Vergnügungen sein, oder, in der entgegengesetzten Haltung, Freude und Lebensinhalt in sinnlichen Genüssen suchen.
Wenn ihre Strategien scheitern, werden sie niedergeschlagen, verdrossen, mutlos und verzweifelt, oder sie reagieren mit heftigem Zorn, werden jähzornig und bösartig. Sie können es nicht ertragen zu leiden und reagieren heftig und überempfindlich auf Schmerzen und körperliche Beschwerden. So wie erwachsene *Hepar sulphuris*-Menschen sehr auf ihr Ansehen bedacht sind, ist es für *Hepar sulphuris*-Kinder charakteristisch, dass sie sich in Anwesenheit Fremder nur von ihrer sonnigsten Seite zeigen, während sie ihre zornigen und gewalttätigen Ausbrüche nur im Kreis der engsten Familie bekommen.

Charakteristika:

-*fröstelig*, schlimmer durch (trockene) Kälte, besser durch (feuchte) Wärme;
-*Eiterneigung, Furunkel, Abszesse*, eiternde Hautverletzungen oder Hautausschläge;
-*stechende, splitterartige Schmerzen*;
-Darmträgheit; selbst weicher Stuhl kann nicht entleert werden;
-*Überempfindlichkeit gegen Schmerzen und gegen alles, was leiden lässt;*
-niedergeschlagen, unzufrieden, verdrießlich, jähzornig und reizbar.

6.27. **Hyoscyamus** (hyos) (Bilsenkraut)

Verschl.: Emotionen (unglückliche Liebe, Eifersucht, Schreck), Berührung, Liegen, während der Menses, nachts, Trinken;
Besser.: Bücken, Beugen (des Kopfes);

Hauptangriffspunkte: Gemüt, Gehirn, Nerven, Muskeln (Gesicht, Augen), Haut;

Allgemeine Leitsymptome:

-*Kontrakturen, Krämpfe, Tics und Zuckungen*; Epilepsie; Krämpfe durch Schreck;
-Lachkrämpfe, Krampfanfälle, Spasmen; Furcht und Schlaflosigkeit;
-allgemeine Hyperästhesie (gesteigerte Schmerzempfindlichkeit);
-manische und schizophrene Zustände (*stram, bell, verat*); Hysterie;
-Delirium, wandert umher, murmelt vor sich hin, lacht, singt und *entblößt sich*;
-zwischen Erregtheit und Passivität schwankendes Delirium;
-(Ösophagus-) Krampf beim Anblick oder Hören von fließendem Wasser (*Lyssinum*);
-*Trockenheit der Schleimhäute*, des Mundes, der Zunge; sie sind trocken wie Pergament, sind rissig und bluten;
-pustel- oder flechtenartiger *Hautausschlag*; *Neurodermitis*, kratzt, bis es blutet;
-*trockener, krampfartiger Husten* schlimmer durch Hinlegen und besser durch Aufsetzen und Vorwärtsbeugen; *bellender Husten, Pseudokrupp*;

-*Asthma*; Kurzatmigkeit;
-Kinder mit großem Bewegungsdrang; hyperaktive Kinder;
-Kinder mit Strabismus (Schielen), Stottern und Grimassenschneiden (*agar*);

Fallberichte Schwangerschaft:

-in der Schwangerschaft Zucken der Wangen, krampfartige Schmerzen im Bauch und heftiger Schmerz in der Magengrube;
-Diarrhoe mit unwillkürlichen Zuckungen von Muskeln (beziehungsweise einzelner Glieder) unmittelbar vor, während oder nach dem Stuhl;
-unwillkürlicher Stuhlabgang;
-Blutung der Gebärmutter, die von Zuckungen und tonischen Krämpfen des ganzen Körpers oder einzelner Teile mit zurückbleibender Steifigkeit in den Gelenken begleitet oder unterbrochen wird, besonders, wenn schon während der Schwangerschaft Krämpfe auftraten; das Blut ist hell und fließt während der Krampfanfälle stärker;
-drohender Abort mit Delirium, Krampfsymptomen und Steifigkeit der Glieder;
-drohender Abort mit Verlust des Seh- und Hörvermögens; bisweilen auch Absonderung hellroten Blutes mit wehenartigen Schmerzen;

Fallberichte unter der Geburt:

-während der Entbindung kalter Schweiß, blasses Gesicht, Erstickungs- und Krampfanfälle; viel Zucken der Gesichtsmuskeln;
-Delirium; Rucken und Zuckungen über das ganze Gesicht, Augenlider, etc.; bläuliche Gesichtsfarbe;

-spasmodische (krampfartige) Wehen;
-kontrahierter Muttermund;
-protrahierte (schwierige) Geburt; Blutungen;
-Krämpfe während der Entbindung mit großer nervöser Reizbarkeit;
-Kopfschmerz während der Geburt;
-unter der Entbindung alle zehn bis fünfzehn Minuten ein Anfall von Zucken der Glieder und der Gesichtsmuskeln, mit Bewusstlosigkeit;
-eine Erstgebärende bekam bei den ersten heftigen Wehen und später beim Durchgang des Kindskopfes durch die äußeren Genitalien heftige Krämpfe, mit Verlust des Bewusstseins, Schaum vor dem Munde, Verdrehen der Augen und Zuckungen der Extremitäten:

Fallberichte Wochenbett / Stillzeit:

-unterdrückter Wochenfluss;
-Kindbettkrämpfe mit Aufschreien, großer Beängstigung und Brustbeklemmung, dann bewusstlos;
-bei den Krämpfen werden die Glieder gewaltsam gebeugt und der Körper vom Bett hochgeworfen;
-tiefer Schlaf bei den Krampfanfällen;
-Krämpfe werden von Lähmung gefolgt;
-bei bläulicher Gesichtsfarbe Zuckungen und krampfhafte Bewegungen aller Muskeln des Körpers, des Gesichtes und der Augenlider;
-eckige Bewegungen; Rucken einzelner Muskeln oder Muskelgruppen;
-nach Fehlgeburt oder Wehen Blutung hellroten Blutes, das stetig fließt; beginnt mit Krämpfen, einzelnen Schocks, Zucken und Auffahren, und bei jedem Auffahren kommt mehr Blut;

-ein Hauptmittel bei Kindbettfiebern, besonders wenn bei einem deutlich nervösen Zustand zugleich eine Atonie des Uterus zugegen ist;
-Harnverhaltung. Erstickungsanfälle.
-kein Verlangen, Wasser zu lassen im Kindbett;
-wässrige, schmerzlose Diarrhoe von Frauen im Wochenbett;
-vollständige Unterdrückung der Milch oder des Wochenflusses;

Neugeborene, Säuglinge:

-Säuglinge haben Schluckauf an der Brust;
-offener Nabel, Urin sickert daraus hervor;
-Schreikinder, vor allem nachts; Angst im Dunkeln;

Psychisches Bild:

Hyoscyamus-Menschen fallen meist irgendwie auf. Sie sind redefreudig bis *geschwätzig*, sind empfindlich, regen sich schnell auf und sind recht veränderlich in ihren Stimmungen und Launen. Hysterische Heiterkeit kann mit Weinen wechseln, oder zum Beispiel scheue Ängstlichkeit mit bösartiger Angriffslust. Sie sind sehr verschmust, haben sehr *starke sexuelle Gefühle* und damit einhergehend manchmal eine *Neigung, sich* (exhibitionistisch) zur Schau zu stellen und *zu entblößen. Hyoscyamus* sind meist kräftige und robuste Menschen, sie lieben Aufmerksamkeit und Zuwendung und sind in ihren Beziehungen zu anderen sehr vereinnahmend. Das äußert sich zum Beispiel in einer ausgeprägten *misstrauischen Eifersucht*, die manchmal regelrecht paranoide Züge annehmen kann. Sie können dann streitsüchtig, beleidigend und sehr aggressiv werden und in der Wut ungeahnte Kräfte entwickeln. Hintergrund ist das *Bedürfnis, an erster Stelle zu stehen, zu beherrschen* und von den anderen Besitz zu ergreifen. Das versuchen sie über eloquente Redsamkeit und einen

überaktiven Geist zu erreichen und leiden sehr unter den für *Hyoscyamus* typischen Zuständen wie Verlust der Denkfähigkeit oder des Gedächtnisses.
Der ausgeprägte Bewebungsdrang von *Hyoscyamus*, in Kombination mit einer unterschwelligen Aggressivität und einem gutherzigen, lieben Wesen lässt diese Menschen nicht selten eine Kampfsportart ausüben. Dort können sie sich austoben und abreagieren, ohne wirklich jemandem wehtun zu müssen.
Eine weitere charakteristische Eigenschaft von *Hyoscyamus*-Menschen ist ihre rege Phantasie und deren Bezug zu Monstern und Dämonen. Schon als Kinder sehen sie Fratzen im Dunkeln und auch später sind ihre Träume und Phantasien bevölkert von Monstern und wilden Gestalten.

Charakteristika:

-*Krämpfe*, *Verkrampfungen*, nervöse Tics, Zuckungen;
-allgemeine *Trockenheit der Schleimhäute*;
-pustel- oder flechtenartiger *Hautausschlag, Neurodermitis*; kratzt, bis es blutet;
-trockener, krampfartiger *Husten*, schlimmer im Liegen; Asthma bronchiale;
-*Redseligkeit, starke Sexualität, misstrauische Eifersucht und die Neigung, sich zu zeigen oder sogar zu entblößen.*

6.28. **Ignatia** (ign) (Ignatiusbohne)

Verschl.: *Emotionen* (Kummer, Sorgen, Zorn, Schreck), Trost, Berührung, Kälte, Kaffee, Tabak, Süßigkeiten;
Besser.: Wärme, starker Druck, Lagewechsel, Kaffee;

Hauptangriffspunkte: Nervensystem, Gemüt, Muskulatur, rechte Seite;

Leitsymptome:

-*schwankende Stimmungen*, mal himmelhoch jauchzend, mal zu Tode betrübt; reizbar;
-*empfindlich* gegenüber allen Sinnesempfindungen (vor allem gegen Gerüche); mag keinerlei Berührung; extrem schmerzempfindlich;
-*Beschwerden durch Zorn, Enttäuschung, enttäuschte Liebe*, Schreck, oder Scham;
-Müdigkeit, Erschöpfung und Schwäche durch Kummer oder Aufregung;
-*Krampfneigung*: Schreck, Enttäuschung oder Widerspruch (also emotionale Erregungszustände) rufen Lach- oder Weinkrämpfe, oder generalisierte Krampfanfälle hervor;
-stiller *Kummer mit* Grübeln, häufiges unwillkürliches *Seufzen* (und Gähnen), Kloßgefühl im Hals ("Globus hystericus"); "hysterisches Kummermittel";
-hysterische Ohnmachten; sinkt in Ohnmacht, ohne sich zu verletzen;
-*Essen* bei Kummer; Bulimie, Anorexie;

-besser durch körperliche Anstrengung, Laufen, schnelles Gehen;
-Migräne, Asthma (also Spasmen der Gefäße oder Bronchien);
-Kummer, Depression (wichtigstes Kummer-Mittel!);
-paradoxe, *widersprüchliche*, oder unbeständige, rasch *wechselnde Symptome*;
-Besserung durch Sport, Bewegung (*sep*);

Fallberichte Schwangerschaft:

-morgendliche Übelkeit mit Leere- und Schwächegefühl in der Magengegend und einem faden Geschmack im Munde; geblähtes Abdomen nach dem Essen; Schluckauf; regelmäßiges Aufstoßen der Speisen und von saurer Flüssigkeit; nächtliches Erbrechen des Abendmahls; leeres Aufstoßen, besser durch Essen;
-nach großem Schreck im siebten Schwangerschaftsmonat, starke Oberbauchschmerzen, eine undefinierte Ängstlichkeit und große Unruhe; auch Schmerzen im linken Unterbauch; schläft nachts erst spät ein;
-nach einem Schreck in der Schwangerschaft, Zittern, gefolgt am nächsten Tag von Wehen und Blutungen; gebessert durch Liegen auf dem Rücken ohne Kissen und mit angehobenem Fußteil;
-Obstipation mit vergeblichem Stuhldrang; Rektumprolaps bei mäßig angestrengtem Stuhlgang;
-Obstipation durch Erkältung und Fahren im Wagen;
-drohender Abort mit einem Gefühl von Hinsinken und Leere in der Uterusregion oder mit einem Gefühl von Hinfälligkeit in der Magengrube;
-deprimierte Stimmung; Weinkrämpfe; Muskelkrämpfe;

Fallberichte Geburt:

-Krämpfe während der Wehen, mit tiefem Seufzen und Schluchzen, und einem fremdartigen, zusammengepressten Gefühl im Gehirn; Stöhnen und Strecken der Glieder am Ende jeden Krampfes;
-Krampfanfälle abwechselnd mit erschwerter Atmung;
-durch tiefes Atmen wird das Brustdrücken auf Augenblicke erleichtert;
-seufzendes Atmen unter der Geburt;
-Nötigung, den Atem tief aus der Brust zu holen;
-Krampfwehen; Zervixspasmus;
-Muttermund rigide; Kopf sinkt nicht tiefer; protrahierter Geburtsverlauf;
-Ohnmacht durch Wehen;
-Plazentaretention;
-Kloßgefühl im Hals, Hysterie; Neigung zur Hyperventilation;
-Stöhnen, Seufzen, Gähnen, Weinen, Schluchzen;

Fallberichte Wochenbett / Stillzeit:

-(eklamptische) Krampfanfälle im Wochenbett mit Zucken der Mund- und Augenmuskeln, einem wilden Gesichtsausdruck und nach oben verdrehten Augen; versucht ständig, an ihren Haaren zu reißen; lacht und weint, ist nervös und erregbar;
-die Krampfanfälle im Wochenbett beginnen und enden mit Stöhnen und Ausstrecken der Glieder; auch Erbrechen;
-Nachwehen mit viel Seufzen, Traurigkeit und großer Verzagtheit;
-Milchfluss vermindert;
-Säuglingskolik nach Trinken von der Brust der Mutter, die an Kummer leidet;

Psychisches Bild:

Ignatia-Menschen sind ungeduldig, launenhaft und sehr unbeständig. Auffallend ist ihre emotionale Intensität. Gefühle empfinden sie so stark, dass diese sie völlig beherrschen und mit sich reißen. Von himmelhoch jauchzend zu tränenreichem Ärger und außer-sich-Sein ist es nur ein kurzer Weg und ihr Naturell ist eines der dramatischsten überhaupt.
Auf der anderen Seite sind sie feinfühlig und sensibel und ihre Leidenschaft geht Hand in Hand mit einer zarten Gewissenhaftigkeit und mit stiller Melancholie. Sie haben hohe Ideale und Erwartungen, ein starkes Pflichtbewusstsein und neigen zu Schuldgefühlen und Selbstvorwürfen.
Hintergrund ist ihre *Sehnsucht nach der reinen Liebe, sie möchten die ideale Liebe leben*. Deshalb sind sie sehr romantisch veranlagt und träumen von der großen Liebe. Überhaupt spielen Vorstellungen in ihrem Leben eine große Rolle und auch in Belangen wie Mode oder Einrichtung sind sie sehr geschmackvoll und haben viel Sinn für Stilfragen und für schöne Dinge.
Weil die Realität ihren idealen Vorstellungen jedoch nie gerecht werden kann, neigen diese Menschen sehr dazu, enttäuscht zu sein und verfallen dann in einen stillen Kummer mit Grübeln und häufigem, unwillkürlichem Seufzen. Sie sind dann in sich gekehrt, ärgerlich und mürrisch, wollen nicht reden und kommen über den Kummer oder die Enttäuschung nicht hinweg. *Ignatia*-Menschen sind außerdem sehr unentschlossen. Eine Entscheidung führt zu "harten Fakten" und beendet damit die vorgestellten Möglichkeiten.
Deshalb zweifeln sie und schwanken lange hin und her, bevor sie sich entscheiden. Auch die körperliche Liebe kann der idealen Idee von Liebe nie gerecht werden, weshalb *Ignatia* den Körper insgeheim missachtet. Sie gibt ihn nur als Opfer der Liebe hin und

lehnt Sexualität, die nicht mit Liebe, Leidenschaft und großen Gefühlen einhergeht, ab. *Ignatia* leidet unter dem Gefühl, nicht geliebt zu werden und unter der Angst, nicht wirklich lieben zu können. Deshalb reagieren sie überempfindlich auf Zurückweisungen und brauchen viel Anerkennung von Menschen, die ihnen nahe sind. So sehr *Ignatia* der Vorstellung einer idealen Liebe nachhängt, scheut sie doch die Verantwortung und Verbindlichkeit einer wirklichen Bindung, zumindest, solange es ihr nicht gelingt, die idealen Vorstellungen einer weniger idealen Realität zu opfern.

Charakteristika:

-*Folgen* (zum Beispiel Krämpfe oder Krampfanfälle) *von emotionalen Erregungszuständen* wie Kummer, Schreck, Enttäuschung oder Zorn;

-*sehr emotionale, schnell enttäuschte Menschen*; stiller Kummer, häufiges Seufzen;

-rasch wechselnde, unbeständige Symptome; schwankende Stimmungen;

-*Krampfneigung* (Muskelkrämpfe, Asthma, Migräne).

6.29. **Kalium carbonicum** (kali-c) (Weinsteinsalz, Pottasche)

Verschl.: *Kälte* (*Luft, Zugluft*, Wetter, Wasser), Liegen auf der betroffenen Seite, nach Koitus, Berührung, 2-4 Uhr nachts;
Besser.: Wärme, warmes Wetter, Vornüberbeugen;

Hauptangriffspunkte: Herz, Brust, Lumbalregion, rechte Seite;

Leitsymptome:

-*Gefühle werden* (wie ein Schlag) *im Magen gespürt*; Auftreibung des Magens/ Abdomens, selbst nach sehr kleinen Mahlzeiten;
-saures Aufstoßen, Übelkeit, Angstgefühl im Magen;
-*stechende Schmerzen*; stechende, schneidende, oder krampfhafte Schmerzen im Ober- oder Unterbauch;
-Herzklopfen und Brennen in der Herzgegend; Puls schwach, unregelmäßig;
-*körperliche oder geistige Schwäche*; schwach, ausgelaugt, die Beine geben nach;
-*erkältet sich leicht*; frostig und empfindlich gegen Luftzug;
-Kopfschmerz durch Fahren im kalten Wind;
-Trockenheit der Haare; Haare fallen aus;
-Schwellung über dem Oberlid, wie kleine Beutel; Neigung zu Ödemen;
-Nase wird verstopft im warmen Zimmer; ulzerierte Nasenöffnungen;
-Asthma, besser durch Aufsitzen, Vorbeugen oder sich Wiegen (*ars*);
-*Rückenschmerzen*, wie wenn der Rücken durchbreche, gebessert

durch Wärme und Druck; zum Beispiel unter der Geburt, vor oder während der Menses;
-typische *Trias*: Rückenschmerz, Schwäche, Schweiß;
-steif, rigide, kann nicht loslassen;

Fallberichte Schwangerschaft:

-sehr schläfrig, bereits während einer Mahlzeit, mit großem Verlangen nach Schlaf;
-Übelkeit, wie zur Ohnmacht, gebessert nur im Liegen;
-Erbrechen mit einem ohnmachtsartigen Kräfteverlust; viele kolikartige, stechende Schmerzen im Bauch;
-Brecherlichkeit bei jeder Gemütsbewegung, jedem Ärger und jeder Freude und zu jeder Tageszeit, doch wenn sie nüchtern ist, nur Würgen;
-Übelkeit nur während eines Fußmarsches und ohne Erbrechen, begleitet von einem Gefühl, als ob sie sich hinlegen und sterben könne;
-beim Gehen so schlimme Rückenschmerzen, dass sie sich augenblicklich auf die Straße legen möchte, um sich ausruhen und erholen zu können;
-fühlt ein Pulsieren in allen Arterien, bis hinunter in die Fußspitzen; ein Leeregefühl im ganzen Körper, als ob der Körper hohl wäre; fühlt sich schwer und wie zerschlagen; kann nur mit größter Mühe irgendwelche Anstrengungen unternehmen;
-starke pressende Schmerzen im unteren Rücken, als ob ein schweres Gewicht ins Becken dränge, zeitweise sehr störend und belästigend; auch stechende, pressende Afterschmerzen;
-vergeblicher Stuhldrang mit einem Gefühl, als sei der Mastdarm zu schwach, um sich auszuleeren;
-große Qual im Unterbauch, ein oder zwei Stunden vor Stuhlgang;

-im After stechendes Kriebeln vor jedem Stuhlgang; stechendes Reißen, Schneiden und Brennen im After auch nach dem Stuhl;
-Diarrhoe mit scharfen, schießenden und stechenden Schmerzen über das gesamte Abdomen;
-Durchfälle meist abends und nachts, mit Leibschneiden und großer Mattigkeit;
-drohender Abort im zweiten oder dritten Monat, mit Abgang von Blutkoageln und mit Schmerzen, die vom Rücken ins Gesäß und in die Hüften ziehen;
-habitueller Abort;
-Abort im zweiten oder dritten Monat;
-drohender Abort; Schmerz herrscht vor; Rückenschmerz wie zum Zerbrechen;
-starke Rückenschmerzen mit Druck nach unten, ausstrahlend in Po und Oberschenkelrückseite;
-Zervixinsuffizienz mit beginnender Muttermundseröffnung;

Fallberichte Geburt:

-ungenügende Wehen; heftiger Rückenschmerz, will gegen den Rücken gepresst werden; Abwärtsdrängen vom Rücken ins Becken;
-Wehen beginnen im Rücken, doch anstatt nach vorn herum zu ziehen wie normale Wehen, verlaufen sie sich unten im Gesäß;
-scharf schneidende Schmerzen über die Lumbalregion oder in das Gesäß hinab, behindern die Geburt; schwacher Puls;
-erfolglose Wehen; Stechen und Schießen im Rücken, erstreckt sich ins Gesäß oder bis in die Oberschenkel hinab;
-Abdomen durch Winde aufgebläht; Erschöpfung; Ruhelosigkeit und Durst;
-Leeregefühl im gesamten Körper, als wäre er hohl;
-der ganze Körper fühlt sich schwer und niedergeschlagen, so

dass sie sich nur mit großer Anstrengung bewegen kann;
-leichte Entbindung, aber festsitzende Plazenta, die erst 18 Stunden nach der Geburt des Kindes entbunden wurde; eine Woche später eine beträchtliche Nachblutung;
-will die Kontrolle nicht verlieren, kann nicht loslassen, reißt sich zusammen;
-Wehen zu schwach, falsche, ineffektive Wehen;
-die Wehenschmerzen sind scharf, schneidend, quälend;

Fallberichte Wochenbett / Stillzeit:

-nach Abort, wenn große Schwäche des Rückens und der unteren Extremitäten besteht, trockener Husten, lang anhaltende Schweiße, Anfälle von Frösteln, ähnlich Schüttelfrost, und eine chronische Entzündung des Uterus mit Übelkeit und Erbrechen;
-sechzig Stunden nach der Entbindung zwei Frostschauer mit prickelnden, nesselartigen Schmerzen am Rücken überall dort, wo dieser das Bett berührte;
-Wochenbettfieber mit ständigem, starkem Durst und quälenden schneidenden, schießenden und stechenden Schmerzen im ganzen Abdomen, unabhängig von jeder Bewegung; Abdomen sehr gebläht; große Erschöpfung mit Stumpfsinn; scheint sich für nichts zu interessieren;
-schwere Blutung aus dem Uterus, verursacht durch eine Atonie der Blutgefäße, eine Woche nach der Entbindung;
-Beschwerden nach Entbindung: Blutungen, Hämorrhoiden, Peritonitis;
-Krampfanfall im Wochenbett; dieser scheint durch Aufstoßen erleichtert zu werden; oder er geht mit vielem Aufstoßen vorüber;
-beim Fließen der Milch reißende Stiche in den Mammae;

Psychisches Bild:

Kalium carbonicum-Menschen sind korrekt, zuverlässig und ordentlich, sie wirken verantwortlich, seriös und konventionell. Sie halten sich sehr an Regeln und Bestimmungen, sind pflichtbewusst und "tun, was getan werden muss". In ihrer ganzen Art sind sie ernsthaft, förmlich, steif und fast verkrampft, sie sind unflexibel, unspontan und sehr gewohnheitsorientiert.
Die zentrale Thematik von *Kalium carbonicum* ist ihr *Streben nach Vernunft und nach körperlicher Perfektion*. *Kalium carbonicum* ist das wahrscheinlich rationalste aller Arzneimittelbilder. Diese Menschen haben so wenig Zugang zu ihren Gefühlen und Phantasien, dass es manchmal wie eine emotionale Behinderung erscheint. Immer versucht der Verstand, die Gefühle zu unterdrücken oder zu kontrollieren.
Dafür sind sie jedoch unermüdlich besorgt um ihre körperliche Fitness und um ihre körperliche Erscheinung. *Kalium carbonicum* treibt viel Sport, ist oft Dauergast in Fitnessstudios und nimmt viele Strapazen auf sich für einen wohlgeformten, durchtrainierten Körper. Andere Möglichkeiten, auf die körperliche Erscheinung entsprechenden Einfluss zu nehmen, sind zum Beispiel kunstvolle Tätowierungen, plastische Operationen oder gezwirbelte Bärte. Eine *Kalium carbonicum*-Patientin legte größten Wert darauf, dass ihr beinlanges Haar jeden Tag ein bis zwei Stunden lang gekämmt und gebürstet wurde. Dadurch konnte sie ihre Ängste und Befürchtungen beruhigen und sich so stabilisieren.
Hinter all dem stecken viele unbewusste Ängste und je mehr *Kalium carbonicum* unter Druck gerät, desto mehr Sport müssen diese Menschen treiben oder sich anderweitig mit ihrem Körper beschäftigen und desto rigider werden sie in ihren Haltungen. Sich selbst empfinden *Kalium carbonicum*-Menschen meist gar nicht als ängstlich, sie erleben die körperliche Pflege oder

Ertüchtigung eher als eine Notwendigkeit und freuen sich daran, dass es ihnen auch noch so gut tut, diesen Erfordernissen gerecht zu werden.

Charakteristika:

- korrekt, ordentlich, verantwortungsvoll; der *Verstand kontrolliert die Gefühle*;
- ausgeprägtes *Körperbewusstsein*, tut viel für ihren Körper, oder leidet übermäßig unter körperlicher Unzulänglichkeit (zum Beispiel Schwangerschaftsfolgen);
- *Gefühle* werden *im Magen* gespürt;
- friert leicht, ist empfindlich gegen Luftzug, Erkältungsneigung;
- stechende oder schneidende Schmerzen.

6.30. **Lac caninum** (lac-c) (Hundemilch vom Rottweiler)

Verschl.: Berührung, Erschütterung, während der Menses, Kälte, morgens;
Besser.: Im Freien, durch Rückwärtsbeugen;

Hauptangriffspunkte: Nerven, innerer Hals, weibliche Genitalien, Mammae;

Allgemeine Leitsymptome:

-gestörte Mutter-Kind-Beziehung (Inkubator, Kinderklinik, Adoption);
-schmerzhafte Schwellung der Mammae vor der Menses, schlimmer durch Berührung oder Erschütterung (*bry, bell*); prämenstrueller Schmerz der Mammae;
-überempfindliche Brustwarze, kann kaum anlegen; weint während des Stillens;
-*Milchmangel* während des Stillens; zu viel oder zu wenig Milch;
-*Halsentzündung* nur während der Periode; Tonsillen, Gaumen und Rachenwand mit gelblich-weißen Belägen bedeckt;
-krampfartige Bauchschmerzen, besser durch Rückwärtsbeugen;
-*Seitenwechsel der Beschwerden* alle paar Stunden;
-Kopfschmerzen, Halsentzündungen, Brust- und Eierstockentzündungen, *die mal rechts, mal links auftreten und zwischen den Seiten hin- und herwandern*;
-Schwellung der Achsellymphknoten;
-Heißhunger, ist überhaupt nicht satt zu kriegen, oder Appetitlosigkeit, kann aber doch essen, wenn sie mit Essen

beginnt;
-*Gefühl, körperlos zu sein*, zu schweben, *oder beschmutzt* zu sein, fühlt sich ekelhaft und verachtet sich selbst;

Fallberichte Schwangerschaft:

-anhaltende abwärtsdrängende Schmerzen, als wolle alles zur Vulva herauskommen;
-ovarielle Schmerzen abwechselnd links und rechts;
-schreckliche Visionen, fühlt sich von vielen Schlangen umgeben;
-Augen-, Ohren- und Nasenbeschwerden; Halsweh;
-häufiger vergeblicher Stuhldrang; hartnäckige Verstopfung;
-anhaltender Harndrang, schmerzhaft;
-Brennen in der gesamten Region des Uterus und der Ovarien;
-scharfe, stechende Schmerzen, die wie mit Messern vom Muttermund aus nach oben schneiden, gefolgt von einer Empfindung, als ob Nadeln nach oben in den Uterus stechen;

Fallberichte unter der Geburt:

-Blutung hellrot, in dünnen Fäden, heiß wie Feuer, gußweise und leicht gerinnend;

Fallberichte Wochenbett / Stillzeit:

-Nachwehen sehr stark, schießen hinunter in die Oberschenkel; schlimmer rechts;
-Knoten und zusammengebackene Stellen in der Brust nach Fehlgeburt;
-starker Milchfluss (Galaktorrhoe);

-Versiegen der Milch beim Stillen ohne erkennbare Ursache;
-nützlich in fast allen Fällen, wo es erforderlich ist, beim Abstillen die Milch "auszutrocknen" (daher auch bei Milchmangel indiziert);
-eignet sich zur Steigerung oder Wiederherstellung der Milchproduktion;
-einer stillenden Frau für geschwürigen Hals gegeben, heilte es den Hals, aber trocknete die Milch beinahe aus;
-Mastitis mit großer Empfindlichkeit und Schmerzhaftigkeit, wobei die geringste Erschütterung des Bettes oder Schritte auf dem Fußboden nicht vertragen werden;
-Brüste wund, empfindlich, schmerzhaft;
-Knoten und Klumpen in den Brüsten, nach Fehlgeburt;

Psychisches Bild:

Das zentrale Thema von *Lac caninum* sind *der Wunsch, reiner Geist zu sein und die Ablehnung des eigenen Körpers*, beziehungsweise die Ablehnung des eigenen Selbst, welches ja nun mal auch ein Körperselbst beinhaltet. Die Ursache liegt meist in einer gestörten frühen Mutter-Kind-Beziehung, was auch zu einem mangelhaften oder *fehlenden Urvertrauen* führt. Diese Menschen fühlen sich nicht aufgehoben, sie fühlen sich im eigenen Körper weder wohl noch geborgen. Sie haben ein tiefes Gefühl der Minderwertigkeit, *fühlen sich beschmutzt und ekelhaft* und verachten sich selbst. Die Ablehnung des eigenen Körpers kann so weit gehen, dass *Lac caninum*-Menschen es kaum noch ertragen, sich selbst anzusehen, sich zu fühlen, oder sich selbst zu berühren. Der eigene Körper ruft dann bei ihnen ein albtraumartiges Ekelgefühl hervor und sie ergehen sich in endlosen Selbstabwertungen und Selbstbeschimpfungen.
Lac caninum-Menschen haben Identitätsprübleme, sie trauen

ihren eigenen Wahrnehmungen nicht und wissen manchmal nicht mehr, wer sie eigentlich sind. Sie werden dann nervös, rastlos, verzweifelt und hoffnungslos. Nichts scheint mehr lohnenswert, dafür zu leben und sie leiden unter vielen Ängsten und Einbildungen. Auch sind sie ärgerlich und reizbar, haben viele Aggressionen und schimpfen manchmal voller Wut oder sogar richtig hasserfüllt.
Die Ablehnung der ernährenden und lebensspendenden Funktion des Körpers führt auch zu *Schwierigkeiten mit der Mutterrolle* und kann sich zum Beispiel im Versiegen der Milch oder in anderen Stillproblemen äußern. Auch kann sich die Ablehnung des Körpers und der Wunsch, reiner Geist zu sein, in dem Gefühl ausdrücken, zu schweben, also körper- und schwerelos zu sein. *Lac caninum*-Menschen können eine starke Einbildungskraft haben, oder aber vergesslich und unfähig sein, die Gedanken zu sammeln und sich zu konzentrieren.

Charakteristika:

-*häufiger Seitenwechsel der Beschwerden*;
-Beschwerden der *Mammae*; Milchmangel; Mastitis;
-*Halsentzündungen*, vor allem im Zusammenhang mit der Periode;
-*Gefühl, körperlos zu sein*, zu schweben, *oder beschmutzt* zu sein, fühlt sich ekelhaft und verachtet sich selbst.

6.31. **Lachesis muta** (lach) (Gift der Buschmeisterschlange)

Verschl.: Nach Schlaf, morgens, Hitze, extreme Temperaturen, Schlucken, Geräusche, Berührung / Druck an Hals oder Taille, Klimakterium, Alkohol;
Besser.: Im Freien, freie Absonderungen, kalte Getränke, harter Druck;

Hauptangriffspunkte: Nerven, Blut, Herz, Kreislauf, weibliche Genitalien, Hals, *linke Seite*, von links nach rechts;

Leitsymptome:

-*linksseitige Beschwerden*; Tendenz zu Ulzerationen; Hautausschläge;
-warmblütig, purpurrot; *schlimmer durch Wärme* jeder Art, oder durch Wechsel von kalt zu warm;
-Hämorrhagien, *Blutungsneigung*; purpurfarbene bläuliche Verfärbungen;
-Gerinnungsstörung; Blut dunkelrot, dünn, nicht geronnen, schwärzlich;
-besser durch Absonderungen, insbesondere Menses; schlimmer vor der Menses;
-große Empfindlichkeit gegen Berührung / Druck an Hals, Taille und Magengegend;
-übermäßige Empfindlichkeit der Körperoberfläche gegen Berührung; der CTG-Gurt ist ihr unerträglich;
-*wellenförmige, berstende, hämmernde oder pulsierende Schmerzen*;

-Endokarditis und Myokarditis (*crot-h, naja*), organische Herzleiden, Angina pectoris, Herzinfarkt;
-besser durch frische Luft und Bewegung, schlimmer durch Ruhe;
-schlimmer während und nach dem Schlaf; „schläft sich in die Verschlimmerung hinein"; schlimmer morgens nach dem Schlaf;
-entzündete *Haut oder Schleimhaut oft dunkelblau oder purpurn verfärbt* und durch mäßiges Ödem geschwollen;
-Wunden und Geschwüre mit mangelhafter Heilungstendenz, keine Eiterbildung; dünne, übelriechende Absonderung; Tendenz zu Nekrose oder gar Gangrän;
-Geschwüre sehr empfindlich gegen Berührung, Schmerzen besser durch Wärme;
-Neigung zu Embolien, Thrombosen oder Venenentzündungen (*crot-h*);
-*Halsentzündungen*, v.a. Tonsillitiden mit dunkel blauroter Verfärbung und widerlichem Mundgeruch; Halsbeschwerden schlimmer durch warme Getränke;
-alle Ausscheidungen (vor allem der Stuhl) sind übelriechend;
-Blutdrucksenkung, Kollapsneigung, Neigung zu Ohnmacht bei plötzlichem Lagewechsel;
-Virusinfektionen; *Sepsis* und septischer Verlauf von Infektionskrankheiten;

<u>Fallberichte Schwangerschaft</u>:

-beständiges Erbrechen in der Schwangerschaft, das am späten Nachmittag oder abends auftritt;
-Abgang schäumenden Harns und Diarrhoe, die sich immer nach Schlaf verschlimmert;
-Blutungen;
-Thrombose, Embolie;
-Albuminurie mit Pleuraerguß und sehr ausgeprägter ödematöser

Vergrößerung der linken Seite und des linken Beines;
- Eklampsie; Abort;
- Hypertonie, Herzbeschwerden;
- Schwangerschaftserbrechen; Haarausfall;
- Krampfadern blau, dunkel; Phlebitis;
- hämmernde Schmerzen in Varizen oder Hämorrhoiden;

Fallberichte Geburt:

- der Wehenschmerz strahlt bis zum Hals aus;
- Schwermut bei Wehen;
- gereizte Stimmung, lehnt Behandlung ab;
- Muttermund spastisch kontrahiert, mit Hals- und Herzsymptomen;
- Geburtsstillstand;
- intrapartale Hypoxie;
- Amnioninfektionssyndrom;
- (drohende) Sepsis;

Fallberichte Wochenbett / Stillzeit:

- (eklamptische) Krampfanfälle im Wochenbett: 65 Krampfanfälle, die jeweils linksseitig begannen, vor allem im Gesicht, lange anhielten und am stärksten Nacken und Kehle betrafen;
- heftige Krämpfe der unteren Extremitäten, mit Kälte der Füße, Überstrecken des Körpers und Schreien;
- seit einem Sonnenstich vor zwei Jahren, bis zur Niederkunft kürzlich, immer im Bett gewesen; zwei Stunden nach der Entbindung Krampfanfälle; nach zwölf Stunden komatös, mit großer Hitze am Hinterkopf und Hals, trockenem Mund und Pulslosigkeit;
- Wochenbettkonvulsionen (eklamptische Krampfanfälle): Gesicht aufgedunsen, Mund voller Schaum und Blut, Kiefer

krampfhaft geschlossen, Zunge schrecklich aufgeplatzt; voller und harter Puls, unregelmäßige Atmung; tiefes Koma, das von beängstigenden Krampfanfällen unterbrochen wird; plötzliches und gewaltsames Vorwölben der Zunge;

-Peritonitis im Wochenbett, mit bläulich-livider Gesichtsfarbe, geschwollenem Abdomen, Harn- und Stuhlverhalt, dünnem und übelriechendem Wochenfluss; Bewusstlosigkeit und täglich heftige Frostschauer;

-Metritis mit aufgetriebenem Abdomen und dünnflüssigem, jauchigem Wochenfluss;

-Phlegmasia alba dolens (schmerzhafte Venenentzündung im Wochenbett);

-nach der Entbindung Schmerzen in den Ovarien;

-bei stillenden Frauen: rote und eingerissene Zungenränder, mit starken, brennenden Schmerzen;

-Mastitis mit stechend schneidenden Schmerzen; die Brust ist bläulich, mit schwärzlichen Streifen, und die Schmerzen ziehen hinab bis in den Arm;

-die Mamma hat ein bläuliches oder violettes Aussehen; Frostschauer nachts und Hitzewallungen bei Tag;

-Absonderung dünner, bläulicher Milch; das Kind mag nicht saugen; nachdem das Kind eine Weile gesaugt hat, bekommt die Milch eine natürliche Farbe;

-Milch dünn und blau; sie erwacht traurig und verzweifelt;

-Mammae geschwollen, Brustwarzen geschwollen, aufgerichtet und schmerzhaft bei Berührung; juckender Hautausschlag auf und um die Brustwarze;

-Brustwarzen extrem berührungsempfindlich, schon die Kleidung ist unangenehm

-Endometritis, Lochialstau, Sepsis; übelriechende Lochien; dunkles, klumpiges Blut;

-redet unentwegt, ist sehr eifersüchtig, neidisch, misstrauisch und aggressiv;

Fallberichte Neugeborene / Säuglinge:

-Asphyxie/Zyanose infolge Nabelschnurumschlingung/ Steckenbleiben im Geburtskanal;
-Amnioninfektionssyndrom nach stinkendem, übelriechendem Fruchtwasser;
-Atemstörung bei Infektionen;
-drohende oder bestehende Sepsis;

Psychisches Bild:

Lachesis-Menschen sind redselig, scharfzüngig, witzig und geistreich, sie sind geistig sehr aktiv, springen von einem Thema oder einer Geschichte zur nächsten, und ein Gedanke scheint geradezu den anderen zu jagen. Sie sind heiter, gut gelaunt, leistungsfähig, sind voller Phantasie und origineller Einfälle. In allem sind sie sehr *intensiv und leidenschaftlich* und neiden zu extremen Verhaltensweisen. Sie haben ein starkes sexuelles Verlangen und sind sehr eifersüchtig. In allem ist ein mehr oder weniger latent *aggressives, wetteiferndes* Bestreben spürbar, sie sind eigensinnig, empfindlich und reizbar und neigen zu Arroganz, Hochmut und Neid. Hintergrund ist ihr starkes *Verlangen danach, geliebt, verehrt und bewundert zu werden.* Diese Bewunderung versuchen sie ständig und überall zu bekommen, zum Beispiel durch sich-zur-Schau-stellen oder durch Prahlen, was oft auch geschmacklos erscheint. *Lachesis* neigt zu *Misstrauen* und *Argwohn* und ihre *Eifersucht* richtet sich auf die Befürchtung, dass ihnen die Liebe entzogen und jemand anderem gegeben wird. Auch die geistige Überaktivität, mit Zuständen bis hin zur Ekstase, dient dem Zweck, Bewunderung zu erlangen. Wenn ihnen diese verwehrt wird, wenn sie sich abgewertet oder missachtet fühlen, leiden sie viel stärker darunter als andere Menschen und können arrogant, aggressiv, rachsüchtig und sogar hasserfüllt und sehr gewalttätig reagieren. Solche Menschen wissen sehr genau, was sie wollen, sie sind sehr selbstbezogen und auf ihren eigenen Vorteil bedacht und verstehen es, auch andere Menschen für die eigenen Vorhaben einzuspannen.

Charakteristika:

-*redselig, leidenschaftlich, eifersüchtig;* neigt zu aggressiven Ausbrüchen in der Wut;
-Neigung zu *Blutungen und bläulich-roten Verfärbungen*;
-*linksseitige* Beschwerden;
-warmblütig, schlimmer durch Wärme;
-*schlimmer während und nach Schlaf*;
-Infektion, Fieber, *Sepsis*; bedrohliche, heftige Zustände.

6.32. **Lilium tigrinum** (lil-t) (Tigerlilie)

Verschl.: Wärme, Fehlgeburten, Gehen, Stehen, Trost, abends (17-20 Uhr);
Besser.: Im Freien, an der frischen Luft, Beschäftigung;

Hauptangriffspunkte: weibliche Genitalen, Uterus, Ovarien, Herz, Rektum, Blase; linke Seite;

Allgemeine Leitsymptome:

-starkes *herabdrängendes Gefühl* ("bearing down"), wie wenn der ganze Beckeninhalt zur Scheide hinaus wollte; muss deshalb die Hand vor die Scham pressen (oder die Beine kreuzen) (*sep*);
-verzögerte Rückbildung; Schwäche nach der Geburt; Lochien zu stark und wundmachend;
-ovarielle Beschwerden sowie geschlechtliche Erregung mit Herzbeschwerden;
-Dysmenorrhoe; Regel zu früh, spärlich, schwarz, mit Gerinnseln, übelriechend; bräunlicher Ausfluss;
-Periode stärker beim Umhergehen, hört beim Ruhen auf;
-nervöse *Herzstörungen* mit Angstgefühlen;
-*heftige und leidenschaftliche Gemütsausbrüche*, innere Ruhelosigkeit, gehetzt wirkende Gedanken und Bewegungen, unangemessene oder übertriebene Reaktionen;
-Sättigung schon nach kleinen Mahlzeiten;
-fühlt sich trotz der allgemeinen Frostigkeit im Freien besser;

Fallberichte Schwangerschaft:

-morgendliche Übelkeit, häufiges und reichliches Urinieren, Herzklopfen;

Fallberichte unter der Geburt:

-neuralgische Schmerzen (Nervenschmerzen) im Uterus;
-Schmerzen in den Ovarien, die sich nach unten, in die Innenseite der Oberschenkel erstrecken;
-während der Wehen ein Abwärtszerren von den Schultern und der Brust; Gefühl, als müsse sie festgehalten werden;
-unter der Geburt beständiger Druck auf das Rektum, mit Stuhldrang; anhaltender Druck auf die Blase, mit ständigem Harndrang;

Fallberichte Wochenbett / Stillzeit:

-langsame Wiederherstellung nach der Entbindung, Wochenfluss zu lange, sehr reichlich und wundmachend; mangelhafte Rückbildung der Gebärmutter im Wochenbett (Subinvolution); zerrende Schmerzen; schmerzhaftes Beißen in der Harnröhre nach dem Urinieren; befürchtet eine unheilbare innere Krankheit;
-entband vor vier Wochen; wurde schon immer von hochgradiger Verstopfung geplagt; Hämorrhoiden in der ersten Woche nach den Wehen, schmerzhaft, berührungsempfindlich und juckend; sehr reichlicher, reizender Fluor oder anhaltender Wochenfluss, mit Rücken- und Hüftschmerzen; Schmerz und Beißen in der Harnröhre nach dem Harnlassen; Abwärtszerren beim

Stuhlgang, als ob die inneren Organe durch die Scheide heraustreten würden und durch Stützen der Vulva mit den Händen zurückgehalten werden müssten, schlimmer durch Bewegung; fürchtet sich sehr vor Geisteskrankheit;

Psychisches Bild:

Ein wichtiges Thema ist die Schöpfungskraft, *Lilium tigrinum möchte aus sich heraus schöpfen* und lehnt die Ergänzung von Männlichem und Weiblichem ab. Unbewusst lehnt sie die Zusammenarbeit bei der Schöpfung und das Zusammenspiel von Körper und Geist ab und verliert dadurch die Gemeinschaft mit den anderen und den Zusammenhalt von Körper und Psyche. *Lilium tigrinum* hat manchmal ein wildes Gefühl im Kopf, als werde sie verrückt und neigt zu nervösen Herzbeschwerden mit Angstgefühlen.
Diese Menschen sind in ihrem Wesen *sehr akut und intensiv*. Sie können sehr reizbar sein und zeigen hysterisch-gewalttätige Züge mit der Neigung zu fluchen, zu schlagen oder zu obszönen Gedanken.
Bei *Lilium tigrinum* steht auch immer eine gewisse *Sinnlichkeit* im Raum. Sexualität ist für sie sehr wichtig, sie hat ein starkes sexuelles Verlangen, empfindet dieses aber als etwas Sündiges. *Sexuelle Erregung* oder sogar sexuelle Exzesse werden *gefolgt von religiösen Schuldgefühlen*.
Ein weiteres wichtiges Thema ist die *schöpferische Produktivität*, Arbeit und Leistung sind ihr sehr wichtig. *Lilium tigrinum* ist immer in Eile und beschäftigt, scheint oft ziellos und hastig, wie unter dem Druck drängender Pflichten.

Charakteristika:

-ovarielle oder *Menstruationsbeschwerden*;
-*Herzbeschwerden* und -störungen;
-*herabdrängendes Gefühl*, abwärtsziehender Schmerz im kleinen Becken;
-leidenschaftliche, intensive und heftige Menschen, deren *starke Sexualität gepaart* ist *mit religiösen Schuldgefühlen.*

6.33. **Lycopodium** (lyc) (Sporen des Bärlapp)

Verschl.: Druck der Kleidung, Wärme, Erwachen (*lach*), Essen (vor allem blähende Speisen), Menses, 16 bis 20 Uhr (*Helleborus*), morgens;
Besser.: Bewegung, im Freien, warme (Speisen und) Getränke, Kälte, Entblößen;

Hauptangriffspunkte: Verdauungstrakt, Urogenitaltrakt, innerer Hals, Leber, Gehirn, Lunge; rechte Seite;

Allgemeine Leitsymptome:

-tagsüber Beschwerden, *schlimmer gegen Abend (von 16 bis 18, oder bis 20 Uhr)*, besser nachts; zum Beispiel Gallen- oder Nierenkoliken von 16 bis 20 Uhr;
-übelriechender Harn, beim Wasserlassen Brennen in der Harnröhre;
-Schrumpfung der *Leber*; verlängerter Neugeborenenikterus;
-hartnäckige Verstopfung, Trockenheit der Schleimhäute, große Erkältungsneigung; *Säuglinge mit immer verstopfter Nase*;
-Gasansammlung im Magen mit lästigem Aufgetriebensein im Unterbauch und Darmkollern; Blähungen, Aufstoßen, Sodbrennen;
-Blasen auf der Zunge, *Völlegefühl* nach dem Essen, schmerzhafte Hämorrhoiden, Harnverhalt, Impotenz, Unfruchtbarkeit;
-*gastrointestinale Beschwerden und Harnwegssymptome*; Beschwerden der oberen und unteren *Atemwege*;
-Wehenschwäche, Wehen hören auf; Wehen zu schmerzhaft,

unerträglich;
-Muttermund rigide; Furcht, zu versagen;
-der Nabel „suppt“ oder blutet; Windeldermatitis; Stuhl und Urin machen wund;
-die Brustwarzen sind wund, rissig, schorfig; stechen und brennen; mit blutig-wässriger Sekretion; bluten beim Stillen;
-nervöse Tics, Zuckungen;
-Rheumatismus und Gicht;
-besser durch kühle, frische Luft, hat das Bedürfnis, ins Freie zu gehen; Bewegung bessert, schlechter in Ruhe; Verlangen nach Frischluft, Abneigung gegen Zugluft;
-*magere Personen* mit einem abgezehrten, furchenreichen Gesicht; faltige Kinder, die alt aussehen;

<u>Fallberichte Schwangerschaft</u>:

-während des ersten Monats der Schwangerschaft große Übelkeit; vollständiger Appetitverlust; Schwellung der Knöchelvenen und reißender Schmerz bei jeder Bewegung;
-der Appetit vergeht nach dem ersten Bissen, sie kann gar nichts essen bei stetem Sättigungsgefühl, mit Ekel bis zum Erbrechen beim geringsten Genuss;
-nach jedem Essen Sodbrennen aus dem Magen heraus, mit Aufsteigen von Säure in den Mund;
-im dritten Monat der Schwangerschaft: Neigung zu Ansammlung von scharfem Wasser im Magen mit Krämpfen; Verstopfung;
-vergeblicher Stuhldrang und ein Gefühl von Drängen, das bloß bis an den Mastdarm geht, bei schmerzhaft verschlossenem After;
-sie sagt, ihr Bauch sei wie ein Hefetopf, so stark sei die Gärung darin; bei Diarrhoe;
-vor dem Urinieren sehr heftiger Schmerz im Rücken, der aufhört,

wenn der Harn fließt;
- während des fünften Monats der Schwangerschaft: heftige, krampfartige Schmerzen in der Blase und Neigung zum Wasserlassen, aber Unfähigkeit dazu; Auftreibung des Bauches von eingeklemmten Blähungen;
- Jucken in der Harnröhre beim und nach dem Harnen;
- der Fötus scheint einen Purzelbaum zu schlagen in der Gebärmutter;
- Krampfadern schwangerer Frauen;
- Veranlagung zu Fehlgeburt; Molen;
- drohender Abort mit schneidendem oder schießendem Schmerz von rechts nach links quer über den Unterbauch;

<u>Fallberichte unter der Geburt:</u>

- lange anhaltende Gebärmutterblutung, vor und nach einer Fehlgeburt;
- muss während der Wehen ständig in Bewegung bleiben; geht im Zimmer weinend auf und ab; die Wehenschmerzen laufen nach oben; besser durch Stellen des Fußes gegen eine Stütze und abwechselndes Drücken und Entspannen, als wollte sie den ganzen Körper durchrütteln;
- während der Wehen: beim im Bett Liegen fühlt sie sich, als ob sie vor Schwäche sterben werde; der Unterkiefer fällt herab, die Atmung ist langsam und durch den Mund, die Augen sind halb geöffnet; beim Gehen muss sie die Hände herunterhängen lassen; die Knochen der Beine sind schmerzhaft; plötzlich tritt Schwäche auf, sogar im Sitzen;
- bei den Wehen krampfartige Kontraktionen des Gebärmutterhalses, die Schmerzen sind unerträglich, mit Hin- und Herwerfen des Körpers, "Tanzen und Hochspringen" während der Schmerzen;

Fallberichte Wochenbett / Stillzeit:

-Harndrang mit Harnverhaltung und einem anhaltenden Gefühl von Herabdrängen;
-drei Tage nach der fünften Entbindung war der Bauch sehr groß aufgetrieben; sie erwachte um Mitternacht von einem Erstickungsanfall, mit Kopfschmerzen, Blutandrang, der Kopf schien, als ob er zerspringen würde, die Nase blutete ein wenig; die Füße waren kalt, der Wochenfluss unterbrochen; sie hatte Aphthen nach jeder Entbindung und immer schnelle Geburten;
-Nachwehen mit Stechen im rechten oder linken Unterbauch und Drängen in Richtung Leistenregion;
-Kindbettfieber mit einem Gefühl, als ob heiße Kugeln von jeder Mamma zum Rücken hindurch fielen, den Rücken und an jedem Bein entlang hinunter rollten und von den Fersen abfielen; dies wechselte ab mit einem Gefühl, als ob Eiskugeln den gleichen Weg nähmen;
-(Absonderung von Blut aus den Mammae); das Kind saugt so viel Blut aus den Brustwarzen, dass es Blut zu erbrechen scheint, wenn es erbricht;
-Stiche und brennende Schmerzen in den Brustwarzen, und Absonderung von Blut und wässriger Flüssigkeit;
-schmerzhafte phlegmonöse Beinvenenentzündung mit Schwellung des Fußes und der Glieder; die Vena saphena ist sehr stark geschwollen und sehr empfindlich, sie kann deutlich den ganzen Weg hinauf zurückverfolgt werden;

Fallberichte Neugeborene, Säuglinge:

-großer Hunger und nach wenigen Schlucken satt;
-will ständig gestillt werden, ist nur an der Brust ruhig;
-„roter Sand“ in der Windel;

Psychisches Bild:

Das zentrale *Streben von Lycopodium* ist das *nach Schöpfungskraft und nach schöpferischer Kreativität*. *Lycopodium*-Menschen leiden auf der einen Seite unter einem großen Mangel an Selbstvertrauen und haben auf der anderen Seite ein ausgeprägtes Bedürfnis, ihre Kreativität, ihren Witz und ihre Fähigkeiten unter Beweis zu stellen. Sie fühlen sich unfähig, sind unsicher und haben viele Versagensängste. Daher meiden sie Verantwortung, geraten schnell unter Druck und reagieren dann gestresst. Sie sind steif und kontrolliert, verstecken sich hinter einem ausdruckslosen Gesicht und versuchen, sich immer im Griff zu haben. Dabei sind sie jedoch innerlich zittrig und ängstlich und diese Anspannung kann sich dann auch in nervösen Tics, wie Blinzeln oder Zuckungen, ausdrücken.
Schon als Kinder sind sie ruhig und nett, brav, verklemmt, nervös, mögen keinen Körperkontakt mit Fremden und werden ganz steif, wenn man sie in den Arm nimmt. Sie sind vorsichtig, zurückhaltend und abwartend, meiden Risiken und Konfrontationen und halten sich bei Streitigkeiten lieber heraus.
Kompensatorisch sucht *Lycopodium* Anerkennung, strebt nach Macht und scheinbarer Überlegenheit und neigt manchmal zu Prahlereien. Als Erwachsene können *Lycopodium*-Menschen zum Beispiel am Arbeitsplatz sehr angepasst, zu Hause dann aber ausgesprochen diktatorisch sein. *Lycopodium*-Menschen haben einen klaren Verstand, sie sind eher kopflastig und eine ihrer größten Ängste ist es, sich zu blamieren oder ausgelacht zu werden.
In der Haltung des vermeintlichen Triumphes über ihr Leiden können *Lycopodium*-Menschen versuchen, sich durch geistige Kreativität, durch verbalen Scharfsinn oder Witz, durch künstlerische Schöpfungskraft, oder durch große

Fortpflanzungsfähigkeit hervorzutun. Hinter diesem Streben steckt jedoch ein tiefer Zweifel daran, zu schöpferischer Kreativität überhaupt befähigt zu sein. Diese Menschen zweifeln an ihrer *Fähigkeit zur Elternschaft*, nämlich Kinder zu zeugen, sie zu erziehen, aber auch dem Nächsten (zum Beispiel Angestellten oder Untergebenen) hilfreich und lehrreich zur Seite zu stehen.
Sie leiden an Störungen im Bereich der Fortpflanzungsorgane oder der Sexualität und scheuen tiefere emotionale Beziehungen und Bindungen. Trotzdem können sie nicht gut alleine und auf sich gestellt sein und dieser Nähe-Distanz-Konflikt drückt sich in der *Lycopodium*-typischen "Vorliebe für Leute im Nebenzimmer" aus, also für Gesellschaft, die ihnen nicht wirklich nahe kommt.

Charakteristika:

-*Völlegefühl*, geblähtes Abdomen, hartnäckige *Verstopfung*;
-Harnwegs- und Atemwegserkrankungen;
-rheumatoide Beschwerden;
-*rechts*seitige Beschwerden und Verschlimmerung der Beschwerden *von 16 bis 20 Uhr*;
-*besser im Freien und besser durch Bewegung;*
-zurückhaltende und etwas verklemmte Menschen mit einem großen *Mangel an Selbstvertrauen.*

6.34. **Magnesium carbonicum** (mag-c) (Magnesiumcarbonat)

Verschl.: Abends, nachts, Ruhe, Geräusche, Kälte, Bettwärme, Milch, alle 3 Wochen, Kinder, Säuglinge, Schwangerschaft, Berührung, 3-4 Uhr morgens;

Besser.: Durch Bewegung, im Freien, Druck, Wärme, Zusammenkrümmen, in der Sonne, nach 15 Uhr, nach Stuhlgang;

Hauptangriffspunkte: Verdauungstrakt (vor allem *Magen*), Nerven;

Allgemeine Leitsymptome:

-*Folgen von Schock, Schlägen, geistiger Anstrengung, Ärger, Kränkung, Gefühlsausbrüchen, Schwangerschaft oder extremer Fürsorge und Sorge;*

-Menschen, die viele Sorgen haben; Verlassenheitsgefühl;

-die Mutter-Kind-Beziehung ist gestört, die Mutter hat wenig Zeit für das Baby;

-*starke Erkältungsneigung bei Verlangen nach frischer Luft*;

-besonders heftige Schmerzen, begleitet von Schweißen;

-Beschwerden der Nerven (vor allem Gesichts- und Zahnnerven), mit scharf einschießenden Schmerzen entlang des Nervenverlaufs, muss umhergehen;

-*alle Sekrete sind sauer, von saurem Geschmack und saurem Geruch*;

-Diarrhoe: sauer, grün, schaumig; vorher heftiges Leibschneiden, das zum Zusammenkrümmen zwingt;

-teigiger Stuhl, der aussieht, als könne er zu jeder beliebigen Form modelliert werden
-der Stuhl sieht aus wie Froschlaich, gelantieneähnlich, mit Bläschen und Krümeln, grün, schaumig;
-die Ausscheidungen riechen sauer;
-bei Schilddrüsenstörungen sollte man nach *Iodum* zuerst und vor allem an *Magnesium* denken;
-Abmagerung, Entkräftung; die Kinder gedeihen nicht; die Milch geht unverdaut hindurch bei gestillten Kindern; Muttermilchunverträglichkeit;
-Kinder mit Abszessneigung und vergrößerten Drüsen;
-*calc* und *mag-c* zeigen beide Wachstumsstörungen, schlechten Ernährungszustand, allergische Zustände, Asthma, Heuschnupfen, Ekzeme, Urtikaria, Erkältungs- und Infektneigung, Furunkel, Abszesse, Vergrößerungen und Entzündungen des adenoiden Gewebes ("Drüsen"), rheumatische Diathese, Übersäuerung, Krampfneigung;
-bei Säuglingen und Kleinkindern, wenn *calc* angezeigt scheint, aber nicht ausreichend hilft;
-starke *nervöse Erschöpfung mit ständigem Frieren und Frösteln*;
-kälte- und wärmeempfindlich, mit anfallsweisen Beschwerden;
-Hautsymptome wie *sulph* (nässende Ekzeme; Jucken; verschlechtert durch Bettwärme oder warmes Bad);
-nach zu viel Magnesium-Gabe in der Schwangerschaft;

Fallberichte Schwangerschaft:

-Zahnschmerz während der Schwangerschaft, mehr nachts;
-während der Schwangerschaft: ständige Übelkeit, kein Erbrechen; saurer Geschmack und saures Erbrechen; Appetit auf bestimmte Arten von Speisen; Gesichtsfarbe erdig; Neigung zu weinen; Stiche in der linken Seite unter den kurzen

Rippen; alle Symptome verschlimmern sich jede dritte Woche; viel Rauheit, schmerzendes Stechen oder Brennen im Hals, mit Brechneigung; Aufstoßen schmeckt nach faulen Eiern;
-saures Erbrechen; Verlangen nach Fleisch, kaltem Wasser, Brot; Abneigung gegen Gemüse, Milch;
-Ekel, doch ohne Brecherlichkeit; mit Brecherlichkeit abends, unter Schmerz und Kälte im Magen;
-Diarrhoe in der Schwangerschaft, mit grünen, wässrigen, schaumigen, schleimigen Durchfällen; regelmäßig alle drei Wochen;

Fallberichte Geburt:

-Krampfwehen; die Wehen sind zu schmerzhaft;
-Verzweiflung und Schreien durch die Wehenschmerzen;
-sekundäre Wehenschwäche; Wehen sind schwach, hören auf;
-protrahierte (sich in die Länge ziehende) Geburt;

Neugeborene, Säuglinge:

-Kolikschmerzen, die sich schließlich durch Entleerung von grünem, flüssigem Stuhl bessern; dies wiederholt sich viele Male, tagsüber und nachts;
-vor dem Stuhlgang hört man viele Bauchgeräusche, wobei schmerzhafte Blähungen abgehen, die den Säugling zum Zusammenkrümmen zwingen; auch während des Stuhlgangs treten Krämpfe auf;
-grüne, wässrige, sehr sauer riechende Diarrhoe und starke Abmagerung;
-grüne, schaumige Durchfälle, wie das Grüne auf einem Froschteich;

-anhaltende, saure, eher weißliche, wässrige Diarrhoe;
-auf dem Stuhl schwimmen weiße Klümpchen, die aussehen wie Rinderfett;
-leidet entweder unter übermäßiger Versorgung oder unter Vernachlässigung;

Psychisches Bild:

Magnesium carbonicum-Menschen sind *sehr familienverbunden*, bei ihnen dreht sich alles um die Familie und um den familiären Zusammenhalt. Sie sind extrem fürsorglich und fühlen sich nur wohl, wenn sie alle Familienmitglieder um sich haben und diese umsorgen und behüten können. Gegen Streitigkeiten sind sie sehr empfindlich, haben ein großes Bedürfnis nach Harmonie und versuchen im Streitfall immer zu vermitteln und Frieden zu stiften.
Hintergrund ist ihre tiefe *Sehnsucht nach beschützender Obhut, danach, beschützt, behütet, ernährt und unterstützt zu werden*. Sie sehnen sich nach der Kindheit, nach Freude und Sorglosigkeit.
Ausgeprägt ist ihre Ängstlichkeit. Sie sind besorgt, nervös, unruhig und schreckhaft und neigen zu ängstlichen Beklemmungen, als ob sich etwas Schlimmes ereignen werde. Unter Bedingungen oder Lebensumständen, in denen sie das Grundverlangen, behütet und beschützt zu werden, nicht kompensieren können, *fühlen sich* diese Menschen *schnell verlassen, vernachlässigt, oder ausgesetzt*.
Dann werden sie überempfindlich, nervös und leiden unter starken Unsicherheitsgefühlen. Vor allem tritt dann ihre extreme *Gefühlslabilität* verstärkt zutage. Hysterische Überreiztheit mit nervösen Beschwerden kann in Wutausbrüche umschlagen, von denen sie völlig beherrscht werden. Ärger, Übellaunigkeit und Streitsucht sind typisch, wenn *Magnesium carbonicum*-Menschen

das Gefühl haben, den Schutz und die Unterstützung entbehren zu müssen, die sie so dringend brauchen. Sie empfinden dann keinerlei Freude mehr, lehnen jedes Vergnügen ab und erleben die Umwelt als feindlich und bedrohlich. Als Kinder können sie durch Hyperaktivität und unkontrolliertes, ungezügeltes Verhalten auffallen.
Eine andere, gegenteilige Haltung ist die, in der *Magnesium carbonicum* ungebunden und unabhängig sein will und es weder leiden kann, wenn man sich um sie sorgt, noch sich um andere sorgen und kümmern möchte.

Charakteristika:

-*Erkältungsneigung* bei Verlangen nach frischer Luft;
-*nervöse Erschöpfung* mit ständigem Frieren und Frösteln;
-*Folgen emotionaler Traumatisierungen*;
-*Ausscheidungen und Sekrete sind von saurem Geschmack und Geruch*;
-Menschen mit einem starken Bedürfnis *danach, beschützt, behütet, ernährt und unterstützt zu werden,* oder Folgen von Vernachlässigung.

6.35. **Medorrhinum** (med) (Gonokokkeneiter)

Verschl.: Feuchtigkeit, tagsüber (vor allem vormittags), Drandenken, im Gebirge, Hitze, während Gewitter;
Besser.: Liegen auf dem Bauch (oder Knie-Ellenbogen-Lage), *nach Sonnenuntergang* (nachts), frische Luft, hartes Reiben, feuchtes Wetter, *am Meer*;

Hauptangriffspunkte: Gemüt, Nerven, Schleimhäute, Wirbelsäule, linke Seite;

Leitsymptome:

-*Erwartungsspannung*, Erwartungsangst;
-typischerweise deutliche *Verbesserung am Meer*;
-chronische oder wiederkehrende *Infektionen der Urogenitalorgane*, unter Umständen mit Sekreten, die nach Fischlake riechen;
-Sterilität nach wiederkehrenden Adnexitiden; Endometriose;
-Adnextumore, Ovarialzysten, vor allem links;
-Herpes simplex, Herpes genitalis;
-*Asthma, Neurodermitis, urogenitale Beschwerden*;
-wundmachende Windeldermatitis; eitrige Bindehautentzündungen; Milchschorf (dick, gelb und schmierig-weich);
-Rheuma, chronische rheumatoide Beschwerden schlimmer in feucht-kaltem Wetter;
-reichliche Absonderungen, die eine regelrechte Ventilfunktion erfüllen; daher Verschlimmerung durch Unterdrückungen;

-*Überempfindlichkeit der Fußsohlen*; schmerzhafte, geschwollene, juckende oder empfindliche Fußsohlen;
-Down-Syndrom und geistige Retardierung;
-Nachtmenschen, je später der Abend, desto aktiver und intensiver;
-Verschlimmerung der Beschwerden tagsüber und Besserung nachts (von Sonnenunter- bis Sonnenaufgang);

Beschwerden der weiblichen Sexualorgane:

-starke Schmerzen im linken Ovar, mit dem Gefühl eines geblähten Säckchens, das bei Druck platzen würde; Gefühl als würde das Ovar herabgezogen, was Schmerzen verursachte; beim Gehen zog der Schmerz in die linke Leiste, als stoße das Bein gegen irgendetwas an, mit viel Hitze im Körper;
-starke, quälende, neuralgische Schmerzen im ganzen Becken, die abwärts ziehen durch die Ovarien zum Uterus; schneidende Schmerzen wie von Messern, die zu Tränen und Stöhnen nötigen;
-geschwürige Schleimhautdefekte des Gebärmutterhalses, mit rissigen, zerfetzten Geschwürsrändern, entzündet und bedeckt mit Eiterfäden; bei Gonorrhoe;
-Ziehen und Schmerz im Kreuz- und Schambein, als ob die Menses einsetzen würde;
-reichliche Monatsblutung, dunkles geronnenes, auch hellrotes Blut, mit Ohnmachtsanwandlungen und leichten Schmerzen;
-starke Menstrualkoliken, zieht die Knie nach oben; mit schrecklichen, herabdrängenden, wehenähnlichen Schmerzen, stemmt die Füße gegen einen Widerstand, wie bei einer Entbindung;
-sehr dunkle Monatsblutungen, die sich nur schwer aus der Wäsche auswaschen lassen;
-ein brennender Schmerz im unteren Teil des Rückens und in den

Hüften, während der Menses;
- -nach sehr reichlicher Menses, anfallsweise neuralgische Kopfschmerzen, Zuckungen und Anziehen der Glieder und der Nackenmuskeln, die wie Drähte gespannt waren; Schmerzen im Unterbauch, mit reichlicher, gelblicher Leukorrhoe;
- -Jucken der Vagina und der Labien, schlimmer durch Drandenken;
- -kleine Geschwüre der rechten Schamlippe (hatte keinen sexuellen Verkehr seit drei Jahren und vorher nie eine Geschlechtskrankheit);
- -kurze, nach außen schießende Schmerzen, hauptsächlich in den Brüsten;
- -große, aber nicht schmerzhafte Schwellung der linken Brust;
- -Brustwarzen schmerzhaft, empfindlich und entzündet;
- -Brustwarzen schmerzempfindlich, ein gummiartiges Sekret trocknet an der Mündung und wenn es abgemacht wird, blutet es stark daraus;
- -Kälte der Mammae, v.a. der Brustwarzen; der übrige Körper ist warm, vor allem während der Menses;
- -Schmerzhaftigkeit der Mammae, sehr berührungsempfindlich, außerhalb der Menstruation;

Fallberichte Schwangerschaft:

- -extreme Hyperemesis, mit Verzweiflung, gebessert nachts;
- -vorzeitige Wehen, drohende Frühgeburt;

Fallberichte Wochenbett:

- -Lochien dunkel und übelriechend bei Uterusrückbildungsschwäche;
- -Striae der Brüste;
- -extrem berührungsempfindliche, wunde, bisweilen rissige Brustwarzen;

Fallberichte Neugeborenes/Säugling:

-Windelausschlag feuerrot, brennend, geschwollen; "Pavian-Po";
-Durchfall gelb-grün, scharf, wundmachend;
-lebhaft, unruhig, "Energie ohne Ende";
-schläft schlecht ein;
-niedriges Geburtsgewicht, extreme Gelbsucht, große Unruhe nachts;

Psychisches Bild:

Medorrhinum-Menschen sind eilig, hastig und innerlich getrieben, in möglichst kurzer Zeit möglichst viel zu erleben. Sie haben einen enormen Lebenshunger, sind genuss- und erlebnishungrig und neigen zu einem "kurzen aber intensiven Leben". Dabei sind sie sehr selbstbezogen und tendieren dazu, auch als Erwachsene relativ unreif zu bleiben. Hinter all der inneren Getriebenheit von *Medorrhinum* steht ein tiefes Gefühl der Schuld und Sündhaftigkeit.
Medorrhinum neigt zu Extremen und hat eine ausgesprochene Neigung zu Alkohol und Stimulantien (zum Beispiel Marihuana). Sie haben ein großes Freiheitsbedürfnis, fühlen sich leicht eingeengt und vermeiden es, Verantwortung zu übernehmen.
Diese Menschen sind temperamentvoll und leidenschaftlich, verlieren sich aber nicht in ihren Gefühlen, sondern behalten einen nüchternen Verstand, der die eigenen leidenschaftlichen Aktivitäten beobachtet.
Medorrhinum hat ein großes Durchhaltevermögen, das sich auf unterschiedliche Arten äußert. Erwachsene können sich exzessiv körperlich verausgaben (zum Beispiel beim Sport), Kinder toben den ganzen Tag und scheinen überhaupt nicht zu ermüden, oder

sie stehen zum Beispiel belastende Situationen oder Schmerzen durch, ohne sich etwas anmerken zu lassen.
Medorrhinum-Kinder sind frühreif, furchtlos und körperlich sehr mutig. Oft sind es Kinder mit einer besonderen Begabung, oder zurückgebliebene, geistig, emotional oder körperlich retardierte Kinder.

Charakteristika:

-Ekzeme (Neurodermitis), Asthma, urogenitale Beschwerden;
-Rheuma oder Arthritis;
-Besserung am Meer;
-schlimmer tagsüber, besser nachts;
-eilige, lebhafte, getriebene Menschen.

6.36. **Mercurius solubilis** (merc) (Quecksilber)

Verschl.: Nachts, Schwitzen, wenn erhitzt, Zugluft, Wetterwechsel, feuchtkaltes Wetter, Hitze und Kälte;
Besser.: Mäßige Temperaturen, Ruhe, morgens, Kratzen;

Hauptangriffspunkte: *Blut*, *Drüsen*, *Genitalien*, Schleimhäute, Bindegewebe, Gelenke, Knochen, Haut;

Allgemeine Leitsymptome:

-wirkt vor allem auf Haut und Schleimhäute, besonders Mund und Dickdarm, dann Harnwege;
-*reichlicher Speichelfluss, übler Mundgeruch*, faulig riechend;
-gesamte Mundhöhle entzündet; Aphthen, Geschwüre; Soor; Zungenbeläge dick, gelb;
-eines der Hauptmittel für Colitis ulcerosa;
-blutige Ekzeme; Absonderungen scharf und wundmachend;
-Sekrete dünn, schleimig, *scharf*, brennend, faulig, oder dick und gelblich-grün;
-*entzündete Teile* (Haut, Schleimhaut, Drüsen) *sind stark geschwollen*;
-Drüsenschwellungen (zum Beispiel Lymphknoten);
-*Morbus Parkinson*; Tremor, Stottern, Zungenzittern, Schwindel, epilepsieartige Krampfanfälle;
-*übelriechende*, klebrige, auch gelbliche *Schweiße*, die keine Besserung bringen, vor allem nachts;
-*schlechter nachts* (Bettwärme), besser nach Schlaf;
-temperatur- und wetterempfindlich (verträgt weder Wärme noch Kälte, verschlimmert auch durch nasskaltes Wetter);

Fallberichte Schwangerschaft:

- -morgentliche Übelkeit, starker Speichelfluß, der im Schlaf das Kopfkissen näßt;
- -viel übelriechender Speichelfluß; schwammiges, geschwüriges, leicht blutendes Zahnfleisch; Geschwüre und Aphthen im Mund;
- -nachts läuft ihr sehr viel Wasser im Mund zusammen, dabei Übelkeit, daß sie darüber aufwacht und sich übergeben muß; es kommt sehr Bitteres heraus;
- -schwächender, übelkeitsartiger Schmerz im Abdomen, vollständig gebessert durch die Stuhlentleerung;
- -schleimige Durchfälle, mit vorangehendem heftigem Drang;
- -geringe, blutig-schleimige Stühle nach langem Pressen und vorangehendem heftigem Drang;
- -Verstopfung; erfolgloser Stuhldrang, besonders nachts;
- -Stuhlverstofung; nur alle drei Tage Stuhl; Stuhl kommt nur nachts;
- -Schwellung oder Juckreiz der Vulva während der Schwangerschaft;
- -drohender Abort; häufige Schmerzanfälle im kleinen Becken, drückende Pulsation im Abdomen, Pressen in Richtung äußeres Genital, welches so geschwollen war, daß sie kaum sitzen konnte; das Pressen ist zeitweise begleitet von einem Ausfluß rötlichen Schleims;
- -wiederholte Fehlgeburten am Ende des dritten Monats, oder schon vorher;
- -treibt Molen aus;
- -drohender Abort mit Blutung, bei Schwellung der äußeren Genitalien und der Leistendrüsen;
- -drohender Abort bei Auswüchsen auf dem Muttermund; tiefe Geschwüre mit ungleichmäßigen Rändern;

-genitaler Herpes oder andere Infektionen mit Geschwüren und unangenehmem Ausfluss;
-faulige oder schmierige Diarrhoe mit Blut oder Schleim, übermäßigem Speichelfluss und unangenehm riechendem Schweiß; schlimmer nachts;
-Schwangerschaftsbeschwerden mit Zungen- und Zahnfleischschwellungen, Speichelfluss, Zahnfleischbluten und üblem Mundgeruch;
-Frühgestose, Präeklampsie, komplizierende Hypertonie, Nierenprobleme, schwere psychische Krisen, drohendes HELLP-Syndrom;
-drohender Abort mit Blutung und Schwellung der äußeren Genitalien und der Leistenlymphknoten;

Fallberichte unter der Geburt:

-bei den Wehen ein tiefer, wunder Schmerz im Becken, der in das Kreuz zieht;
-Weinen vor Schmerz bei den Wehen, fühlt sich völlig erledigt und ohne Widerstand;
-die Wehen hören auf;
-Blutungen während und nach den Wehen;

Fallberichte Wochenbett / Stillzeit:

-Krampfanfälle im Wochenbett mit viel Speichelfluß und ständigem Tröpfeln aus dem Mund; hauptsächlich Krämpfe der Extremitäten;
-Wochenfluß vermehrt nachts, mit Schwellung und Entzündung der Genitalien; geschwollene und schmerzhafte Leisten;
-Mastitis mit spärlicher oder schlecht schmeckender Milch, das Kind verweigert die Brust; Brustwarzen wund und schmerzhaft;

-Mammae geschwollen und hart, mit zur Verzweiflung treibenden Schmerzen; ulzerierte Brustwarzen; Eiterbildung in den Mammae;
-harte Schwellung der Mammae mit Wundheitsgefühl und wie roh;

Psychisches Bild:

Das zentrale Thema von *Mercurius* sind *Ordnung und Chaos*. *Mercurius möchte seine eigene, vollkommene Ordnung erschaffen* und lehnt andere Ordnungsprinzipien wie gesellschaftliche Normen, Konventionen und Gesetze ab. Er erlebt sie als sinnlos und widersetzt sich ihnen, reagiert auch sehr empfindlich gegen Verbote. Dadurch verlieren diese Menschen den inneren Halt, die Sicherheit, Ruhe, Gelassenheit und Zufriedenheit. Sie sind gehetzt, nervös, rastlos und gereizt.
Sie erleben die Welt als ein Chaos ohne Sinn, Zweck und Ordnung und leiden unter einem tiefen Gefühl der Sinnlosigkeit. In dem Versuch, die Ordnung herzustellen, die sie selbst nicht leben können, können sie sehr gewissenhaft sein.
Sie selbst sind zwar chaotisch, *brauchen* aber ein *geregeltes Leben und stabile Verhältnisse*, um ihre innere Instabilität auszugleichen. Daher sind sie recht empfindlich gegen Veränderungen, in ihren Einstellungen ziemlich konservativ und wünschen sich stabile Dauerhaftigkeit, ähnlich *Calcium carbonicum*.
Mercurius-Menschen sind offen, leicht zu beeinflussen, spontan und geistig sehr flexibel. Sie haben einen labilen Charakter, *schwanken* zwischen den *Extremen* sehr vieler unterschiedlicher Emotionen und Eigenschaften und neigen auch sehr zu Schuldgefühlen.
Wenn der innere Druck zunimmt oder wenn sie sich überfordert

fühlen, neigen sie zu *aggressivem und gewalttätigem Verhalten*. Auch können sie eine narzisstische Tendenz haben, sind dann egozentrisch, stehen gerne im Mittelpunkt und erreichen das unter Umständen mit Redegewandheit und guten darstellerischen Fähigkeiten.

Charakteristika:

-reichlicher *Speichelfluß*;
-alle Absonderungen sind scharf, wundmachend;
-starke *Schwellung entzündeter Teile*; Drüsenschwellungen;
-*Verschlimmerung nachts* in der Bettwärme, mit *übelriechenden*, klebrigen *Schweißen*, die keine Erleichterung bringen;
-*chaotische* Menschen, die sich nach *Ordnung* sehnen.

6.37. **Moschus** (mosch) (Sexualduftstoff des männlichen, rehähnlichen Moschustieres)

Verschl.: Aufregung, Kälte, in kalter Luft, während des Essens;
Besser.: Im Freien (in frischer Luft), Wärme, Erwärmung, Reiben;

Hauptangriffspunkte: Nerven (sensorische, Genitalbereich), Atmung, Kreislauf;

Allgemeine Leitsymptome:

-geschäftige Betriebsamkeit, mit Schwäche, so dass alles aus den Händen fällt;
-eilig, zittrig und ungeschickt;
-krampfartige, *nervöse Beschwerden*; Lachen, Weinen, Schluckauf, Zuckungen, Ersticken, *Ohnmacht*; plötzlicher Gedächtnisverlust;
-ausgeprägtes sexuelles Verlangen; unerträgliches Kitzeln in den Genitalien;
-*Ängstlichkeit*, *Beengungsgefühle* und Spasmen; Blässe, Schwitzen und große Abgeschlagenheit;
-plötzliches nervöses *Erstickungsgefühl* oder ängstliches *Herzklopfen*; möchte einen tiefen Atemzug nehmen; besser durch Aufstoßen;
-sehr geruchsempfindlich; *Nasenbluten*;
-Leitsymptome sind *Kälte, Schwindel, Ohnmacht und Hysterie*;
-Gefühl des Fallens; plötzliche Trübheit vor den Augen; Rauschen in den Ohren wie von starkem Wind;
-Kopfschmerzen, Eingenommenheit und Schwindel, schlimmer

von Bewegung, besser an der frischen Luft;
- -ziehendes und herabdrängendes Gefühl im Unterbauch und in die Genitalien;
- -Mangel an Lebenswärme; kalte Luft verursacht Frösteln; schlimmer durch Kälte; oder: Äußerliches Frösteln mit innerer Hitze;
- -Kreislaufschwäche mit Kälte, Schwäche und Ohnmacht; *Kollaps*;
- -stechende Schmerzen;
- -reichliches Wasserlassen; Diabetes;
- -schläfrig am Tag, schlaflos in der Nacht;

Fallberichte Schwangerschaft:

- -sie klagt viel, aber über nichts im besonderen;
- -öfteres Aufstoßen von Luft, auch gewaltsames, lautes, mit Knoblauchgeschmack oder mit Geschmack wie Moschus, mit Übelkeit;
- -Ekel vor allem Essen, allein der Anblick erzeugt Übelkeit, auch bis zum Erbrechen;
- -Aufstoßen mit Heraufkommen geschmackloser Flüssigkeit; mit heißem Speichel im Mund;
- -hysterisch, mit Schwäche oder Bewusstlosigkeit, kalter Haut, blassem Gesicht und Erstickungsanfällen;
- -Erbrechen morgens, gleich nach dem Aufstehen und jedesmal, sobald etwas gegessen wurde, unter nachfolgendem Aufstoßen und Würgen;

Fallberichte Geburt:

- -Wehen mit Todesangst, blassem Gesicht und Ohnmacht;
- -Krampfanfälle unter der Geburt;
- -Wehenschwäche, verlängerter Geburtsverlauf;

Psychisches Bild:

Moschus-Menschen möchten immer Gesellschaft haben, Familie und Gemeinschaft sind ihnen ganz wichtig und sie können nicht gut alleine sein. *Sie wollen immer "dazugehören" und ihre größte Angst ist es, ausgeschlossen zu werden.* Sie achten und respektieren die Grenzen anderer und sind empfindlich gegen die Verletzung eigener Grenzen. Auch Anerkennung von anderen ist ihnen wichtig, deshalb stellen sie sich gerne dar und prahlen auch ganz gerne mal. Sie fühlen sich schnell benachteiligt oder missachtet und sind relativ schnell beleidigt.
Moschus sind aber nicht nur Gesellschaftsmenschen, sondern sie sind insgesamt recht aufgeschlossen. Sie interessieren sich für alles, für die Natur, die Welt, für alle Menschen, sind sehr mitfühlend und empfindlich gegen Ungerechtigkeiten.
Hintergrund ist ihre unbewusste *Sehnsucht nach Grenzenlosigkeit und nach Allgegenwärtigkeit.* Der Mensch an sich ist aber weder grenzenlos, noch allgegenwärtig. Er lebt als soziales Wesen in Gemeinschaften und in einer begrenzten Umgebung, seinem "Territorium". Da es *Moschus*-Menschen aber eigentlich nach ganz anderem verlangt, *verlieren sie die Fähigkeit, sich in ihrem Territorium, in ihrer Familie/Gruppe/Gemeinschaft sicher und aufgehoben zu fühlen.* So fühlen sie sich bedroht, ihre Umgebung erscheint ihnen fremd, sie haben Angst um ihr Haus oder ihre Wohnung und um ihre Besitztümer. Vor allem aber fürchten sie, ausgegrenzt und ausgestoßen zu werden.
Dann geraten sie unter einen unerträglichen Druck und reagieren *hysterisch*, mit hochdramatischen Szenen. Sie können dann einen verwirrten, wie berauschten Eindruck machen, Lachen und Weinen unkontrolliert, gestikulieren, sprechen mit sich selbst, sind zittrig, schwach und neigen zu *Ohnmachten*. Oder sie bekommen Zorn- und *Tobsuchtsanfälle*, schimpfen, fluchen und

zanken, verlieren die Kontrolle über sich und können in regelrechte Zerstörungswut geraten.
Wenn *Moschus* nicht die Gemeinschaft der Gruppe oder Familie betont, sondern diese Gemeinschaft auf alle Menschen ausdehnt, können er oder sie als weltoffener Kosmopolit auftreten ("wir alle sind Bewohner *einer* Welt"). In der entgegengesetzten Haltung können *Moschus*-Menschen sich zu radikalen Individualisten entwickeln, die sich gegen alle Gemeinschaftlichkeit wehren und angewidert sind von jedem Gruppenzwang.
Neben dem Thema der Grenzen hat *Moschus* auch Probleme mit Sexualität, Fortpflanzung, Menses, und so weiter. Es kann indiziert sein bei Folgen sexueller Grenzüberschreitung, oder wenn die Menarche (also die Grenze zur Fortpflanzungsfähigkeit) traumatisch verlief, oder zum Beispiel bei Problemen der Menopause, also dem Ende der Fortpflanzungsfähigkeit.

Charakteristika:

-*nervöse, hysterische Beschwerden*, mit Angst, Beengungs- oder Erstickungsgefühlen und Herzklopfen;
-*Kälte, Schwäche, Schwindel und Ohnmacht*;
-eilig, zittrig, ungeschickt; krampfartige Beschwerden, Zuckungen;
-sehr emotionale Menschen, die *nicht gut alleine bleiben können*, denen Gemeinschaft ganz wichtig ist und die große *Angst davor* haben, *ausgeschlossen zu werden.*

6.38. **Natrium carbonicum** (nat-c) (Natriumcarbonat, Soda)

Verschl.: Hitze, Sonne, geistige Arbeit, Milch, Zugluft, periodisch;
Besser.: Bewegung;

Hauptangriffspunkte: Verdauung, Nerven, Schleimhäute, Fußknöchel;

Allgemeine Leitsymptome:

-Verdauungsschwäche, Neigung zu Magenverstimmungen, *Schwäche mit Verlangen nach Nahrung*;
-*Schwäche* und Angst *gegen 10 oder 11 Uhr; Heißhunger gegen 11* und 17 Uhr;
-*leeres, nagendes, hungriges Gefühl im Magen*, immer am Knabbern;
-Verdauungsbeschwerden und Diarrhoe durch ungewohnte Nahrungsmittel;
-Widerwille gegen Milch, Fleisch und Fett;
-Frostigkeit, aber verschlimmert durch Sonnenhitze, durch heißes Wetter oder durch Gewitter;
-verschlimmert durch Kälte und durch Luftzug;
-*Kopfschmerz*, verstärkt *durch Aufenthalt in der Sonne* oder durch künstliche Beleuchtung; *Kopfschmerz nach Streit*;
-Kopfschmerz abwechselnd mit Magenschmerzen;
-katarrhalische Entzündungen der Schleimhäute;
-rauhe und rissige Haut (Gesicht und Hände), Ekzem, Herpes genitalis, Warzen;

-*chronischer Schnupfen, Sinusitiden, Heuschnupfen; viele Allergien*; *Tonsillitiden*;
-körperliche Schlaffheit (Schwäche in den Sprunggelenken, leichtes Umknicken) und geistige Abspannung;

Fallberichte Schwangerschaft:

-stößt Molen aus, verhindert Scheinschwangerschaft;

Fallberichte Geburt:

-Wehen schwach oder begleitet von großer Beängstigung und Schweiß mit dem Verlangen, während der Wehen sanft abgerieben zu werden;
-schwache Wehen; aussetzende Wehen;
-zu schmerzhafte Wehen; scheinbar überangepasst, zu lieb, zu kooperativ und rücksichtsvoll; die Sinne sind hypersensibel, um Disharmonien zu den Geburtsbegleitern rasch zu erkennen und abzustellen;

Fallberichte Wochenbett/Stillzeit:

-Rückbildungsschwäche
-sehr selbstlos, will nichts falsch machen, überempfindlich, sucht die Harmonie, munter den ganzen Tag, abends und nachts schwermütig;
-Wochenbettdepression;

Neugeborene, Säuglinge:

-verweigert die Brust, mag nicht trinken;
-Verdauungsstörung durch Milch;
-Mundgeschwüre/Aphten;
-gedeihen besser durch künstliche Ernährung;
-leicht erschreckt, zuckt im Schlaf;
-nervös, frostig, schwächlich;
-Müdigkeit immer nach dem Essen;

Psychisches Bild:

Natrium carbonicum-Menschen sind sanft und freundlich, vernünftig, ruhig und milde. Sie sind heiter, offen und mitfühlend und sehr sensibel für die Stimmungen anderer. Wie *Natrium muriaticum* können sie sehr selbstständig und unabhängig sein, oder aber auch anhänglich und unselbstständig.
Das zentrale *Streben* von *Natrium carbonicum* ist das *nach Harmonie*. Sie leiden übermäßig unter Missstimmungen, Streit und Lärm, wollen sich mit jedem gut verstehen und geben lieber nach, als sich in Auseinandersetzungen zu begeben. Die menschlichen Möglichkeiten der Harmonieverwirklichung bestehen immer in Beziehung zu anderen, zur Umwelt. So können gesunde *Natrium carbonicum*-Menschen eine ausgesprochene Fähigkeit oder *Begabung* zeigen, *Harmonie zwischen den Menschen* oder zwischen sich und der Umwelt *herzustellen*.
Ähnlich wie *Natrium muriaticum*, der nach schlechten Erfahrungen zurückgezogen und distanziert wird und nach innerer und äußerer Unabhängigkeit strebt, kann *Natrium carbonicum* sich dann in seiner Harmoniesuche von menschlichen Beziehungen abwenden und versuchen, zum Beispiel durch

Meditation oder andere Techniken, *Harmonie aus sich selbst zu erschaffen* und so in seiner inneren Ruhe und Ausgeglichenheit von anderen unabhängig zu werden.
Natrium carbonicum sind feine, würdevolle Menschen, die sich mehr für spirituelle als für materielle Belange interessieren. Oft sind sie auf der emotionalen Ebene sehr verschlossen und zeigen es nicht, wenn es ihnen nicht gut geht, sondern leiden in Stille und zeigen der Welt ein heiteres und fröhliches Äußeres. In der entgegengesetzten Haltung können *Natrium carbonicum*-Menschen gegebenenfalls sehr streit- und konfliktlustig sein.

Charakteristika:

- leeres, nagendes, hungriges Gefühl im Magen, Schwäche mit dem Verlangen nach Nahrung, vor allem um 10-11 Uhr vormittags;
- *Kopfschmerz durch* oder verschlimmert durch *Aufenthalt in der Sonne*;
- *Frostigkeit, aber schlimmer durch Sonnenhitze*; schlimmer auch durch Luftzug oder Kälte;
- chronischer Schnupfen, Sinusitiden, Heuschnupfen; *viele Allergien*;
- sanfte, freundliche, emotional distanzierte Menschen, denen Harmonie am wichtigsten ist.

6.39. **Natrium muriaticum** (nat-m) (Kochsalz, Natriumchlorid)

Verschl.: Jede (körperliche oder geistige) Anstrengung, Hitze, am Meer, *Trost*, Pubertät, Periodizität, morgens, 11 Uhr;
Besser.: Im Freien, Schwitzen, am Meer, Waschen mit kaltem Wasser, leerer Magen

Hauptangriffspunkte: Stoffwechsel, Gemüt, Herz, Drüsen;

Leitsymptome:

-*Migräne*; hämmernde, berstende *Kopfschmerzen*;
-*Hautausschläge* an der Haargrenze der Stirn sowie an den Streckseiten der Extremitäten (*Psoriasis*); Ausschläge weiß-schuppig;
-*Herpes* labialis; schmerzende Bläschen oder Aphthen im Mund;
-großes Verlangen nach Salz und scharfen Speisen; großer Durst;
-heftiger Durst, Verlangen nach großen Mengen Wassers auf einmal;
-Verschlimmerung oder Besserung am Meer; schlimmer durch Sonne und Hitze;
-schlimmer durch Kälte und kaltes Wetter, Neigung zu Erkältungen, trotzdem aber gerne im Freien;
-*Allergien*, Heuschnupfen; Anämie;
-*Absonderungen weiß, durchsichtig, zäh, eiweißähnlich* (zum Beispiel Schleim beim Husten oder Erbrechen);
-Abmagerung trotz guten Appetits (*iod*); chronische Ödeme;
-anhaltender Harndrang, Urin läuft nur langsam;
-Hämorrhoiden schmerzen, nässen, bluten;

-Schmerzen (zum Beispiel Rücken- oder Bauchschmerzen) besser durch Druck (zum Beispiel durch Liegen auf etwas Hartem);
-Krankheiten entwickeln sich eher langsam;
-untergewichtige, scheue, ablehnende Kinder, die in Ruhe gelassen werden wollen; Milchschorf; Wut und Zorn durch Trost;

Fallberichte Schwangerschaft:

-Übelkeit und Erbrechen während der Schwangerschaft; morgendliche Übelkeit mit Erbrechen von schaumigem, wässrigem Schleim;
-Aufstoßen von Flüssigkeit; ein heller, klarer Schleim, sehr reichlich und fortwährend;
-großes Hungergefühl, wie von Leere im Magen und doch kein Appetit;
-Appetitverlust, Abneigung gegen Brot, Verlangen nach Salz;
-Sodbrennen nach jedem Essen; saures, kratziges Aufstoßen, auch der Speisen;
-sehr viel Übelkeit, besonders bei Frauen, die viele salzige Speisen zu sich nehmen;
-während der zweiten Schwangerschaftshälfte: häufige und schwere Anfälle von Erbrechen, zuerst von Nahrung, dann Schleim und schließlich Blut; schlimmer morgens;
-Kopfschmerz morgens beim Erwachen;
-wie Verengung des Mastdarms beim Stuhlgang; es erfolgt mit der größten Anstrengung zuerst harter Kot, der den After aufreißt, so dass er blutet und wund schmerzt, wonach jedes Mal flüssiger Stuhl kommt; jeden zweiten Tag ist sie verstopft;
-Durchfall wie Wasser;
-harter, schwieriger Stuhl; Stuhl trocken, krümelig, wie Schafskot;
-während der Schwangerschaft: Dysurie, Albuminurie, Kraftlosigkeit, Schwächegefühl in der Magengrube, Hunger

ohne Appetit, Verlangen nach Salz und salzigem Essen, Völlegefühl der Brust mit Herzklopfen, Hämorrhoiden, Husten, unfreiwilliger Harnabgang;
-wunde Stellen im Mund, sehr schmerzhaft, sogar durch Flüssigkeiten;
-schmerzhafte Blasen und Wundheit im Munde;
-Gestose, Eklampsie, Hypertonie, Ödeme, Proteinurie;
-Hyperthyreose; Anämie;
-Übelkeit, bitteres Erbrechen; Mund und Zunge trocken;

Fallberichte Geburt:

-die Geburt schreitet nur langsam voran, mit schwachen Wehen, offensichtlich verursacht durch traurige Gefühle und Vorahnungen;
-schwache, unwirksame Wehen; Wehenschwäche;
-neigt dazu, alles zurückzuhalten: Stuhl, Urin, Gefühle und das Neugeborene;
-Wehenstörung; Hände und Füße werden blau;

Fallberichte Wochenbett / Stillzeit:

-Wochenbettkonvulsionen (generalisierte Krampfanfälle);
-Haarausfall während des Kindbetts oder in der Stillperiode;
-Urtikaria nach Anstrengung oder Erhitzung;

Fallberichte Neugeborene, Säuglinge:

-Säugling: verweigert die Brust, hat ein weiches, schlaffes Abdomen, fröstelt bei ständigem Fieber, hat Soor im Mund;
-als kleines Kind schon sehr ernst; will in Ruhe gelassen werden;
-weint, lässt sich nicht trösten, wenn es nicht will;
-lieb und brav, machen kaum Probleme;

-Konjunktivitis, tränende Augen, wund machende Tränen;
-Nabelbluten; Nabelgranulom; Nabelbruch;
-Analfissuren; Anus und Umgebung wund; Hautausschlag rund um den Anus;

Psychisches Bild:

Natrium muriaticum-Menschen sind sensibel, mitfühlend, fürsorglich, vernünftig, zuverlässig und haben hohe moralische Normen. Das *Natrium muriaticum*-Typische liegt jedoch in ihrer *diskreten, zurückgezogenen, reservierten Art*, die je nach individueller Ausprägung bis hin zu ausgesprochener Verschlossenheit gehen kann.
Hintergrund ist ein großes *Verlangen nach Unabhängigkeit*, sie wollen sich niemandem so weit öffnen und anvertrauen, dass sie abhängig und verletzlich werden.
Natrium muriaticum ist *sehr kontrolliert*, nichts wird dem Zufall überlassen, sie können gut organisieren und haben einen Hang zum Perfektionismus. Auch *unangenehme Gefühle werden unterdrückt*, sie neigen zu positivem Denken und machen oft ein fröhliches Gesicht, auch wenn sie eigentlich unglücklich sind.
Natrium muriaticum behält immer eine gewisse *innere Distanz*, das heißt, er lässt Gefühle nicht so recht an sich ran. Auf der anderen Seite fühlt er aber eine tiefe Sehnsucht nach starken, intensiven Gefühlen, weshalb diese Menschen oft sehr emotionale Partner haben.
Ihre hohen moralischen Ansprüche und strengen Ideale bringen *Natrium muriaticum*-Menschen dazu, ständig anderen helfen zu wollen, immer geben zu wollen und sie werden verlegen oder fühlen sich schuldig, wenn sie etwas annehmen sollen. Selbst Trost ist ihnen unangenehm und macht sie unter Umständen sogar zornig.

Das große Bedürfnis nach *Unabhängigkeit* kann sich in der entgegengesetzten Haltung natürlich auch in großer *Abhängigkeit* äußern, zum Beispiel bei sehr anhänglichen und von den Eltern abhängigen Kindern, oder in ausgeprägten Ängsten, Nahestehende zu verlieren. Auch unangenehme Erinnerungen, Kränkungen oder Verluste kann *Natrium muriaticum* nur schwer loslassen, was ihn zu einem sehr nachtragenden Menschen macht, der dies andere zwar möglichst nicht spüren lässt, aber *nicht wirklich vergessen kann.*

Charakteristika:

-viele *Kopfschmerzen*, Migräne, etc.
-Lippenherpes, Bläschen und Aphthen im Mund;
-verschlimmert durch Sonne und Hitze;
-fröstelig, Erkältungsneigung, aber trotzdem gerne im Freien;
-*verschlossen, vorsichtig*; verweilt bei vergangenen unangenehmen Ereignissen;
-*schlimmer durch Trost und Mitgefühl.*

6.40. **Natrium phosphoricum** (nat-p) (Natriumphosphat)

Verschl.: Zucker, Milch, geistige oder körperliche Anstrengung, Gewitter, während der Menses, saure Speisen (Essig), Luftzug, frische Luft, Kälte;
Besser.: Kälte, im Freien, Druck;

Hauptangriffspunkte: Schleimhäute, Magen-Darm-Trakt, Nerven, Genitalien;

Leitsymptome:

-*Säurebeschwerden des Magens* wie: saurer Geschmack, saures Aufstoßen, Sodbrennen, saures Erbrechen;
-Beschwerden durch Fasten; trotzdem schlechter nach den Essen;
-grünliche oder gelbe, schmerzlose *Durchfälle* (*ph-ac*);
-empfindliche Haut; viele Beschwerden und Erkrankungen der Haut;
-langdauernde *Schwäche* durch Verlust von Körperflüssigkeiten (*chin*);
-Hand- und Fingergelenke schmerzen, die Sehnen fühlen wie zu kurz an;
-Erweiterung einer Pupille (*ph-ac*); Photophobie, Strabismus;
-ausgeprägte *Anämie* (*phos*); Abneigung gegen Aufenthalt im Freien;
-kalte Hände, Beine und Füße; *Erkältungsneigung*;
-schlechter durch Luftzug, durch frische Luft, oder durch Kälte;
-Fließschnupfen mit dicker, gelber, eitriger Absonderung;
-*Müdigkeit*; schlimmer durch jede körperliche Anstrengung (*phos*);

-viele Symptome erscheinen nach Koitus; kann ein sexueller Verführer und Schwelger sein; vergesslich nach sexuellen Exzessen;
-Gicht, *Lymphdrüsenschwellungen, Störungen des weißen Blutbildes* (einschließlich Leukämie), Diabetes;

Fallberichte Schwangerschaft:

-morgendliche Übelkeit mit Erbrechen saurer Massen oder Flüssigkeit;

Psychisches Bild:

Natrium phosphoricum-Menschen sind heiter, freundlich und gesellig, dabei ruhig, sensibel und mitfühlend. Sie vereinen viele Züge von *Phosphor* und von *Natrium muriaticum* in sich. So sind sie offen für die Probleme anderer, können gut zuhören und sind sehr hilfsbereit, auf der anderen Seite aber auch verschlossen in Bezug auf eigene Probleme, die sie nicht gerne mit anderen teilen und dann schnell recht distanziert werden können. Sie neigen zu positivem und optimistischem Denken, um unangenehmen Gefühlen aus dem Weg zu gehen, lassen viele emotionale Dinge nicht so richtig an sich heran und reagieren dann eher nüchtern und rational.
Andererseits sind es recht feine, kultivierte Menschen, die empfänglich sind für künstlerische Belange und empfindlich gegen Grobheiten, wie auch auf der körperlichen Ebene gegen Sinneseindrücke wie zum Beispiel Geräusche oder Schmerzen. *Natrium phosphoricum*-Menschen sind unabhängig und selbstständig, sie sind mobil, reisen gerne und lieben spontane Unternehmungen.
Hintergrund ist ihre unbewusste *Sehnsucht nach Grenzenlosigkeit*

und Allgegenwärtigkeit. Natrium phosphoricum möchte frei und unabhängig sein und nicht bestimmt oder eingeengt werden durch räumliche Grenzen. Diese Menschen hadern mit den Bedingungen ihrer materiellen, körperlichen Existenz und verlieren so die Geborgenheit in ihrem Körper und ihrer Umgebung, fühlen sich dann eingesperrt, begrenzt und behindert. Unbewusst leiden sie unter dem Gefühl, ein Zuhause verloren zu haben und verspüren die Sehnsucht nach einer Geborgenheit jenseits aller materiellen Begrenzungen (also nach dem Paradies).

Schon als Baby ist *Natrium phosphoricum* sehr mobil und liebt eine lebendige Betriebsamkeit um sich herum. Ansonsten sind es, wie auch *Natrium muriaticum*- und *Natrium carbonicum*-Kinder, recht unproblematische Kinder, die ihre Eltern vor keine größeren Schwierigkeiten stellen. Für *Natrium phosphoricum*-Erwachsene ist es ganz typisch, dass sie in die homöopathische Behandlung kommen und angeben, dass ihnen eigentlich nichts fehle und sie nur vorbeugend behandelt werden wollen. Darin drückt sich die *Phosphor*-Angst um die Gesundheit, gekoppelt mit der Verschlossenheit von *Natrium muriaticum*, aus. In der noch nicht kompensierten Phase kann das Gefühl der Beengtheit und der Sehnsucht nach etwas weit Entferntem zu ungeduldiger, ängstlicher Ruhelosigkeit, oder zu nervöser, ärgerlicher Reizbarkeit, führen.

Eine Haltung, die der geschäftigen inneren Suche entgegengerichtet ist, ist die der Gleichgültigkeit gegenüber solchen Regungen, in der *Natrium phosphoricum* sich in der materiellen Welt fest verankert fühlt und vielleicht sogar Sicherheit zieht aus den körperlichen, räumlichen und gesellschaftlichen Begrenzungen.

Charakteristika:

-Schwäche, Müdigkeit und Erkältungsneigung;
-Hauterkrankungen, Ekzeme (Neurodermitis, Psoriasis, etc.);
-Störungen des Blutbildes (Anämie, Leukopenie, Leukämie, etc.), Störungen des lymphatischen Systems (Lymphknotenschwellungen, etc.), Diabetes;
-unabhängige, spontane, reiselustige Menschen, die sowohl offen, fröhlich und mitteilsam, wie auch distanziert sein können;
-Patienten, die "rein vorbeugend" in Behandlung kommen.

6.41. **Natrium sulphuricum** (nat-s) (Glaubersalz)

Verschl.: Feuchtigkeit, feuchtes Wetter, Verletzungen (Kopf, Wirbelsäule), morgens, später Abend;
Besser.: Im Freien, trockenes Wetter, Lageänderung, Druck;

Hauptangriffspunkte: Hinterkopf, Leber, Lunge, linke Seite;

Allgemeine Leitsymptome:

-geistige Veränderungen durch Kopfverletzungen (Traurigkeit, Reizbarkeit, Verwirrung, Gedächtnisschwäche);
-chronische *Probleme aufgrund von Kopfverletzungen,* zum Beispiel unter der Geburt; Epilepsie nach Kopfverletzung (*arn, cupr*);
-*Asthma bei Kindern*; jede frische Erkältung bringt Asthmaanfall;
-Asthma und Rheuma schlimmer durch Feuchtigkeit, durch feuchtes Wetter;
-Verschlimmerung bei Kälte, feuchtem Wetter, Nebel, oder an Binnenseen;
-Husten schmerzt; muss Brustkorb halten beim Husten;
-reichlicher, lockerer Husten;
-*Verdauungsbeschwerden*; Blähsucht; lockere Morgenstühle; *große Stuhlmenge*;
-morgens Durchfall gelb, wässrig;
-fröhlich nach Stuhlgang;
-Flatulenz; windreiche Koliken im Dickdarm, schlimmer nach Essen;
-Lebermittel, und bei Schmerzen der Gallenblasen-

Duodenalgegend;
-Leber vergrößert, berührungsempfindlich; *Neugeborenenikterus*; Gallensteine; oder zum Beispiel Gallenkolik nach Ärger;
-*Hautleiden* jeden Frühling; Jucken schlimmer beim Entkleiden;
-*ekzematöse Hautausschläge*; *Warzen* (*thuj, sil, staph*); Akne, zum Beispiel Bartakne;
-Rheuma oder rheumatoide Beschwerden (zum Beispiel Gicht);
-ständiges Frösteln, kann selbst im Bett nicht warm werden; oder: *warmblütig*, besser im Freien;
-Husten, Durchfall und Hautausschläge (*crot-t*);
-Photophobie; *Kopfschmerzen* mit Photophobie und Speichelfluss;

<u>Fallberichte Schwangerschaft</u>:

-Erbrechen in der Schwangerschaft mit bitterem Geschmack;
-Schwangerschaftsobstipation oder harter Stuhl, auch mit viel stinkenden Winden statt des Stuhles;

<u>Fallberichte Wochenbett / Stillzeit</u>:

-sechs Wochen nach der Entbindung, heftiges Fieber, gefolgt von Vulvitis mit Herpes; große Erschöpfung; Unruhe und Schlaflosigkeit; Appetitverlust; schlechter Geschmack; großer Durst; rote Zunge; Verstopfung; Kopfschmerz und Empfindlichkeit der Augen gegen Licht; Blasen von Linsengröße, angefüllt mit eitriger Masse;
-das ganze linke Bein sehr stark geschwollen, macht aber keine Delle, aber geringster Druck verursacht großen Schmerz; unerträglicher Schmerz beginnt von der linken Schläfe, geht quer über die Stirn zur rechten Seite des Scheitels und zur rechten Seite des Hinterkopfes; fängt morgens an, sobald sie

den Fuß auf den Boden setzt, dauert den ganzen Tag bis 4 oder 5 Uhr nachmittags, die betroffenen Teile bleiben schmerzhaft; das erkrankte Bein beißt schmerzhaft wie Nesseln; sehr nervös, kalte Frostschauer treten plötzlich auf; fängt an, sich zu schütteln, sobald sie ins Bett kommt, hält den größten Teil der Nacht an, gefolgt von Hitze, kein Schweiß; fröstelt immer, "stirbt vor Hunger"; schlechter in nassem Wetter; Harn blass und spärlich; Schmerz im Kreuz; Menses unterdrückt; Fluor sehr reichlich, gelblich, eitrig; Radialpuls schwach; kann nicht gehen, aber kann mit Hilfe eines Stockes quer durch das Zimmer gelangen; schmerzhafte Venenentzündung;

Neugeborene, Säuglinge:

-bei physiologischer oder hämolytischer *Gelbsucht* Neugeborener;
-Trinkschwäche;

Psychisches Bild:

Das zentrale Thema von *Natrium sulphuricum* ist sein *Streben nach Erfolg*. *Natrium sulphuricum*-Menschen wollen mit dem, was sie sich vorgenommen haben, Erfolg haben. Sie sind tüchtig, fleißig, gründlich und pflichtbewusst. Auch sind sie beharrlich und zielbewusst, sie planen ihren Weg lange im Voraus und gehen ihn zielstrebig bis zum Erfolg. So entwickeln sie sich zu sehr unabhängigen und würdevollen Menschen, die den Respekt und die Anerkennung ihrer Umwelt gewinnen, deren Rat gesucht und denen vertraut wird.
Ihr Bedürfnis, ihre Vorhaben zum Erfolg zu führen, kann *Natrium sulphuricum* immer neue Projekte suchen lassen, an deren erfolgreicher Umsetzung sie arbeiten und sich beweisen können. So erlernen sie zum Beispiel Sprachen oder Kampfsportarten,

Segeln, Motorradfahren oder Segelflug. Und nicht selten auch alles Mögliche nacheinander.
Bei aller Tatkraft und Erfolgsorientiertheit hat *Natrium sulphuricum* doch wesentliche Charakterzüge mit allen *Natrium*-Verbindungen gemeinsam. Sie sind angenehme, freundliche und verantwortungsbewusste Menschen, die sich bei aller Zuwendung doch immer eine gewisse innere Distanz bewahren. Sie lassen niemanden, auch nicht die eigene Familie, emotional so ganz an sich heran. Sie bewahren sich immer eine gewisse innere Unabhängigkeit und riskieren es auch in Liebesbeziehungen nicht, sich ganz zu öffnen oder sich völlig fallen zu lassen.
Wie bei allen *Sulphur*-Verbindungen ist auch bei *Natrium sulphuricum* das Bedürfnis nach Anerkennung und Bewunderung vorhanden, wenn auch nicht so offen erkennbar wie zum Beispiel bei *Sulphur*. In der Familie und bei der Arbeit sind ihnen Anerkennung und Wertschätzung wichtig, und sie können gekränkt und mit verletztem Stolz reagieren, wenn sie sich geringschätzig behandelt fühlen.

<u>Charakteristika</u>:

-*bronchiale Spastik, Hautleiden und Verdauungsbeschwerden*;
-Lebermittel; *Neugeborenenikterus*;
-Folgen von Kopfverletzungen;
-*warmblütig*, besser im Freien;
-Menschen, die mit dem, was sie machen, Erfolg haben wollen und meist auch haben.

6.42. **Nux moschata** (nux-m) (Muskatnuss)

Verschl.: *Gemütsbewegungen, Menstruation*, Kälte (Feuchtigkeit, Baden, Wind, Zugluft, Speisen), Schwangerschaft, geringfügige Anlässe, geistige Anstrengung oder Schock, Erschütterung, Alkohol;
Besser.: *Feuchte Hitze*, Wärme, trockenes Wetter;

Hauptangriffspunkte: *Sinnesorgane, Nerven, weibliche Genitalien*, Gemüt, Verdauung;

Allgemeine Leitsymptome:

-*Ohnmachtsneigung* bei geringster Veranlassung, zum Beispiel durch Schmerz, Herzklopfen, Erregung, Menses, Schwangerschaft, Stuhlgang, Anblick von Blut;
-Beschwerden nach seelischem Schock, Kummer, enttäuschter Liebe, oder nach Schlaganfall;
-Verstopfung, auch weicher Stuhl lässt sich nur mühsam entleeren; oder aber Diarrhoe, die unter viel Blähungen entleert wird;
-erhebliche Blähungen, *Trockenheit des Mundes* ohne Durst, kühle und trockene, zum Teil auch empfindungslose Haut; vorübergehende hysterische Lähmungen;
-Menses unregelmäßig in Zeit und Menge, dunkel und dickflüssig;
-*Blutungen* mit deutlicher Erleichterung; Nasenblutungen, Uterus- oder Darmblutungen, Bluterbrechen;
-geistige und körperliche Leiden in der Schwangerschaft;

-Erkrankungen, die von *Schläfrigkeit und Schlafsucht* begleitet sind oder Schlaf verursachen;
-Schläfrigkeit (ähnlich *op*), Kälte (vor allem der Glieder), Trockenheit, Durstlosigkeit und die *Neigung zu Ohnmachtsanfällen*; ausgesprochene Fröstеligkeit;
-empfindlich gegen Wind, Zugluft oder feuchte Luft;
-schlechter im Freien, in kalter Luft, oder durch Nasswerden;
-Delirium mit heftigem Schwindel, unklarer Sprache, lauter Stimme und völliger Schlaflosigkeit;
-Petit mal; Demenz und Idiotie; Psychosen, hysterieartige Zustände;

Fallberichte Schwangerschaft:

-Schwangerschaftsübelkeit mit großer Trockenheit von Mund, Zunge und Hals, so sehr, dass die Zunge am Gaumen klebt, besonders auch nachts;
-chronische Diarrhoe während der Schwangerschaft;
-Diarrhoe mit Ohnmacht;
-träger, schwieriger Stuhl; auch der weiche Stuhl geht nur unter Drücken und Pressen ab;
-Kreislaufschwäche, Kollaps; extreme Schläfrigkeit;
-Hyperventilation (*ign, acon, ars, phos, arg-n*);
-drohender Abort, Blutung herrscht vor;
-anhaltende und hartnäckige Blutung; Blutung dunkel und dick;
-während der Schwangerschaft: schlechter durch Furcht, Ärger, etc.; Zahnschmerzen; Übelkeit und Erbrechen; schwieriger Stuhlgang; Luftnot, mit aufwärts gerichtetem Druck; Ohnmachtsanfälle; Haut trocken und kalt; Abdomen berührungsempfindlich;
-Übelkeit und Erbrechen während des dritten Schwangerschaftsmonats, war hysterisch und nervös, wurde leichenblass oder schwach und kraftlos bei der geringsten

Aufregung; war dann so schwach, dass sie kaum sprechen konnte;
-drohender Abort; hysterische Frauen mit einer Neigung zum Ohnmächtigwerden, die frösteln und sich leicht erkälten; fürchtet, sie werde einen Abort haben; anhaltende und hartnäckige Gebärmutterblutung;
-erhielt im sechsten Schwangerschaftsmonat einen starken Tritt in den Unterleib von einem Kind, das in ihrem Bett schlief; am nächsten Tag, nachdem sie im Regen kalte Füße bekommen hatte, anfallsartig starke Schmerzen im ganzen Abdomen; war sehr unruhig, konnte ihre Füße keinen Moment stillhalten; halbblutiger, faul riechender Ausfluss aus der Vagina mit herabdrängenden Schmerzen, bat um ein Schlafmittel, fühlte sich schläfrig und war doch unfähig zu schlafen;

Fallberichte Geburt:

-falsche, schwache Wehen; krampfartige, unregelmäßige Wehen; schläfrig, Schwächeanfälle, Wehen zu schwach;
-Eklampsie, mit Vorschnellen des Kopfes; besonders bei hysterischen Frauen, die leicht ohnmächtig werden und unter großer Schwäche in Rücken und Knien leiden; schläfrig vor und nach den Krampfanfällen;
-unter der Geburt schläfrig, benommen, lethargisch;
-frostiges, blasses Gesicht; unruhig; besser beim Umhergehen;
-Ohnmachtsanfälle während der Wehen;
-falsche Wehen bei Frauen mit kühler, trockener Haut, die niemals schwitzen;
-Abort bei frostigen Frauen, die sich leicht erkälten;
-nach der Entbindung Flatulenz mit wehenartigen Schmerzen; der Uterus kontrahiert nicht;
-anhaltende Blutung; geblähtes Abdomen; friert leicht, braucht Wärme;

Fallberichte Wochenbett / Stillzeit:

-(eklamptische) Krampfanfälle im Wochenbett, vor allem wenn es zu krampfbedingten Kopfbewegungen von hinten nach vorne kommt;
-die Krampfanfälle beginnen mit einem Schrei und Schaum vor dem Mund;
-nach der Entbindung: Blähungen mit wehenähnlichen Schmerzen, der Uterus kontrahiert sich nicht; Anteversion;
-Mammae zu klein, ohne Milch und mit eingezogenen Brustwarzen;
-übelriechender Achselschweiß;

Neugeborene, Säuglinge:

-Nabelbruch; Nabelgranulom; Nabelbluten; Hautausschlag um den Nabel;
-Neigung zu Obstipation und Blähungen seit der Geburt; auch weicher Stuhl macht Probleme;
-Leistenbruch; trockener Mund, wenig Durst;
-Blähungskoliken sogleich nach der Nahrungsaufnahme;

Psychisches Bild:

Nux moschata-Menschen sind heiter, fröhlich, lebhaft und erregt. Sie sind ständig *am Lachen, Scherzen und Spotten* und scheinen vor witzigen Ideen geradezu überzulaufen.
Hintergrund ist ihre *Sehnsucht* und ihr Verlangen *nach der heiteren Leichtigkeit des reinen Geistes*, also einer körperlosen Intelligenz. Sie sehnen sich nach Lachen und Heiterkeit und können sogar das Gefühl haben zu schweben, körperlich

schwerelos zu sein. Durch diese Einseitigkeit, durch die Ausblendung der ernsten, traurigen und schweren Seiten des Lebens, verlieren sie irgendwann die Fähigkeit zu echter Heiterkeit und wirken lächerlich, merkwürdig, läppisch und oberflächlich.
Oder sie *werden trübsinnig und verlieren die geistige Klarheit*. Dann sind sie benommen und betäubt, Ideen kommen nur noch langsam, die Gedanken schwinden und das Gedächtnis lässt nach. Bei fortgeschrittener Pathologie scheint das Bewusstsein auszusetzen, sie leiden unter Schlafsucht und Ohnmachtsanfällen, fühlen sich wie im Traum, finden sich nicht mehr zurecht und sind völlig verwirrt. Diese Entwicklung kann ins Delirium oder sogar in Demenz und Idiotie münden.
Eine weitere mögliche Haltung ist die des Spötters und Zynikers, der alles und jeden lächerlich findet und sich *sehr bemüht, selbst nicht lächerlich zu wirken*.

Charakteristika:

-*Schläfrigkeit* und Schlafzwang;
-Durstlosigkeit bei extrem *trockenen Schleimhäuten*, die Zunge klebt am Gaumen;
-Kälte, *Frösteln*, empfindlich gegen Nässe oder Zugluft, besser durch Wärme und Warmeinhüllen;
-*Verdauungsstörungen* (Blähungen, Obstipation, Diarrhoe) und *Blutungen*;
-hysterische, leidende Frauen mit Neigung zu Schwäche- und *Ohnmacht*sanfällen; oder aufgeregt, unruhig, lachend und scherzend.

6.43. **Nux vomica** (nux-v) (Brechnuss)

Verschl.: Früher Morgen (4 Uhr), Kälte, ausschweifendes Leben, Kaffee, geringfügige Anlässe, Druck, Zorn, Ärger, sexuelle Ausschweifungen;
Besser.: Ungehindert fließende Absonderungen, feuchte Luft, Milch, Einhüllen des Kopfes, abends, kurzer Schlaf;

Hauptangriffspunkte: Gemüt, Nerven, Verdauungsorgane (Leber), Atmungsorgane;

Allgemeine Leitsymptome:

-*Überempfindlichkeit und Reizbarkeit, Frostigkeit und Erbrechen*;
-gestresst, gereizt, ungeduldig; unzufrieden, mürrisch;
-überempfindlich gegen alle Eindrücke, gegen Geräusche, starke Gerüche, helles Licht, etc.;
-häufig angezeigtes Mittel bei vorzeitiger Wehentätigkeit; Wehen durch zu viel Stress;
-Wadenkrämpfe, oder Stuhldrang/Harndrang, oder Ohnmacht bei jeder Wehe;
-friert und fröstelt bei den Wehen;
-falsche, unwirksame Wehen; krampfhafte, sehr schmerzhafte Wehen; falsche Wehen mit Bauchkrämpfen;
-Abort in den ersten Monaten;
-Muttermund rigide, spastisch; verzögerte Plazentalösung; Lochialstau;
-*Neigung zu eitrigen Entzündungen* (Furunkel, Abszesse, Empyeme);

-*Magen-/Darmbeschwerden* mit dem Bedürfnis aufzustoßen oder zu erbrechen, was aber nicht gelingen will;
-nach Ärger Frieren, wechselnd mit Hitze, galligem Erbrechen und Durst;
-sehr kälteempfindlich, große Erkältungsneigung, besonders bei nasskaltem Wetter;
-Verschlimmerung in frischer Luft, bei trockenem Wetter;
-Neigung zu *tetanischen Krämpfen* an allen Muskeln und Hohlorganen; Koliken;
-*Kopfschmerzen*;
-deutliche Erleichterung nach Schlaf;
-Verlangen nach und schlimmer durch Reiz- und Genussmittel (Kaffee, Alkohol, Tabak); Gegenmittel bei Arzneimittelmissbrauch;
-Gastritis, Ulcus ventriculi, Obstipation, Bronchialasthma, Folgen von Diätabweichungen oder Vergiftungen; Angina pectoris, Magen- / Darmkrebs;

Fallberichte Schwangerschaft:

-ständiger starker Schluckauf, so dass sie nicht essen, trinken oder schlafen konnte und beginnende Schmerzen im Bauch, bei einer Erstgebärenden;
-morgendliche Übelkeit, Übelkeit und Erbrechen während der Schwangerschaft; auch Verstopfung und äußerst große Reizbarkeit, verdrießliche Niedergeschlagenheit;
-Schwangerschaftserbrechen mit Unterleibskrämpfen;
-Frühübelkeit mit Würgen; morgens Gefühl von Unbehagen und Übelkeit im Magen;
-Hochwürgen bitterer, saurer Flüssigkeit nachts; Übelkeit frühmorgens und nach einer Mahlzeit mit Erbrechen, ständigem Schmerz und Druck in der Magengrube wie von einem Stein; kann nichts Enges um den Magen vertragen;

Verstopfung;
-Obstipation mit dick geformtem, hartem Stuhl und schwierigem Abgang unter häufigem Drängen;
-öftere kleine, durchfällige Stühle, den After anfressend;
-öftere kleine Stühle, von schmerzhaftem Drängen und Zwängen begleitet;
-hat oft das Gefühl, als sei noch etwas zurückgeblieben, auch wenn die Stuhlentleerung reichlich war;
-häufiger Harndrang mit nur geringem Harnabgang, mit wundem Brennschmerz; für gewöhnlich mit gleichzeitig bestehender Obstipation;
-während der Schwangerschaft: morgendliche Übelkeit, Gelbsucht, Koliken, erschwerte Atmung von Druck nach oben, häufiger Drang zum Urinieren, Krampfadern, Hämorrhoiden;
-Besserung durch Wärme und besonders feuchte Wärme, idealerweise das warme Bad im stickig warmen Badezimmer;
-Blutung mit seelischer Erregung oder Depression;
-drohende Fehlgeburt infolge des varikösen Zustandes der Gebärmutter, hervorgerufen durch häufig wiederkehrenden Blutandrang zur Gebärmutter; die Gebärmutter ist schlaff;
-drohende Fehlgeburt mit einem ständigen Gefühl von Unruhe im Rektum, als ob Stuhlgang kommen sollte;
-falsche Wehen im siebten Monat;

Fallberichte unter der Geburt:

-Wehenschmerzen: sehr groß, heftig, krampfartig, veranlassen Stuhl- oder Harndrang, schmerzen im Rücken, hören beinahe oder völlig auf; muss stehen oder herumlaufen, möchte den Rücken gerieben bekommen, liebt ein warmes Zimmer; äußerst empfindlich gegen Zugluft;
-übermäßig heftige, krampfartige Wehen, die Ohnmacht verursachen können;

-jede Wehe wird begleitet von plötzlichen, scharfen Wadenkrämpfen; die Extremitäten sind kühl;
-unter der Geburt reizbar, verdrießlich, hält die Augen geschlossen, möchte mit niemandem sprechen oder zu tun haben;
-große seelische Niedergeschlagenheit und nervöse Reizbarkeit;
-die Wehen hören fast oder ganz auf;
-Wehen zu heftig; Wehen krampfhaft und heftig;
-krampfhafte Wehen mit Stuhl- und Harndrang;
-jede Wehe verursacht Stuhl- oder Harndrang, besonders Stuhldrang;
-Abwärtsdrängen mit Verlangen zur Stuhl- und Harnentleerung;
-jede Wehe wird begleitet von plötzlichen, scharfen Wadenkrämpfen; Extremitäten kühl;
-unregelmäßige Wehen, die Geburt schreitet nicht voran; mit Ziehen im Rücken und in den Oberschenkeln;
-Wehen, die zur Ohnmacht führen; Ohnmacht nach jeder Wehe, wodurch das Voranschreiten der Geburt verhindert wird;
-Frieren bei den Wehen;
-Unverträglichkeitsreaktion von Reiz-, Anregungs- und Dämpfungsarzneien (mit Übelkeit und Erbrechen);

<u>Fallberichte Wochenbett / Stillzeit</u>:

-Plazentaverhaltung nach Fehlgeburt oder Entbindung, mit einem ständigen Gefühl von Unruhe im Rektum, als ob Stuhlgang kommen sollte;
-sehr reichliche Blutung nach Fehlgeburt im dritten Monat; der Blutfluss wird stärker um 3 Uhr morgens;
-fröstelig, möchte den Raum gut geheizt haben und gut zugedeckt werden;
-Kindbettkrämpfe (Eklampsie?!) mit Schläfrigkeit, ist sich nicht bewusst, was geschehen ist; Gesicht rot, Lippen dunkel und

trocken; die Zunge ist trocken, bedeckt mit braunem Belag; furchtbarer Ausdruck der Augen, Zähneknirschen, streckt die Zunge heraus, Muskelzucken im Gesicht, der Mund ist angefüllt mit rötlichem Schleim, die Atmung fast unterdrückt, die Haut trocken und heiß, der Puls kaum spürbar; Zucken des ganzen Körpers, der kalt und blass ist;

-Nachwehen mit einem wunden Gefühl in der Uterusregion, so dass sie fürchtet, bewegt oder irgendwie gestört zu werden;

-Nachwehen heftig und verlängert, bei reizbaren Frauen;

-heftige Nachwehen mit der Empfindung, als wolle Stuhlgang einsetzen;

-Gebärmutterentzündung nach der Entbindung;

-Metritis nach Erkältung des Unterleibes mit empfindlich drückenden Schmerzen über dem Schambein, durch äußeren Druck und die innere Untersuchung gesteigert; Stuhlverstopfung; die Stuhlentleerungen sind mit brennend-stechenden Schmerzen verbunden; stechender und Zerschlagenheitsschmerz des Unterleibes bei Bewegung; erhöhte Temperatur und Schwellung des Muttermundes;

-Wochenfluss spärlich und übelriechend, mit abwärtszerrenden Schmerzen;

-Brustwarzen schmerzhaft während das Kind saugt, mit wenig oder gar keiner Wundheit oder Rohheit;

-starke Spannungsschmerzen in den Brustwarzen, besonders beim Stillen; Brustwarzen wund, haben einen weißen Punkt in der Mitte, sind aber nicht vereitert;

-Zusammenbacken der Milch in der rechten Brust nach Vernachlässigung des Stillens von dieser Brust mehrere Tage lang; die ganze Brust ist gespannt, aber teigig und schmerzlos;

-vermehrte Milchsekretion, die Brüste sind prall, mit Druck und Spannen darin;

-empfindliche Mamillen mit weißer Mitte, schmerzen beim Stillen;

Fallberichte Neugeborene, Säuglinge:

-Kind gestresst, unruhig, zittrig, nervös; bei gestillten Kindern, deren Mütter rauchen und viel Kaffee trinken;
-Säuglingskoliken, krampfhaft, mit Verstopfung; Koliken eine halbe Stunde nach der Mahlzeit;

Psychisches Bild:

Nux vomica sind aktive, lebhafte und nervöse Menschen, die sehr *mitfühlend* sind und einen ausgeprägten Gerechtigkeitssinn haben. Über Ungerechtigkeiten oder moralische Fragen können sie sich ziemlich empören und sehr wütend werden, sind dann voller Mitleid für die Benachteiligten und setzen sich sehr für andere ein. Sie sind offen, direkt und recht empfindlich, was emotionale Verletzungen angeht. Das *Streben nach Gerechtigkeit ist das zentrale Thema* von *Nux vomica*.
Solche Menschen *stehen unter einem starken inneren Drang*, sie sind zielstrebig, problem- und lösungsorientiert und ziehen die Dinge durch, die sie sich vorgenommen haben. Vor allem sind sie sehr *ungeduldig und reizbar*, nehmen Angelegenheiten lieber selbst in die Hand und legen großen Wert darauf, dass diese so direkt und effektiv wie möglich erledigt werden.
Nux vomica sind sehr selbstständig und unabhängig, sie bitten nicht gerne um Hilfe und bestimmen lieber selbst, wo es langgehen soll. Dabei entwickeln sie sehr viel Energie, Unternehmungsgeist und Ehrgeiz.
Und nicht zuletzt haben sie sehr viel Wut, *Zorn* und Traurigkeit in sich, was sie mehr oder weniger gut unter Kontrolle halten. So können sie sehr impulsiv, aufbrausend und heftig sein, mögen keinen Widerspruch und sind in ihrem Auftreten recht selbstsicher und energisch.

Charakteristika:

-*eitrige Entzündungen*, Magen-/Darmbeschwerden, Krämpfe und *Koliken*;
-*Übelkeit und Erbrechen*;
-Frostigkeit und Erkältungsneigung; empfindlich gegen Zugluft;
-krampfhafte Wehen, die Stuhldrang verursachen;
-*Ungeduld und Reizbarkeit; Mitgefühl und Gerechtigkeitssinn; Wut und Zorn.*

6.44. **Opium** (op) (Papaver somniferum; Schlafmohn)

Verschl.: *Gemütsbewegungen* (Furcht, Schreck, Tadel, Scham), Alkohol, Stimulantien, *Hitze*, Kälte, unterdrückte Absonderungen oder Hautausschläge, *Schlaf*;

Besser.: *Kälte*, im Freien, starke Bewegung, dauerndes Gehen;

Hauptangriffspunkte: Gemüt, Sinne, Nerven, Lungen, Atmung, Verdauungstrakt;

Leitsymptome:

-*tiefe Betäubung mit röchelnder Atmung; auffallend geringe Schmerzempfindlichkeit; Pupillen verengt*;

-Mund und Augen im Schlaf offen; tiefe, schnarchende Atmung; *Asphyxie*;

-Gähnen; kann trotz großer Müdigkeit nicht schlafen;

-Schlaflosigkeit durch Schmerz; Erwachen durch das geringste Geräusch;

-krampfhaftes Zittern und Zucken der Glieder; Krampfanfälle und krampfhafte Bewegungen am ganzen Körper, mit Rückwärtsbeugen des Kopfes und Rückens (Opisthotonus); Epilepsie;

-Erschlaffung der Muskeln und Glieder, langsamer schwankender Gang, verminderte Kraft der willkürlichen Muskeln;

-herunterhängender Unterkiefer; Sprech- und Schluckerschwerung; Schlaganfall;

-glühendes Hitzegefühl und Schweiß am Kopf bei kalten Gliedern; besser durch Kühlung des Kopfes; Verlangen nach

frischer Luft;
-heißer Schweiß am ganzen Körper mit Ausnahme der unteren Gliedmaßen;
-*Gesicht geschwollen, dunkel, blutunterlaufen und heiß*;
-Blähsucht und Kolikschmerzen, oder völliges Lahmliegen des Verdauungskanals; langanhaltende Verstopfung mit Untätigkeit des Darmes;
-*Obstipation mit hartem, nur unter großer Anstrengung abgehendem Stuhl in kleinen, harten, schwarzen Kugeln*;
-Obstipation nach Traumata oder Operation; Mekoniumverhalt (schläfriges Kind);
-Darmatonie nach Narkotika oder Medikamenten;
-unwillkürlicher Abgang des Stuhls / Harns, besonders nach Schreck;
-*Stuhl- und/oder Harnverhalt,* zum Beispiel *nach Schreck, Geburt oder nach Operation (acon)*;
-Beschwerden durch Schreck, Verletzung, Unfall, oder zum Beispiel Abort;
-nach Schock „wie gelähmt" (im Gegensatz zu *acon*); schläfrig, zittrig, rotes Gesicht;
-Kinder mit faltiger Haut, sehen aus wie kleine, vertrocknete alte Männer (*lyc*);

<u>Fallberichte Schwangerschaft:</u>

-während der Schwangerschaft: Schlaflosigkeit, Stuhlverhalt, fortwährendes Aufstoßen, häufig Übelkeit und Erbrechen nach dem Essen;
-Schwangerschaftserbrechen mit Obstipation (und schwierigem Stuhl in harten, schwarzen Kugeln);
-heftige oder schmerzhafte Kindsbewegungen;
-drohender Abort nach großem Schreck, besonders gegen Ende der Schwangerschaft;

-drohender Abort, der Schmerz herrscht vor; Schlaflosigkeit mit übermäßig geschärftem Hören; Obstipation;
-Hartleibigkeit (Obstipation) der Schwangeren;
-schwarze, wässrige Diarrhoe, manchmal schaumig;
-breiige, flüssige oder schaumige Durchfälle, mit Jucken am After und heftigem Zwang; auch sehr stinkende oder wässrige Durchfälle;
-Hauptarznei für die letzten Schwangerschaftswochen bei Schlafmangel, Erregung und Stress;
-drohende Frühgeburt durch "wilde Wehen" nach heftigem Schreck;

Fallberichte unter der Geburt:

-krampfartige, extrem schmerzhafte aber uneffektive Wehen; Wehen schmerzen vor allem im kleinen Becken; falsche oder unterdrückte Wehen; Geburtsschwierigkeiten durch Furcht oder Schreck; Zittern und Zucken von Muskeln;
-die Wehen hören plötzlich auf und Koma setzt ein zwischen den Krampfanfällen;
-Benommenheit, rotes Gesicht, gerötete Augen, Stuhl- und Harnverhalt; schnarchende Atmung;
-wenn die Wehen plötzlich aufhören und schlimme Symptome auftreten, Zittern, betäubender Schlaf mit Schnarchen;
-während und nach der Geburt Krämpfe, mit Bewusstseinsverlust oder Schläfrigkeit, bei offenem Mund;
-schläfrige Bewusstseinstrübung mit Harn- und Stuhlverhaltung nach Krampfanfällen unter der Geburt, die durch Aderlass behandelt wurden;
-hypertone Wehen; protrahierte Geburt;
-Todesnähezustände, Gehirnblutungen, Reanimationsfolgen;

Fallberichte Wochenbett / Stillzeit:

-Harnverhalt nach der Geburt;
-Lähmung der Blase oder der Eingeweide nach Kaiserschnitt oder Vollnarkose;
-Unterdrückung des Wochenflusses durch Schreck, mit Sopor (tiefschlafähnlichem Zustand);
-Krampfanfälle nach Abführmitteln, die auch nicht aufhörten, nachdem das Kind geboren war: Puls 120/min, blass, eingesunkene Augen mit stark erweiterten Pupillen, lautes Darmkollern; murmelt vor sich hin, fast komatös, wirft in Krämpfen Arme und Beine hin und her, streckt sie dann rechtwinklig vom Körper; ein Krampfanfall geht in den anderen über, dann, nach mehr als dreißig Anfällen stoppen sie plötzlich für etwa zehn Minuten;
-Krampfanfälle im Wochenbett, die mit Muskelstarre begannen und mit Verzerrung der Gesichtszüge, so dass der Mund nach unten seitlich gezogen wurde; der Kopf wurde weit nach hinten und auf die rechte Seite gezogen; dann kam es zu Zuckungen des Körpers und der Glieder, mit bläulichem Gesicht und Schaum vor dem Mund; danach schnarchende Atmung mit geschwollener, blutiger Zunge;
-Krampfanfälle im Wochenbett: unkoordiniertes Winden und krampfhafte Steifigkeit des Körpers; mit Röte, Schwellung und Hitze des Gesichtes, heißem Schweiß und reaktionslosen Pupillen;
-Wochenbettfieber, besonders nach Schreck; Überempfindlichkeit aller Sinne, jedes entfernte Geräusch stört sie; sehr übelriechender Ausfluss aus dem Uterus; die Patientin wird zunehmend betäubter;
-extrem schmerzhafte Nachwehen, vor allem bei sehr empfindlichen Frauen;
-Rückbildungsstörungen der Gebärmutter;

Fallberichte Neugeborene, Säuglinge:

- -wenige Wochen alter Säugling, der nicht wuchs oder zunahm; sah aus wie ein alter Mann, mit schlaffen Gliedern und faltiger Haut; die Schädelplatten hatten sich bei der Geburt übereinander geschoben, die Parietalplatten übereinander, und hinten über die Okzipitalplatte;
- -das Gesicht ist purpurn und geschwollen, atemlos, keuchendes Luftschnappen, obwohl die Nabelschnur noch pulsiert;
- -Rigidität des ganzen Körpers, der Stamm ist wie ein Bogen gekrümmt;
- -bei Neugeborenenasphyxie nach *acon*, wenn der Puls unfühlbar bleibt und das Gesicht purpurn verfärbt ist;
- -Kind schläfrig, wie betäubt, hypoton; trinkt schlecht, schläft schnell wieder ein;

Psychisches Bild:

Opium-Menschen machen einen bemerkenswert *zufriedenen und beglückten Eindruck*, sie sind fröhlich, redselig und wunschlos glücklich. Sie haben eine lebhafte Phantasie und hängen gerne angenehmen Wachträumen nach.
Hintergrund dafür ist ihre tiefe *Sehnsucht nach der Glückseligkeit* und dem paradiesischen Urzustand. In der beschriebenen Haltung, in der sie sich verhalten, als hätten sie diesen paradiesischen Zustand bereits erreicht, gehen sie "selig" durchs Leben, wie in einem glücklichen Traum.
Bei fortgeschrittener Pathologie können *Opium*-Menschen *unempfindlich* werden *gegen* äußere Einflüsse, auch gegen *Schmerzen*, und furchtlos, mutig und kühn. Diese Entwicklung kann so weit gehen, dass äußere Reize sie gar nicht mehr

erreichen und sie in einen schläfrigen, betäubten Zustand verfallen, der in tiefe, komatöse Bewusstlosigkeit mündet.
Die entgegengesetzte Haltung, wo der Mangel an Glückseligkeit schmerzlich empfunden wird, kann zu tiefer Angst und Verzweiflung führen, mit Überempfindlichkeit gegen Sinnesreize und Schmerzen, oder sogar zu regelrechter Raserei.

Charakteristika:

-*Folgen von Furcht, Schreck* (Unfall, Abort), *Operation,* etc.;
-Untätigkeit von Darm oder Blase, *Stuhl- oder Harnverhalt* nach Schreck, Geburt oder Operation;
-Krämpfe, Zittern, Zucken, oder Lähmungen;
-Hitze, Schweiß, roter Kopf, Verlangen nach frischer Luft; schlechter durch Hitze, besser durch Kälte;
-überempfindliche Sinne, oder *unempfindlich mit auffallender Schmerzlosigkeit*;
-geistig *lebhaft*, redselig, *bis euphorisch*, *oder schläfrig, betäubt*, bis hin zu komatösen Zuständen mit schnarchender Atmung.

6.45. **Phosphorus** (phos) (Phosphor)

Verschl.: *Kälte*, warme Speisen, geringfügige Anlässe, Wetterwechsel, *Gewitter*, morgens und abends, *körperliche oder geistige Anstrengung*, *Aufregung*;
Besser.: Essen (kalte Speisen und Getränke), (auch kurzer) *Schlaf*;

Hauptangriffspunkte: Lunge, Kreislauf, Schleimhäute (Magen-Darm), Nerven, Leber, Knochen; linke Seite;

Leitsymptome:

-Mangel an Lebenswärme, schlechter durch Kälte; Erkältungsneigung;
-Blutungen (zum Beispiel Hautblutungen, Nasen- oder Zahnfleischbluten, Apoplex, etc.), *Blutungsneigung*, blaue Flecken; Blutung leuchtend rot, im Schwall (*acon*);
-Anämie, Schleimhäute blass;
-*brennende* Schmerzen und Empfindungen;
-*Überempfindlichkeit* aller Sinne (zum Beispiel des Geruchssinnes bei Kopfschmerzen; enorm kitzelig);
-deutlich besser nach Schlaf, sogar nach kurzem Schlaf;
-Hunger, vor allem nachts; ein Bärenhunger kann den Anfällen (zum Beispiel Kopfschmerzen) vorausgehen; Leeregefühl im Bauch, Heißhunger, Hypoglykämie;
-*Neigung zu hypoglykämischen Zuständen;*
-Aufstoßen brennend, sauer; Sodbrennen;
-Schwachstelle Hals und Stimmbänder, neigt zu *Heiserkeit*;
-Beklemmung und Schweregefühl auf der Brust, mit Atemnot;

-schnelles Wachstum bei Kindern; die Entwicklung verläuft schnell, manchmal fast zu schnell; oder Entwicklungsverzögerung bei Kindern;
-*Schwächezustände* nach erschöpfenden Krankheiten, nach Verlust von Körpersäften (wie Blutungen, Stillen oder Geburt), oder infolge schnellen Wachsens;
-*Schwindel, Schwäche, Müdigkeit*;
-Menses zu früh, zu stark und zu lang;
-Wehen sehr schmerzhaft, ineffektiv; Hyperventilation; saures Erbrechen bei den Wehen;
-unter der Geburt Rückenschmerzen, als würde der Rücken durchbrechen (*kali-c*);
-bei Geburt schlank, groß, hellhäutig; warme Augen mit magnetischer Wirkung;
-starkes Verlangen nach kalten Getränken, Cola, Eiscreme und scharf Gewürztem;
-großer Durst, vor allem auf kaltes Wasser;
-neurologische Beschwerden (Schwindel, Epilepsie, Morbus Meniere), pulmonale (Husten, Pneumonie, Tbc), Knochenerkrankungen, Augenerkrankungen (Retinitis, Glaukom, Katarakt) oder Magenbeschwerden (Krämpfe, Übelkeit, Erbrechen);
-schnell zu begeistern, extrovertiert, redet viel, mitreißend, bezaubernd, mitfühlend, kann sich schlecht abgrenzen; ängstlich, lässt sich aber schnell beruhigen;

Fallberichte Schwangerschaft:

-Nymphomanie mit Krämpfen während des siebten Schwangerschaftsmonats; Leere- und Schwächegefühl im Abdomen, auch schneidende Schmerzen; Stuhl lang, schmal, schwierig und trocken, wie der Stuhl eines Hundes;

- -Schwangerschaftserbrechen mit Übelkeit, bis hin zur Ohnmacht, schlimmer durch Fasten, nächtliches Trinken oder durch aufrechte Haltung; kalte Extremitäten, Speichelfluss aus dem Mund, Schwindel und Erbrechen einer sauren, galligen Flüssigkeit; unfähig, Wasser zu trinken, der Anblick alleine verursacht Erbrechen, muss deshalb beim Baden die Augen schließen;
- -saures Erbrechen und saures Aufstoßen, auch nach jedem Essen;
- -Obstipation; schmale, lange, harte, allzu trockene Stühle, die schwierig zu entleeren sind;
- -wässrige, reichliche Diarrhoe, die wie aus einem Hydranten heraus strömt, mit großem Schwächegefühl im Abdomen und allgemeiner Entkräftung;
- -während der Schwangerschaft blasses, bläulich aufgedunsenes Gesicht, blaue Lippen und Nägel, wellenförmige Bewegungen der Jugularvenen, Krämpfe;
- -Fluor wässrig, milchig, wund machend;
- -starkes sexuelles Verlangen in der Schwangerschaft;

Fallberichte Geburt:

- -erschöpfende, quälende, aber wenig effektive Wehen; schneidende Schmerzen, die durch das ganze Abdomen ziehen;
- -Eklampsie mit Krämpfen, bei denen teilweise das Bewusstsein erhalten bleibt; schwache und ungenügende Wehen, die aber große Qual bereiten; überempfindlich gegen Licht, Geräusche, Berührung etc.;
- -Schmerzen im Kreuzbein nach den Wehen;

Fallberichte Wochenbett / Stillzeit:

- -Wochenbetteklampsie: den Krampfanfällen geht das Gefühl einer Hitze voraus, die die Wirbelsäule entlang aufsteigt bis zum

Kopf; regelmäßiger, aber spärlicher Urin, der Albumin enthält; schwache und uneffektive, aber sehr erschöpfende Wehen; überempfindlich gegen Licht, Geräusche, Berührung etc.; wiederholte Synkopen (Ohnmachten); Bewusstsein teilweise während der Krampfanfälle erhalten;

-Schmerzen im Kreuzbein nach der Geburt;

-gesteigerter Milchfluss mit großer Schwäche; gesundheitliche Verschlechterung durch das Stillen; Magenkrämpfe;

-stechende Schmerzen in den Mammae mit drohendem Abszess;

-Mastitis mit Abszess, Verhärtung und Ulzeration der Mamma;

-Mastitis: Mit Erysipel, sogar nachdem es schon zur Eiterbildung gekommen ist, oder mit Abszessen und Verhärtungen;

-Eiterung der Mamma mit Fistelbildungen;

-Brustwarzen heiß und schmerzhaft;

-schmerzhafte Brustwarzen mit knötchenförmigem Ausschlag; sehr schmerzhafte Entzündung und Schwellung, gefolgt von Eiterbildung;

-Mastitis mit Schwellung der Brust auf das Dreifache der normalen Größe; hart, livide und extrem empfindlich gegen Berührung; spärliche Sekretion einer wässrigen Flüssigkeit aus den Brustwarzen, unter denen ein fluktuierendes Gebilde (Abszess?!) zu tasten war; sehr reizbar und weinerlich; Abmagerung; fiebrig gegen Abend;

-Brust geschwollen und entzündet; fistulöse Ulzerationen mit verhärteten Kanten und kontinuierlicher Absonderung; harte Knoten in der Brust; trockener Husten mit gelegentlichem Abhusten von Blut; Atembeklemmung; blasses Gesicht mit umschriebener Rötung der Wangen; Anorexie; Frösteln abends, gefolgt von trockener Hitze, vor allem in den Handflächen; klebrige Nachtschweiße;

-quälende Schmerzen, die von der Mamma bis in das Brustinnere ausstrahlen; zermürbendes Brennen mit Kurzatmigkeit und trockenem Husten; subfebrile Temperaturen mit erschöpfenden

Schweißen und Durchfällen; die ganze Brust hart, dunkelrot und geschwollen, mit stechenden, brennenden Schmerzen bei der geringsten Berührung; sieben fistelnde Ulzerationen der Brust, teilweise bedeckt mit Granulationsgewebe, von dem eine reichliche, abstoßende, eitrige Flüssigkeit abgesondert wird;

-zwei Fisteln der einen und drei Fisteln der anderen Brust, manche sehr tief reichend, andere mehr oberflächlich, aber im rechten Winkel abknickend; aus allen Fisteln wird eine dünnseröse Flüssigkeit abgesondert, die so scharf ist, daß benachbarte Hautpartien angefressen werden; subfebrile Temperaturen, Abmagerunng, heftiger Husten, Zunge trocken und livide; Nachtschweiße, empfindlicher und schmerzhafter Magen, gereizter Darm; bei all dem eine große nervöse Ruhelosigkeit;

-Magenkrämpfe durch Stillen; ständiger Milchfluss;

-wunde, rissige Mamillen mit brennenden oder stechenden Schmerzen;

-Schwäche durch Stillen;

Fallberichte Neugeborene / Säuglinge:

-Frühgeburt; Hirnblutung;

-Stomatitis; Soor; die Beschwerden verstärken sich durch Stillen;

-Bewegungsdrang, unruhig, neugierig, will früh aus dem Kinderwagen raus;

-reizbar und schlecht gelaunt bei Hunger;

Psychisches Bild:

Phosphor-Menschen sind offen, naiv und unschuldig, sie sind ausdrucksvoll, herzlich und mitfühlend. Lustig und gut gelaunt sind sie voller Lebensfreude und sehr mitteilsam, was manchmal

zu einem unaufhörlichen Redefluss gesteigert sein kann. *Phosphor* hat eine lebendige Phantasie, ist sehr gefühlsbetont und ausgesprochen anhänglich und liebebedürftig.
Körperkontakt und Zärtlichkeit sind *Phosphor*-Menschen wichtig, sie brauchen viel Gesellschaft und können schlecht alleine sein. Sie interessieren sich für alles, sind lebhaft, aufgeweckt und geistig regsam und sagen immer, was sie denken. Auf der anderen Seite sind sie jedoch auch flatterhaft und haben wenig Durchhaltevermögen, ihre Leidenschaften sind nicht von Dauer und sie ermüden schnell.
Hintergrund ist *das Bedürfnis* von *Phosphor*, *zu leuchten, anderen Licht und Wärme zu bringen, sie zu beleben und zu bereichern*. *Phosphor* sehnt sich nach Verbrüderung und Zärtlichkeit, er lebt durch die Liebesbezeugungen, die er bekommt, ist abhängig von der Liebe anderer und möchte getröstet werden, wenn die Welt ihm ihr unfreundliches Gesicht zeigt.
Auch hat er eine rege Sexualität, die mit der für *Phosphor* typischen naiven Unbeschwertheit genossen wird. In ihrem Bedürfnis nach Gemeinschaft haben *Phosphor*-Menschen sehr *wenig* persönliche *Grenzen*, sie sind offen und überempfindlich gegen alle Sinneseindrücke, sind sehr mitleidig, können sich schlecht abgrenzen oder trennen und leiden immer wieder unter Schwäche- und Erschöpfungszuständen.
Phosphor-Menschen sind freundlich und sympathisch, sie haben einen strahlenden Charme und neigen zu Freude und rückhaltloser Liebe, wenn sie glücklich sind. Auch sind sie sehr soziale Wesen, sie lieben und genießen Gesellschaft und Kommunikation ist ein zentrales Thema für sie.
So extravertiert und gut gelaunt diese Menschen auch sein können, sind sie trotzdem von ängstlichem Naturell und können unter vielen Ängsten und Befürchtungen leiden, vor allem vor dem Alleinsein, aber zum Beispiel auch vor Dunkelheit, Gewitter, Krankheit, Tod oder vor Geistern.

Charakteristika:

-*Überempfindlichkeit* (gegen alle äußeren Eindrücke);
-Blutungen, Blutungsneigung;
-*brennende* Schmerzen und Empfindungen;
-*Schwäche- und Erschöpfungszustände*; Atembeklemmung;
-sehr *offene*, empfindliche, *redselige* und meist recht sympathische Menschen.

6.46. **Phytolacca** (phyt) (Kermesbeere)

Verschl.: Aufstehen vom Bett, Bewegung, Schlucken, heiße Getränke, nasskaltes Wetter, nachts, Stillen;
Besser.: Liegen auf dem Bauch, warme Getränke, Stützen der Brüste, Baden, Ruhe, Wärme, trockenes Wetter;

Hauptangriffspunkte: Drüsen (Mammae, Halslymphknoten, Tonsillen), Bindegewebe (Nacken, Rücken, Gelenke), Periost, Verdauungstrakt, rechte Seite;

Allgemeine Leitsymptome:

-*Mastitis* im Wochenbett oder beim Abstillen;
-harte Knoten in den Mammae, mit vergrößerten axillären Lymphknoten;
-Mastitis nach Aufregung, nach Angst oder Unfall;
-geschwollene, harte Drüsen (Mamma, Parotis, Hoden); Krebsleiden solcher Drüsen;
-Dysmenorrhoe; Menses zu oft oder zu reichlich, mit gleichzeitig vermehrter Bildung von Tränen, Speichel und anderen Sekreten;
-Schmerzen der Mammae vor und während der Menses;
-*Angina, Tonsillitis, Pharyngitis*, mit heftigem Brennen und Fremdkörpergefühl im Hals (kann nichts Heißes schlucken); Sinusitis;
-Wundheitsgefühl, Zerschlagenheitsgefühl, Ischias (wenn der Schmerz an der Außenseite des Beines hinabläuft);
-Schmerzen und Zerschlagenheitsgefühl im ganzen Körper mit

dem Gefühl, sich bewegen zu müssen, aber verschlimmert durch Bewegung;
-Bindegewebsrheuma nach Kälte und Feuchtigkeit;
-Mastitis mit Rücken- und Gliederschmerzen;
-Schmerzen: wandernd, stechend, plötzlich, "wie elektrische Stöße";
-*rheumatische Beschwerden* nach Tonsillitis;
-rheumatische Schmerzen des Periosts (Knochenhaut), schlimmer bei feuchtem Wetter (*kali-i*, *rhus-t*);
-schuppige Hautausschläge; Pityriasis; Psoriasis;
-unwiderstehliche Neigung, die Zähne oder die Kiefer zusammenzubeißen oder auf etwas Festes drauf zu beißen;

Fallberichte Geburt:

-drohender Abort, herabdrängende Schmerzen; unwillkürliches Pressen und vaginale Blutung im siebten Monat;

Fallberichte Wochenbett / Stillzeit:

-nach der Entbindung Schmerz im Kreuzbein, der hinabzieht in Knie und Fußknöchel, dann wieder hinauf ins Kreuzbein; der Schmerz zuckt mal hierhin, mal dorthin;
-Versiegen des Wochenflusses;
-Stillperiode des zweiten, drei Monate alten Kindes: alle zwei bis drei Stunden plötzliche, starke, stechende Schmerzen quer durch die Brüste, mehrere Minuten anhaltend und gebessert durch Druck mit den Händen; gleichzeitig begann die Milch auszutropfen;
-am zweiten Tag nach der Entbindung exzessiver Milchfluss; die Brustwarzen waren so empfindlich, dass sie beim Stillen

ausgesprochen litt: schier unerträgliche Schmerzen schienen von den Brustwarzen aus über den ganzen Körper auszustrahlen, und wanderten die Wirbelsäule auf und ab; die Brustwarzen waren wund und eingerissen;
-besonders angezeigt, wenn von Anfang an Härte (der Mamma) vorlag;
-die rechte Brust scheint übervoll, steinhart und schmerzhaft; für mehrere Tage exzessiver Milchfluss mit Erschöpfung; Fieber; ist dem Leben gegenüber gleichgültig und sagt ihren Tod voraus;
-Härte der Mammae; nach dem Abstillen wird die Brust steinhart;
-vier Tage nach der Entbindung starker Frostschauer, gefolgt von Fieber; innerhalb weniger Stunden dann beide Mammae hart, geschwollen und schmerzhaft;
-Brust entzündet, empfindlich, stark geschwollen, hart und schmerzhaft; die mit der Milchpumpe gewonnene Milch war dick und fadenziehend; litt nach vorherigen Schwangerschaften unter Brustabszessen;
-Brustdrüse voller harter, schmerzhafter Knötchen;
-Rötung, Schmerzhaftigkeit und knotige Verhärtungen der Brust, wobei diese Knoten einen angespitzten Eindruck machen; Frostschauer, und eine ausgesprochene Neigung zu frühzeitiger Eiterbildung;
-wenige Tage nach der Entbindung wurde die Brust plötzlich hart, entzündete sich und der Milchfluss versiegte; dabei scharfe, schießende Schmerzen in der Brust;
-die Brust zeigt eine Neigung zu frühzeitiger Eiterung und Verhärtung; wenn das Kind trinkt, zieht der Schmerz von der Brustwarze durch den ganzen Körper;
-Mastitis mit Eiterbildung, der Abszess wurde eröffnet; von diesem erstreckten sich Fisteln nach unten und hinten, knapp 10 cm lang; Patientin abgemagert, zitternd, mit kalten Händen und Füßen;

-Abszeß der Mamma; mehrere schmerzhafte Knoten und drei Fisteln, die jauchigen Eiter entleeren; wandernde rheumatische Schmerzen, in den Mammae an Intensität abwechselnd;
-vereiterte Brüste mit großen Fisteln und klaffenden Geschwüren, die wässrigen, übelriechenden Eiter absondern;
-vergrößerte Brustdrüse mit einer fistelnden Öffnung, die seit fünf Jahren bestand;
-fistelnde Geschwüre und ungesunde Granulation mit übelriechender Absonderung;
-vereiterte Brüste, Brustwarzen eingerissen und wund; sondern blutige Milch ab;
-starke Schmerzen beim Anlegen;
-Milch verdickt, zieht Fäden;

Fallberichte Neugeborene, Säuglinge:

-bei zahnenden Säuglingen das Bedürfnis, Kiefer und Zahnfleisch aufeinander zu pressen (*podo*);
-akuter "Hüftschnupfen" (infektbedingte Hüftgelenksreizung mit Bewegungsschmerz)

Psychisches Bild:

Phytolacca-Menschen sind hilfsbereit und aufopfernd, sie setzen sich engagiert für andere ein und empfinden viel Achtung für das Leben und die Natur. Sie haben eine lebhafte Phantasie und einen heiteren, klaren Geist, werden auf der anderen Seite aber von Gefühlen sehr mitgenommen und leiden oft unter körperlichen Schmerzen und Zerschlagenheitsgefühlen.
Hintergrund ist ihre *Sehnsucht nach der schöpferischen Fähigkeit des reinen Geistes, Leben zu spenden und zu erhalten*. Diese Thematik findet besonders in der ernährenden Funktion der

weiblichen Brust ihren Niederschlag. Jede Aufregung und jedes Leid, sei es Ärger, Verdruss, Furcht oder Schreck, schlägt sich in der Mamma nieder und führt zu Schmerzen, Entzündung, Milchstau oder Störungen in der Milchbildung.
Wenn die Strategien dieser Menschen scheitern und sie krank werden, neigen *Phytolacca* neben den körperlichen Wundheits- und Zerschlagenheitsgefühlen auch zu *Opium*-ähnlichen geistigen Zuständen: Sie können dann ein rauschartiges oder betäubtes Gefühl haben, können unfähig sein zu geistiger Arbeit und ohnmachtsartige Anwandlungen bekommen, bis hin zu Apathie und Stumpfsinn.
Die Phase des aggressiven Rückzugs ist gekennzeichnet durch eine düstere und reizbare Stimmung, Abscheu vor den täglichen Beschäftigungen, Gleichgültigkeit dem Leben gegenüber und völlige Missachtung für alles und jeden, ohne die geringste Bereitschaft, sich irgendwie anzupassen.

<u>Charakteristika</u>:

-die *Mammae* sind *hart, geschwollen und schmerzhaft*; Verschlimmerung der Schmerzen durch Bewegung (*bry*) oder Erschütterung (*bell*); eitrige, abszedierende, unter Umständen sogar fistelnde Mastitiden (*sil*, *hep*);
-Halsschmerzen / Angina mit Brennen, schlimmer durch Trinken warmer Getränke;
-Schmerzen und Zerschlagenheitsgefühl mit dem Bedürfnis, sich zu bewegen, aber schlimmer durch Bewegung und schlimmer bei feuchtem oder nasskaltem Wetter;
-rauschartig betäubt, stumpfsinnig, apathisch.

6.47. **Platina** (plat) (Platin)

Verschl.: *Gemütsbewegungen*, Berührung, *nervliche Erschöpfung*, Hitze, abends, trockenes Wetter, zu Beginn der Menses, Ruhe, Fasten, Schwangerschaft;

Besser.: Gehen im Freien, nasses Wetter, Sonnenschein, Bewegung, Strecken;

Hauptangriffspunkte: Weibliche Geschlechtsorgane, Nerven;

Leitsymptome:

-exzessive Präkordialangst mit *Todesangst, Zittern, Herzklopfen und Atembehinderung*;

-Mattigkeit, Schlappheit, Blässe;

-*örtliche Gefühllosigkeit oder Kälte; Schmerzen mit Taubheit* (*cham*); Gefühllosigkeit mit Steifheit und Kälte; heftige, krampfartige oder betäubende Schmerzen;

-*Gefühl von innerem Zittern (gels, arg-n, caust); Gefühl der Zusammenschnürung*;

-Gefühl, als sei der Kopf in einen Schraubstock eingespannt, oder als seien einzelne Teile des Körpers bandagiert;

-Gefühl des Vergrößertseins, auch einzelner Körperteile (*arg-n*);

-zahlreiche Empfindungen wie durch einen Schlag, oder wie zerschlagen;

-*schmerzhafte Empfindlichkeit der Genitalorgane*; Vaginismus; die gynäkologische Untersuchung ist unerträglich;

-krampfhafte Zustände: eine Art tetanischer Versteifung mit Kälteschauern, abwechselnd mit Atemnot;

-klebrige Absonderungen (Tränen, Stuhl, Menses, etc.);
-abwechselnd geistige und körperliche, oder sexuelle Symptome;
-Beschwerden durch Enttäuschung, Schock oder Demütigung; Gemütssymptome durch verwundeten Stolz oder sexuelle Erregung;
-großer sexueller Drang; exzessives sexuelles Verlangen, treibt zur Masturbation; leicht erregt; sexuelle Zwänge;

<u>Fallberichte Schwangerschaft</u>:

-Melancholie während der Schwangerschaft, mit gelegentlichen uterinen Blutungen und Krämpfen;
-Obstipation; sparsame Entleerung zähen, lehmartig zusammenhängenden Stuhles, unter langem Pressen und Anstrengung der Bauchmuskeln;

<u>Fallberichte Geburt</u>:

-drohender Abort, speziell bei Frauen, die schon Kinder geboren haben;
-drohender Abort mit Absonderung von viel dickem, schwarzem, klumpigem Blut;
-reichliche, erschöpfende Blutung nach einem Abort; schwarzes Blut mit Koageln;
-schwarze Blutungen, feingeronnen „wie Teer“;
-Krampfwehen, hypertone Wehen; drohende Ruptur; drohende Sektio;
-Sanduhrkontraktionen; heftige, krampfartige Schmerzen in der Uterusregion;
-Wehen alle auf der linken Seite; schmerzhaft, spasmodisch, erfolglos;
-weint bei den Wehen; große Ängstlichkeit;
-unter der Geburt: Wehen unterbrochen durch Empfindlichkeit

von Vagina und äußeren Geschlechtsteilen; krampfartige, schmerzhafte, aber ineffektive Wehenschmerzen; die Wehen erreichen eine gewisse Stärke und verschwinden anschließend wieder; leidet sehr bei der (vaginalen) Untersuchung, schmerzhafte Empfindlichkeit von Muttermund, Vagina und Vulva; Krämpfe; krampfartige Bewegungen wechseln mit Opisthotonus;
-Wehen schmerzhaft, ineffektiv, hören auf;
-starke Blutung während der Geburt;
-rigide Zervix, spastisch kontrahiert;

Fallberichte Wochenbett / Stillzeit:

-Eklampsie nach der Geburt, mit reichlichen Blutungen, Gähnen und Krämpfen;
-nach der Geburt so empfindlich, dass sie die Berührung der Binde nicht ertragen konnte;
-Wochenfluss so reichlich, dass sie Angst um ihr Leben bekam, wenn dieser nicht schnell gestoppt würde; Genitalien so empfindlich, dass sie von der leisesten Berührung zurückschreckte;
-Wochenfluss zu lange dauernd; eine spärliche Absonderung bleibt bestehen, schwarz und klumpig;
-Nymphomanie bei Wöchnerinnen, mit wollüstigem Kribbeln in den Genitalien, ausstrahlend ins Abdomen;
-Wochenbettdepression, mit ängstlicher, kleinlauter Stimmung;
-Wochenbettfieber mit folgenden Symptomen: Schmerz im Unterbauch; Blutandrang zum Kopf; wilde, lebhafte Einbildungen; Unruhe, Furchtsamkeit und Angst vor dem Tod; sexuelle Erregung; Nymphomanie; reichlicher Ausfluss geronnenen Blutes; schmerzhafter Druck in den Genitalien; starke Schmerzen im unteren Rücken, mit innerem Frösteln; Druck in der Stirn, schlimmer durch Bewegung; Furchtsamkeit

mit brennender Hitze im Gesicht und großem Durst;
-Psychose im Wochenbett;

Psychisches Bild:

Platina-Menschen sind sehr sensibel und emotional, sie haben ein starkes Bedürfnis nach menschlicher Nähe und Gemeinschaft und reagieren sehr empfindlich auf Zurückweisung oder herabwürdigende Behandlung. Dann sind sie schnell beleidigt und fühlen sich ignoriert oder verlassen. Das Gefühl, alleine zu sein, quält sie und sie fühlen sich dann, als stünden sie verlassen und alleine in der Welt.
Platina-Menschen sind sehr idealistisch, sie haben hohe Ansprüche an sich selbst und an das Verhalten anderer. Überheblichkeit, Hochmut oder Gier sind ihnen ein Gräuel und sie blicken mit Verachtung auf solche "niederen" Eigenschaften. Solche enttäuschenden Erlebnisse hängen ihnen lange nach und sie verweilen noch lange und oft in Gedanken bei solchen Ereignissen.
Hintergrund ist das zentrale Streben von *Platina nach erhabener Größe, Platina*-Menschen *wollen sich nicht unterordnen, sondern selbst angebetet werden.* Dieses Streben macht sie zu sehr einsamen Menschen, sie fühlen sich aus der Gemeinschaft ausgeschlossen und "aus dem Paradies vertrieben". Dieses Gefühl von Verwaisung, von Verlassenheit und Minderwertigkeit kann zu der kompensatorischen Haltung beitragen, für die *Platina* bekannt ist.
In dieser Grundhaltung entwickeln sie eine übermäßige eigene Wertschätzung, fühlen sich erhaben und überlegen und blicken mit geringschätziger Verachtung auf andere Menschen herab. Diese Überheblichkeit, dieser Hochmut und Stolz können so ausgeprägt sein, dass sie das landläufige Bild von *Platina* sehr

geprägt haben. Bekannt ist auch der Neid auf glücklich vereinte Paare, sie wollen die Bänder der Liebe zerstören, wollen angebetet werden und wenn sie das erreicht haben, verlassen sie den- oder diejenige wieder.

Platina neigt zu Launenhaftigkeit, Hysterie und zu sexueller Erregung oder zu sexuellen Störungen. Hinter ihrer Anfälligkeit zu Angst- und Panikattacken steckt die unbewusste Angst vor Tod und Verdammnis, denn so hoch, wie sie sich innerlich erheben, so tief ist auch der mögliche Fall.

Charakteristika:

-*Empfindungen von Kälte, Taubheit, Steifigkeit oder Krampfgefühl;*
-Krampfwehen und schwarze Blutungen geronnenen Blutes;
-*genitale Überempfindlichkeit*; Vaginismus; starker sexueller Drang;
-empfindliche, emotionale *Frauen, die sich leicht beleidigt, zurückgewiesen oder verlassen fühlen*;
-oder stolze, hochmütige Frauen, die „sich nicht auf die Gewöhnlichkeit der Geburt einlassen oder nicht niederkommen können".

6.48. **Plumbum** (plb) (Blei)

Verschl.: Anstrengung, klares Wetter, Bewegung, Gesellschaft, Aufregung, abends, nachts, Fasten;
Besser.: Harter Druck, Reiben, Zusammenkrümmen, Strecken;

Hauptangriffspunkte: Rückenmark, Nerven, Muskeln, Blutgefäße, Blut;

Leitsymptome:

-*neurologische Erkrankungen* (Morbus Parkinson, Multiple Sklerose, Apoplex, Epilepsie);
-Nervenreizung, Nervenentzündung und Nervendegeneration mit *Lähmung* und Atrophie der Muskulatur; Muskelkrämpfe;
-*Spasmen* der Arterien und der glatten Muskulatur aller Organe (*Koliken*);
-Koliken mit Einziehung des Bauchs; kolikartige Schmerzen, besser durch harten Druck, durch Zusammenkrümmen und durch Wärmeanwendung (*coloc, mag-p*);
-Afterkrampf, wie wenn der After nach innen gezogen würde;
-*Schmerzüberempfindlichkeit* bei akuten Zuständen, in chronischen Zuständen eher *Schmerzunempfindlichkeit* und Taubheitsgefühle;
-Überempfindlichkeit der Haut bei Berührung, Besserung bei festem Druck oder durch festes Reiben;
-schießende, fliegende, blitzartige Schmerzen, die in alle Richtungen ausstrahlen;
-langsame, schleichende Prozesse, häufig von sehr wechselhafter, widersprüchlicher Natur; *Abmagerung und Mattigkeit* mit

fahler, gelblicher, trockener und faltiger Haut, mit Schwund des Fettgewebes und Anämie;
-Arteriosklerose; organische Herzerkrankung, durch Arteriosklerose bedingter geistiger Verfall, schlechtes Gedächtnis, vor allem für Namen;
-die geistigen, die emotionalen und die Kopfbeschwerden werden verschlimmert durch jede Anstrengung, vor allem im Freien;
-Schwindel beim Bücken und beim in-die-Höhe-Sehen;
-Tonsillitis mit Schwerhörigkeit;
-bläuliche Linie am Zahnfleischrand;
-Vaginismus mit Abmagerung;
-Verhärtungen der weiblichen Brust (*aster, con, phyt, bell-p*);
-sehr großer Mangel an Lebenswärme; Kälte der Extremitäten durch körperliche Anstrengung;
-Verdickung der Sehnen in den Handflächen;
-*Obstipation* mit ständigem Stuhldrang; schwarze Kugeln;

Fallberichte Schwangerschaft:

-Abort im dritten bis sechsten Schwangerschaftsmonat: Der Uterus wächst nicht, als ob die Gebärmutter zur Ausdehnung unfähig wäre;
-Empfindung, als sei nicht genug Platz im Bauch, nachts im Bett, die sie veranlasst, sich zu strecken; stundenlanges, fortwährendes Ausstrecken; muss sich bisweilen in jegliche erdenkliche Richtung strecken, oder hat das Gefühl, dies tun zu müssen; die Neigung, dies zu tun, ist fast unwiderstehlich;
-drohende Fehlgeburt mit dem Gefühl des Platzmangels für den Fötus in der Gebärmutter; die Gebärmutter kann sich nicht ausdehnen;
-hartnäckige Stuhlverstopfung, mit heftigen Kolikschmerzen;
-harte, geringe, schafsmistartige Stühle; Abgang in kleinen, harten Kügelchen und nicht ohne große Anstrengung;

-Obstipation mit Koliken, Blasenlähmung oder Blasenkonstriktion;
-Empfindung, als würde das Abdomen wie von einer Schnur nach hinten, zum Rücken hin, gezogen;
-krampfhafte Zusammenziehung des Bauches und hartnäckige Verstopfung; krümmt sich wie ein Wurm; fühlbare, harte Knoten im Bauch;
-harte Zusammengezogenheit des Bauches, der dabei auch wie ausgehöhlt erscheint;
-kann kaum Harn lassen; anscheinend vom Verlust der Empfindung, dies zu tun; der Wille zum Entleeren hat kaum Wirkung, wie von Lähmung;
-Plazentainsuffizienz infolge vorzeitiger Plazentaverkalkung;

Fallberichte Wochenbett / Stillzeit:

-nach Fehlgeburt: Schmerz zieht vom Bauch zum Rückgrat, als würde der Bauch mit einem Faden nach oben gezogen; seelische Depression; Verstopfung;
-Kindbetteklampsie, besonders wenn eine Vorgeschichte von Epilepsie besteht; Albuminurie;
-Milch spärlich und wässrig, mit starker Abmagerung;
-zerrende, reißende, zusammenziehende Schmerzen in den Brüsten, in Gebärmutter und Scheide, mit oder ohne Kolik; die Brüste werden vorübergehend härter oder scheinen bei der Kolik kleiner;
-Verhärtung und Entzündung der Brüste;

Fallberichte Neugeborene / Säuglinge:

-Nabelkoliken bei Obstipation, "eingeklemmte" Blähungen mit heftigen Streckbewegungen, Schreien vor der Entleerung von hartem "Schafskot", Verlangen nach Bauchlage;

Psychisches Bild:

Plumbum-Menschen sind intelligent, organisiert und kontrolliert, sie sind sehr bestimmend, willensstark und zielstrebig. Sie haben einen klaren Verstand und neigen zu leicht rigiden Ansichten und Haltungen. Auch vertragen sie keinen Widerspruch, können sich nicht gut unterordnen und verspüren größten Widerstand dagegen, Anweisungen zu befolgen oder überhaupt zu gehorchen.
Hintergrund ist ihr *Verlangen nach der Herrschaft des bewussten und freien Willens, sie wollen die uneingeschränkte Entscheidungsfreiheit und lehnen das Prinzip des Verbotes ab*. Jede Vorschrift, jedes Gesetz, empfinden sie als Einschränkung der persönlichen Freiheit und opponieren sozusagen "aus Prinzip" dagegen. So fühlen sie sich durch skandalöses oder revolutionäres Verhalten angezogen, sie suchen den Reiz des Verbotenen und verachten gesellschaftliche Normen und Konventionen.
In dieser Haltung kann *Plumbum* zu selbstherrlichem und egoistischem Verhalten neigen, seinen "freien Willen" mit dem Lustprinzip verwechseln und zu Genusssucht, Borniertheit und einem Mangel an moralischem Empfinden tendieren.
In der entgegengesetzten Haltung können *Plumbum*-Menschen entweder bestrebt sein, sich unterzuordnen, sie suchen dann Gebote und Absolution von Institutionen und Vorgesetzten, oder sie können sich beherrscht fühlen von unbewussten Regungen, was sich in hysterischen Zuständen mit theatralischen und hochemotionalen Symptomen äußern kann.
Der Verlust der Willensherrschaft kann sich in geistiger Beeinträchtigung und Verlangsamung bis hin zu einfältiger Begriffsstutzigkeit äußern, beziehungsweise auf der körperlichen Ebene in Krämpfen und Lähmungen der willkürlichen und unwillkürlichen Muskulatur.

Charakteristika:

- *Schmerzüberempfindlichkeit oder Schmerzunempfindlichkeit;*
- *neurologische Erkrankungen* (Morbus Parkinson, Multiple Sklerose, Apoplex, Epilepsie), *Lähmungen*, *Koliken*;
- Abmagerung und Mattigkeit;
- *Obstipation* mit ständigem Stuhldrang;
- willensstarke und zielstrebige Menschen, die sich gegen jedes Verbot, Gebot oder Gesetz wehren und immer selbst entscheiden wollen.

6.49. **Pulsatilla** (puls) (Küchenschelle, Wiesenanemone)

Verschl.: Wärme, abends, Ruhe, Liegen, zu Beginn der Bewegung, Essen, Pubertät, Schwangerschaft, Nasswerden der Füße;

Besser.: Kälte, kalte Anwendungen, frische Luft, im Freien, aufrechte Körperhaltung, Weinen, kalte Getränke oder Speisen;

Hauptangriffspunkte: Gemüt, Venen, Schleimhäute (Zunge, Magen-Darm-Trakt, weibliche Genitalien, Urogenitaltrakt), rechte Seite;

Leitsymptome:

-*Mangel an Lebenswärme, trotzdem absolute Unverträglichkeit von jeder Form von Hitze; besser im Freien, in frischer Luft*; fröstelt bei den Schmerzen;

-Hitze des Körpers mit kalten Händen und Füßen;

-Neigung zu Erkältungen, zu Blasenentzündung, oder zum Beispiel ausbleibende Regel durch kalte oder nasse Füße;

-reichliche, dicke, *milde* (nicht wundmachende), *rahmartige*, gelblich-grüne *Absonderungen* aller Schleimhäute;

-durstlos (Mund jedoch trocken, mit schlechtem Geschmack);

-schlimmer zu Beginn der Bewegung, besser durch fortgesetzte, sanfte Bewegung (*rhus-t*)

-rheumatische Schmerzen mit raschem Wechsel der betroffenen Gelenke und Besserung durch fortgesetzte Bewegung;

-Verdauungsprobleme; *Abneigung gegen und Verschlimmerung durch fette und gehaltvolle Speisen*; Verschlechterung durch

Essen bis zur Sättigung;
-mag kein Fett (Schweinefleisch), isst aber gerne Butter und Sahne;
-Sodbrennen; ranziges oder saures Aufstoßen;
-venöse Stauungen, Krampfadern; schmerzhafte Varizen während der Schwangerschaft; Besenreiser; Hämorrhoiden;
-verspätete, spärliche oder ausbleibende Menses; Dysmenorrhoe, Menstruationskoliken;
-Fluor entweder scharf, dünn, ätzend, oder dick, cremig, mild;
-Lageanomalie, zum Beispiel *Beckenendlage*;
-*Übertragung*; primäre Wehenschwäche;
-*Plazentaretention*; Harnverhalt nach der Geburt (*acon*);
-Knoten in den Mammae vorpubertärer Mädchen, oder Absonderung dünner, milchweißer Flüssigkeit;
-Neigung zu Adipositas;
-Inkontinenz beim Husten oder Lachen;
-wirkt oft gut bei Masern und bei Folgen von Masern;

Fallberichte Schwangerschaft:

-im vierten Schwangerschaftsmonat: starke Übelkeit und gelegentliches Erbrechen spätnachmittags oder abends; guter Appetit, wenn ihr nicht übel ist, kein Durst und ständiges Frösteln;
-Erbrechen von Gegessenem nach jedem Mahl und häufiges Aufstoßen saurer, heißer, ranziger Nahrung, bei fauligem Geschmack im Mund;
-morgendliche Übelkeit und Erbrechen sauren Schleims bei pulsierendem Pochen im Oberbauch;
-wässrige Diarrhoe, besonders auch nachts; manchmal unbemerkt abgehend;
-hartnäckige Verstopfung bei sanften, gutmütigen, weinerlichen

Frauen;
-bläuliche, schmerzende Krampfadern; Schmerzen (wie auch alle Allgemeinsymptome) schlimmer gegen Abend;
-Harnverhaltung, mit Röte und Hitze äußerlich in der Blasengegend, mit Ängstlichkeit und Schmerz im Unterbauch;
-öfterer Drang zum Harnen, mit Ziehen im Bauch;
-Schmerzen im Becken und in den Beckengelenken, kann gegen Abend nicht mehr so gut gehen; schlechter in der Bettwärme, findet nachts kaum eine angenehme Liegeposition; besser durch Aufstehen und Umherlaufen;
-während der Schwangerschaft Weißfluß (Fluor albus), falsche Wehen, rheumatische Schmerzen im Uterus kurz vor der Geburt und ständiger Harndrang;
-im fünften Schwangerschaftsmonat alle zwei Stunden plötzliche scharfe Stiche im Abdomen, die sie aufschreien lassen;
-falsche Wehen: kann nur kurze Zeit sitzen, muss dann immer wieder aufstehen und umhergehen, um den Schmerz zu erleichtern; geschlossene Räume empfindet sie als sehr beengend, hat ein starkes Verlangen danach, im Freien zu sein;
-falsche Wehen: plötzlich starke Schmerzen im Sakralbereich mit Ausfluss klaren Schleims aus der Vagina, bei der Untersuchung keine uterinen Kontraktionen und Muttermund hochstehend und verschlossen; Patientin sehr aufgeregt und ängstlich wegen der bevorstehenden Geburt, mit Todesangst;
-zu Beginn des fünften Schwangerschaftsmonat regelmäßige, hart abwärts pressende Schmerzen, wobei jeder Schmerz mit Atemnot einhergeht;
-drohender Abort mit Blutungen und wehenartigen Schmerzen; Blutung dunkel, bald flüssig, bald geronnen; Vagina zusammengezogen, trocken, Untersuchung schmerzhaft;
-drohender Abort mit Blutung und wehenähnlichen Schmerzen;
-wenn die Blutung für eine Weile aufhört, danach aber mit doppelter Heftigkeit wiederkehrt, und sich dies öfters

wiederholt, ist *puls* angezeigt;

-morgendliche Übelkeit, besser durch Bewegung und frische Luft;

-Zystitis nach nassen Füßen; Pyelonephritis;

-blüht in der Schwangerschaft auf; "Schwangerschaft ist das Schönste, was es gibt";

-Abortneigung, vor allem im zweiten Schwangerschaftsmonat; Frühgeburt (im achten Schwangerschaftsmonat);

-schlaflos trotz Müdigkeit;

Fallberichte Geburt:

-sanfte, leicht zu Weinen gerührte Frauen, anscheinend in gesunder Verfassung, aber dennoch erscheint der Uterus nahezu inaktiv;

-Wehenschwäche, protrahierte Geburt, Uterusatonie;

-unregelmäßige, veränderliche, unwirksame Wehen;

-Krampfwehen, falsche Wehen, muss herumgehen, um die Schmerzen zu erleichtern, will ins Freie;

-Retention der Plazenta; Blutung durch ungenügende Rückbildung des Uterus;

-unterstützt die Austreibung von Molen oder toter Foeten;

-Nachgeburtsschmerzen, gewaltsam und lang anhaltend;

-Zittern und Zähneklappern zwischen den Wehen, ohne jedoch zu frösteln; Neigung, mit jeder Wehe zu weinen;

-Wehen werden stärker gegen Abend, sind unregelmäßig und verursachen Herzklopfen, Ohnmacht und Erstickungsanfälle; braucht Türen und Fenster weit offen und viel Luft;

-Fehllage des Foetus; (kann korrigiert werden, wenn *puls* vor dem Blasensprung gegeben wird);

-Untätigkeit des Uterus; keine austreibende Kraft;

-sie klagt darüber, dass das Kind so merkwürdig liegt, was sie so sehr schmerzt, dass sie nicht auf dem Rücken liegen kann;

-Nachblutungen durch Plazentaretention;
-bei Plazentaretention laut Guernsey häufiger als alle anderen Mittel gebraucht;
-Krampfanfälle nach trägen oder unregelmäßigen Wehen; bewusstlos, mit feuchtkaltem, blassem Gesicht und schnarchender Atmung;
-Ohnmacht bei Wehen oder in warmen Räumen;
-vorzeitiger Blasensprung ohne Wehen;
-falsche, unregelmäßige oder nachlassende, zu schwache Wehen;

Fallberichte Wochenbett / Stillzeit:

-heftige und langanhaltende Nachwehen, schlimmer gegen Abend;
-spärlicher Wochenfluss, der milchig wird; fiebrig, aber ohne Durst;
-unterdrückter (ausbleibender oder vorzeitig versiegender) Wochenfluss;
-Wochenbett-Manie nach plötzlicher Unterdrückung des Wochenflusses: sieht scheu umher und verbirgt sich unter den Bettlaken wenn sich irgendjemand nähert; antwortet verwirrt; die Augen leuchten und starren; Uterus druck- und berührungsempfindlich;
-Phlegmasia alba dolens (Becken- und Oberschenkelvenenthrombose mit Schwellung des ganzen Beines, Druckschmerzhaftigkeit, reflektorischer Blässe und Fieber); Venen hart, knotig, extrem schmerzhaft bei Berührung; Bewegung unmöglich;
-weint jedes Mal, wenn das Kind angelegt wird; der Schmerz zieht von der Brust hoch in den Nacken, dann wieder den Rücken hinab, wechselt von Ort zu Ort;
-milde, tränenreiche Frauen, die nur wenig Milch haben;

-Milch dünn und wässrig;
-schmerzhafte Stiche in den Mammae und dünne, scharf schmeckende Milch;
-ausbleibender oder nur sehr spärlicher Milchfluss;
-die Milch bleibt plötzlich aus und der Wochenfluss wird milchig-weiß;
-Galaktorrhoe (Milchsekretion) bei Frauen, die ihre Kinder nicht stillen;
-Schwellung der Brüste;
-nach dem Abstillen: die Brüste schwellen, sind gespannt, fest und sehr schmerzhaft und die Milch fließt weiter;
-weinerlich, unsicher; schwache oder fehlende Nachwehen, Atonie;
-Wochenbettdepression; weinerlich, sanft, nachgiebig, wechselhaft;
-Lochialstau; Subinvolutio; Kindbettfieber;
-Mutter weint beim Anlegen; wunde Brustwarzen, wandernde Schmerzen beim Stillen;

Fallberichte Neugeborene / Säuglinge:

-Augen verklebt, vor allem morgens; Hauptmittel bei Konjunktivitis von Säuglingen; Absonderung mild, gelblich, rahmartig;
-Stuhlgang ständig wechselnd, jeder Stuhl ist anders;
-weinerlich, sensibel, schmusebedürftig, anhänglich; durch Trost gebessert;
-wird gerne getragen und gerne gestillt;

Psychisches Bild:

Pulsatilla-Menschen sind sanft, naiv, schüchtern und nachgiebig, sie sind liebevoll, offen, weich und emotional. Sie haben ein großes Bedürfnis danach, geliebt zu werden, sehnen sich nach Zuneigung und Liebkosungen und sind sehr abhängig von Gesellschaft. Sie sind immer auf der Suche nach emotionaler Sicherheit und fühlen sich sehr leicht zurückgewiesen. Sie sind extrem fürsorglich, versorgen und verwöhnen ihre Familie und ertragen keine Disharmonie, vor allem nicht in der Familie. *Abschiede und Trennungen* sind *immer schlimm* für sie, am schlimmsten aber von Nahestehenden oder sogar Familienmitgliedern. Hintergrund ist ihre unbewusste *Sehnsucht nach allumfassender Einheit, sie wollen eins sein mit allen Menschen und Dingen und ertragen kein Getrenntsein.*
Dann bekommen sie schnell das Gefühl, isoliert, ausgeschlossen, zurückgestoßen und vernachlässigt zu sein, sie fühlen sich einsam und von allen verlassen. Um diesen Zustand zu vermeiden, gibt und umsorgt *Pulsatilla*, sie ist mitfühlend, nachgiebig und unterwürfig, kann niemandem etwas abschlagen und will es allen recht machen. Sie sind zaghaft, niedergeschlagen, etwas phlegmatisch und weinen sehr schnell.
In einem fortgeschritteneren Stadium haben solche Menschen Schwierigkeiten mit jeder Form von Distanz, sie ertragen nichts mehr außerhalb ihrer Reichweite und können dann habsüchtig, neidisch, ungenügsam und gierig werden.
In der entgegengesetzten Haltung legen *Pulsatilla*-Menschen keinen Wert auf die Verbindung mit der Außenwelt und können zu genügsamen und selbstzufriedenen Einsiedlern werden. Ihre eigene kleine Welt mit wenigen Freunden und/oder Haustieren genügt ihnen dann und sie sind weder gesprächig, noch gesellig.

Charakteristika:

-Verlangen nach frischer Luft, nach Aufenthalt im Freien;
-fröstelig, dennoch schlimmer durch Hitze und besser im Freien;
-dicke, milde, rahmartige Absonderungen;
-schlechter durch fette, gehaltvolle Speisen;
-*Veränderlichkeit* der Stimmungen, Beschwerden und Symptome;
-mild, herzlich, weinerlich, fühlt sich verlassen, braucht Aufmerksamkeit und Trost.

6.50. **Rhus toxicodendron** (rhus-t) (Giftsumach, Gifteiche)

Verschl.: *Nässe, Kälte*, Verkühlen nach Schwitzen, zu Beginn der Bewegung, Ruhe, Bettwärme, Verstauchungen, Überanstrengung, Aufregung, Stress, nach Mitternacht;

Besser.: Fortgesetzte Bewegung (*bell-p*), Hitze, warme Getränke, Lagewechsel, Reiben, Strecken;

Hauptangriffspunkte: *Haut, Drüsen, Nerven* (*Rückenmark*, Ischias), Blut, Gewebe (Bänder, Gelenke), Schleimhäute;

Leitsymptome:

-*Schmerzen* und Steifigkeit *zu Beginn der Bewegungen*, *aber Besserung* dieser Beschwerden *nach fortgesetzter Bewegung*;

-*große Ruhelosigkeit*, *muss sich ständig bewegen und kann in keiner Lage Ruhe halten*; restless-legs-Syndrom (RLS);

-*Folgen von Überanstrengung*, zum Beispiel Uterusprolaps, Blutung oder Abortus imminens nach Überanstrengung/schwerem Heben;

-*fühlt sich wund, zerschlagen, wie gerädert* (*bell-p, arn*), *verstaucht oder verrenkt*;

-*heftiger Schwindel*, oder Empfindung, als wenn sich etwas im Kopf drehte, ohne Schwindel, oder Taumeln und Schwanken, ohne schwindelig zu sein;

-*Kopfschmerzen*; Migräne, zum Beispiel bei nasskaltem Wetter;

-Husten oder Heiserkeit nach oder schlimmer durch Sprechen, Singen, Lachen oder lautes Reden;

-*stark juckende, bläschenartige Hautausschläge*; Akne; Windpocken;

-Kontaktekzem oder Sonnenallergie mit stark juckend-brennendem, Bläschen- oder Pustelausschlag mit erysipelartiger Röte und ödematöser Schwellung;

-Vaginitis durch Geschlechtsverkehr;

-Beschwerden durch Feuchtigkeit und Kälte (zum Beispiel Schwitzen und Zugluft);

-Taubsein, Kribbeln; posttraumatische oder entzündliche Lähmungen; *Karpaltunnelsyndrom*;

-*Infektion oder Folgen von Scharlach, Mumps, Grippe oder Zoster*;

Fallberichte Schwangerschaft:

-fauliger Mundgeschmack, früh, nach dem Erwachen und nach dem Essen; Appetitlosigkeit;

-Schmerz zwischen den Schultern beim Herunterschlucken der Speisen;

-sehr ruhelos in der Nacht, besonders in der späteren Hälfte; muss oft die Lage wechseln, um eine angenehme Position zu finden, was kurzzeitig erleichtert;

-rheumatische oder gichtige Beschwerden, schlimmer meist in der Ruhe oder nachts;

-Krämpfe in den Beinen, veranlassen sie, aufzustehen und umherzugehen;

-Steifigkeit im Kreuz, beim Versuch, zu gehen; besser, nachdem sie durch Gehen warm geworden ist, schlimmer in der Ruhe, beim Liegen;

-während der Schwangerschaft: Ausfluss von Blut; Beckengelenke steif beim Anfang der Bewegung;

-Stuhlverstopfung, auch mit Durchfall wechselnd; harter, zögernder Stuhl;

-öfterer Stuhldrang, wobei aber nur wenig abgeht; beständiges Zwängen, mit Übelkeit und Reißen in den Därmen, wobei oft

gar nichts, oder nur wenig Wässriges kommt;
-Diarrhoe mit Ziehen und Reißen die Beine hinab, bei jeder Entleerung; oder mit Kopfweh und Schmerzen in allen Gliedern;
-Unaufhaltsamkeit des Harnes, besonders in der Ruhe, wo er unwillkürlich abgeht;
-Dysurie, mit nur tropfenweisem Abgang blutroten Harnes unter Zwang;
-drohende Frühgeburt durch Verrenken bzw. Überstrecken; zum Beispiel durch Ausrutschen und Verdrehen, während sie sich versucht, zu fangen; oder durch Hochlangen, Heben, Überanstrengen;
-drohender Abort mit intermittierender (immer wieder einsetzender) hellroter Blutung
-Uterusblutung bei einer Schwangeren, zum Neumond;
-Blutung: hellrot, klumpig oder geronnen, in Anfällen mit Kolik auftretend;

<u>Fallberichte Geburt</u>:

-unter der Geburt gelegentliche Schmerzanfälle, die sich über die Hinterseite der Glieder nach unten erstrecken;
-Wehen mit großer Ruhelosigkeit und kurzzeitiger Erleichterung durch Lagewechsel, muss häufig die Lage wechseln;
-Erschöpfung, Ohnmacht;

<u>Fallberichte Wochenbett / Stillzeit</u>:

-Ruhelosigkeit und Schlafstörung nach anstrengender Geburt;
-Wochenfluss jauchig und dünn, dauert zu lange oder kehrt zu häufig wieder, sie ist nahezu erschöpft; Kraftlosigkeit der unteren Extremitäten;
-Lochien dünn, juckend, übelriechend, gelegentlich blutig;

-ein verdorbener Ausfluss aus der Scheide mit Schießen nach oben in den Teilen, mit einem berstenden Gefühl im Kopf;
-schießende Schmerzen das Rektum hinauf;
-Nachwehen von zu langer Dauer, nach starken Wehen mit langer und übermäßiger Anstrengung;
-die Nachwehen kommen eine nach der anderen und dauern manchmal die ganze Nacht hindurch; mit Ruhelosigkeit, Lagewechsel gibt für kurze Zeit Erleichterung;
-Gebärmutterentzündung nach der Entbindung;
-Mastitis mit hohem Fieber und Herpesausschlag;
-die Brüste schwellen an von Erkältung, mit streifigen Entzündungszeichen; starker Milchfluß; die Milch schwindet bei allgemeiner Hitze im Körper;
-die Mammae sind schmerzhaft geschwollen; Röte, die in Streifen verläuft; rheumatischer Zustand des gesamten Körpers;
-Steifigkeit der Gelenke; Schmerzen und Steifigkeit zu Beginn der Bewegungen, aber Besserung dieser Beschwerden nach fortgesetzter Bewegung;
-hat wochenlang nach der Entbindung viele Schmerzen im rechten Bein, mit Taubheit von den Hüften zu den Füßen;
-wochenlang nach der Entbindung hat sie einen schrecklichen Husten, es scheint, als würde etwas aus der Brust herausgerissen;
-die Milch versiegt; völliger Appetitmangel, Geistesstörung und Selbstmordgedanken;

Fallberichte Neugeborene / Säuglinge:

-Schulterluxation oder HWS-Läsion durch Zug am Kopf des Kindes mit anschließender Unruhe, anhaltendem Schreien und Schonhaltung (KISS-Syndrom);
-Lahmheit und Bewegungsschwäche nach gewaltsamen Extraktionen (Schulterentwicklung, Beckenendlage);

-blasige Windeldermatitis mit Schwellung und Rötung;
-Atlasblockade (KISS-Syndrom) mit Schonhaltung des Kopfes, Aufschreien aus dem Schlaf und beim Schlucken;

Psychisches Bild:

Rhus toxicodendron-Menschen sind verantwortungsvoll, zielbewusst und konsequent, sie sind unabhängig, selbstständig und sehr praktisch veranlagt. Sie sind lieb, zurückhaltend, mitfühlend, hilfsbereit und fürsorglich, mögen keinen Streit und versuchen, es allen Recht zu machen.
Neben dieser sensiblen, auch sentimentalen und manchmal etwas trägen Seite haben sie aber auch eine sehr lebendige, kraftvolle und ehrgeizige. Sie arbeiten hart, sind ungeduldig, haben ein großes Verlangen nach Effektivität und machen manchmal einen etwas getriebenen Eindruck. Sie fühlen sich verantwortlich dafür, dass alles funktioniert und fühlen sich schnell schuldig, wenn irgendetwas nicht klappt.
Hintergrund ist ihr unbewusstes *Bestreben, derjenige zu sein, der bewegt, der die Dinge in Gang setzt, sie zum Funktionieren bringt und in Bewegung hält. Rhus toxicodendron*-Menschen lehnen Ruhe und Passivität ab, sie wollen sich nicht passiv bewegen oder anziehen lassen, *wollen selbst der Effektivste, der Motor von allem sein.* Dabei benutzen sie ihren Körper wie ein Instrument, wie eine Brechstange, gehen bis an ihre körperlichen Grenzen und möglichst noch ein Stück weiter. Das körperliche "Funktionieren" ist *Rhus toxicodendron* enorm wichtig und diese Menschen leiden unter körperlichen Funktionseinschränkungen viel stärker als andere. Der "ausgebeutete" Körper fühlt sich dann auch wie gefoltert an, wie ausgerenkt und zerstückelt. Aber *Rhus toxicodendron* überwindet die Qual und beginnt morgen etwas Neues, das er bewältigen kann.
Die Problematik des Bewegenwollens spiegelt sich auch in der

Unruhe wieder. *Rhus toxicodendron* kann ruhelos, zappelig und nervös sein, kann dann nicht still sitzen und verspürt eine große innere Unruhe, derer er durch Bewegung Herr wird.
In der Rolle des "ersten Bewegers", des "ersten Motors" steckt jedoch auch ein gewisser Führungsanspruch. Dieser macht sich bemerkbar in der großen Empfindlichkeit gegen Kränkung oder Demütigung, oder in der Furcht, die soziale Stellung zu verlieren. *Rhus toxicodendron*-Menschen reagieren dann schnell gereizt, ärgerlich und beleidigt. Wenn sie das Gefühl haben, ihrem unbewussten Streben (der Beweger, der Motor zu sein) nicht gerecht werden zu können, werden sie traurig, ängstlich und zittrig, misstrauisch und menschenscheu, haben Versagensängste, wollen nicht angesehen werden und können in richtige Panikanfälle geraten.
In der entgegengesetzten kompensatorischen Haltung will *Rhus toxicodendron* nichts bewegen, ist ruhig, ausgeglichen und sorglos und legt mehr Wert auf Freundschaften und sinnliche Genüsse, als auf Leistung und Effektivität.

Charakteristika:

-*Schmerzen* und Steifigkeit *zu Beginn der Bewegungen*, *aber Besserung* dieser Beschwerden *nach fortgesetzter Bewegung*;
-große *Ruhelosigkeit*, muss sich ständig bewegen;
-*Schwindel* und/oder Taumeln und Schwanken;
-*stark juckende bläschenartige Hautausschläge;*
-*fühlt sich wie zerschlagen*, wund, verstaucht oder verrenkt;
-ehrgeizig, effektiv, will die Dinge in Gang setzen, zum Funktionieren bringen, benutzt seinen Körper wie ein Instrument, das zu funktionieren hat.

6.51. **Sabadilla** (sabad) (Läusesamen)

Verschl.: Kälte, periodisch, Ruhe, vor Mitternacht, Getränke, Gerüche, kühle Luft;
Besser.: Wärme, Hitze, im Freien, Essen, Schlucken;

Hauptangriffspunkte: Schleimhäute (Nase, Anus, Magen-Darm-Trakt), Nerven, Tränendrüsen, innerer Hals;

Allgemeine Leitsymptome:

-Kreislaufstörungen, Kreislaufschwäche, oder Kreislaufkollaps;
-Nasenkatarrh, mit ständigem Niesen; *rohes Gefühl in der Nase, Brennen, die Nase ist verstopft*; schlimmer durch Gerüche, besser durch Einatmen warmer Luft;
-*Heuschnupfen* mit krampfhaftem Niesen, laufender Nase, erschwerter Nasenatmung, Schnarchen, *Jucken von Nase, Gaumen und/oder Rachen*;
-brennender Tränenfluss, schlimmer in kalter Luft; Augenlider rot und brennend;
-ständiger Reiz, zu schlucken und sich zu räuspern;
-Tonsillitis, kann warme Nahrung leichter schlucken;
-Halsschmerzen, die links beginnen (*lach*); Grippe, Asthma;
-Benommenheit, Schwindel, viele *Kopfschmerzen*;
-Heißhunger, oder Ekel vor Essen; Übelkeit;
-bewährtes Mittel für alle Arten von Wurmbefall bei Kindern (*Cina, Silicea, Spigelia*);
-Schwäche und Abgeschlagenheit mit Gliederschmerzen und Frösteln;

-*fröstelnd* und sehr kälteempfindlich;
-Beschwerden wandern von einer Seite zur anderen (*lac-c*);
-periodisches Auftreten der Beschwerden; Fieberanfälle, die auf die Stunde wiederkehren;
-Gastritis, Koliken, Diarrhoe; Rheumatismus, Muskelkrämpfe;
-*Haut* trocken, verdickt, *wie Pergament*, verdickte Nägel;

Fallberichte Schwangerschaft:

-Magenbeschwerden während der Schwangerschaft;
-keine Neigung zu essen, bis sie den ersten Bissen zu sich nimmt, worauf sie dann ein vollständiges Mahl essen kann;
-Sodbrennen, mit Hitze im Bauch durch den Magen bis in den Mund;
-Übelkeit, Erbrechen; Wärmegefühl im Bauch;
-Erbrechen von Spulwürmern;
-ätzendes, starkes Brennen im Magen, in der Brust herauf bis zum Halsgrübchen, gleich nach dem Erwachen;
-fürchterliches Brennen, als wollte es zum Hals heraus brennen, mit Atembeklemmung;
-Kollern im Bauch, mit Entwicklung vieler Winde und gleich darauf Drängen zum Stuhl; lautes Kollern und so empfindlich, als wäre etwas Lebendiges im Bauch;

Psychisches Bild:

Sabadilla-Menschen können unruhig, schreckhaft, ängstlich sein und viele eingebildete Befürchtungen haben. Das kann mit einem merkwürdig unausgewogenen Geist einhergehen, was begleitet wird von verschiedenen nervösen Symptomen. Sie können seltsame Einbildungen haben, bis hin zu bizarren Wahnideen über

den eigenen Körper.
Hintergrund dafür ist das unbewusste *Verlangen nach rein geistiger, körperloser Intelligenz.* Sie lehnen den Körper ab und *wünschen sich, dass Verstand und Wille vom Körper unabhängig seien.* Der Verstand soll alle seelischen und körperlichen Vorgänge beherrschen. Sinnliche Wahrnehmungen und Gefühle werden vom Verstand und von der Vernunft losgelöst, was zur Entkopplung des inneren Erlebens und zu seltsamen Fehlwahrnehmungen führen kann. Der Körper kann wie ein Fremder, wie ein Leichnam wahrgenommen werden, Gefühl und Verstand laufen gegen- oder auseinander.
Auch können sie das Gefühl haben, der Körper sei für die Bedürfnisse der Seele zu klein und zu beschränkt. Entsprechend des übersteigerten Verlangens nach rein geistiger Intelligenz ist eine typische Ausprägung des *Sabadilla*-Leidens ein Gefühl von Benommenheit und erschwertem Denken, zum Beispiel mit Schwindel und Kopfweh.
Ein weiteres Charakteristikum von *Sabadilla*-Menschen ist ihr *Verlangen, anderen zu helfen und sie zu erfreuen.* Dieses *Helfersyndrom*, bei dem sie Bedürftigen beistehen, ist ein weiteres wichtiges Grundthema für *Sabadilla.* Eine andere mögliche, entgegengesetzte Haltung ist die, in der sich solche Menschen auf die Harmonisierung von Körper und Geist verlegen, zum Beispiel als Yoga- oder Tai-Chi-Lehrer, oder aber dass sie ihr Glück im Genuss von Körper- und Sinneserlebnissen suchen.
Oft haben Menschen mit einer *Sabadilla*-Pathologie eine Kindheit oder Vergangenheit voller Unterdrückung und Vernachlässigung hinter sich, so dass durch ihr mangelhaft ausgeprägtes Urvertrauen und ihr gestörtes Selbstbild die zur *Sabadilla*-Erkrankung führende *Körper-Geist-Spaltung* noch begünstigt wurde.

Charakteristika:

-*Heuschnupfen* mit rohem Gefühl, Brennen und *Jucken* in Nase, Rachen und Gaumen; die *Nase ist verstopft*, die Augen brennen und tränen;
-Schwäche und Abgeschlagenheit mit Gliederschmerzen und Frösteln;
-Magenschmerzen, Sodbrennen, Übelkeit, Erbrechen;
-Kreislaufstörungen, Schwindel, Kopf- und Halsschmerzen;
-Menschen mit einer *Körper-Geist-Thematik* und einem *Helfersyndrom.*

6.52. **Sabina (Juniperus sabina)** (sabin) (Sadebaum, stinkender Wacholder)

Verschl.: *Wärme*, nachts, geringste Bewegung, Musik, Schwangerschaft, nach der Entbindung, Klimakterium, tiefes Atemholen;
Besser.: *Kälte, frische Luft, im Freien*, Ausatmen;

Hauptangriffspunkte: Weibliche Beckenorgane (Uterus), fibröse und seröse Gewebe (der kleinen Gelenke);

Leitsymptome:

-Uteruskoliken, Dysmenorrhoe, Menorrhagie (verlängerte Regelblutung), Metrorrhagie (Blutung außerhalb der Menses) mit klumpigem Blutabgang und sexueller Erregung ;
-Entzündung der Ovarien und des Uterus mit Menorrhagien;
-*Uterusblutungen* durch Myome oder bei fibrinoiden Geschwülsten der Vulva;
-Kondylombildung von Blumenkohl- oder Warzenform an Anus, Vulva oder Penis;
-chronische Entzündung der Scheide mit Granulomen und starkem Fluor;
-*wehenartige Schmerzen vom Kreuz zur Symphyse* bei fast allen Erkrankungen, mit stechender, schmerzhafter Ausstrahlung in Vagina, Leisten oder Oberschenkel;
-postgonorrhoische Urethritis bei Männern;
-*Arthritis und Gicht* mit Gichtknoten meist an Handgelenken, Fingern, Zehen und Fersen; Gicht-Arthritis mit rot glänzender

Schwellung, besonders Hand und Großzehe; besser durch Kälte oder kalte Anwendung;
-Blutungsbereitschaft aller Schleimhäute, vor allem der Nierenwege (Hämaturie) und der Geschlechtsorgane (uterine Blutung);
-venöse Abflussstörungen (Varizen, Hämorrhoiden) in Abhängigkeit von der Menstruation;
-heißes Gesicht, kalte Hände; besser durch frische Luft;
-berstende migräneartige Kopfschmerzen der Schläfen, besser im Freien;

<u>Fallberichte Schwangerschaft:</u>

-häufige Fehlgeburten;
-drohender Abort im 3. Monat (aufgrund Uterusatonie);
-drohender Abort mit dunkelroter Blutung (teils flüssig, teils geronnen) und großer Erschöpfung;
-Abort durch Hyperämie der Beckenorgane;
-Neigung zum Abort, besonders im dritten Schwangerschaftsmonat; Abgang hellroten, teilweise geronnenen Blutes, vermehrt durch jede Bewegung; Schmerzen ziehen vom Kreuz- zum Schambein;
-drohender Abort: im fünften Schwangerschaftsmonat Wehen in regelmäßigen Abständen von etwa 15 min, mit einem leichten, aber nicht abbrechenden Fluss hellroten Blutes;
-vierzig Tage vor Geburtstermin Ruptur der Fruchtblase mit reichlichem Austritt von Amnionflüssigkeit; verursacht durch Überanstrengung, und nach der Blasenruptur Wehen und uterine Blutung;
-größte Ängstlichkeit, ständige Furcht, eine Fehlgeburt zu erleiden; während der letzten zwei Tage bei jeder geringsten Bewegung Abgang von Blut, abwechselnd hellrot, oder dunkelrot flüssig, oder geronnen; wehenartige Schmerzen vom

Rücken zum Schambein; die äußeren Genitale fühlen sich heiß an; Muttermund 2 cm geöffnet;

-im dritten Schwangerschaftsmonat: reichlicher Abgang von Blut aus der Vagina, die Vagina ist gefüllt mit dunklem, geronnenem Blut, der Muttermund beträchtlich geöffnet; dabei Übelkeit, Frösteln, starker Durst und große Erschöpfung;

-Abort im 2./3. Monat; Abort, der nicht aufzuhalten ist;

-drohender Abort mit dunkelroter Blutung, zeitweise flüssig, dann wieder geronnen; nicht der geringste Schmerz im Rücken oder Abdomen, jedoch große Erschöpfung;

-Stuhl erst aus weichem, dann aus hartem Kot bestehend, schmerzhaft, mit ziehendem Kreuzschmerz, der sich bis in die Schamgegend erstreckt; mit nachfolgendem Blutabgang aus dem After, der beim Druck schmerzt;

-Diarrhoe mit Ziehen oder Zerren vom Kreuz bis in die Schamgegend;

-eine schlanke und feingliedrige 22jährige Patientin, nervös, einsam und unglücklich; im 7. Monat schwanger, leidet sie unter morgendlicher Übelkeit mit Appetitverlust und Diarrhoe; vor 2 und vor 5 Wochen leichte vaginale Blutung, jetzt reichlicher Blutabgang und Diarrhoe; die uterine Blutung wird deutlich verstärkt durch Bewegung oder beim Stuhlgang; ständiger Schmerz vom Kreuz- zum Schambein; blasses Gesicht, Gefühl einer nahen Ohnmacht; das Kind hat sich seit zwei Tagen nicht bewegt, der Muttermund steht weit offen; (nach *sabin* entband sie zwei Monate später ein gesundes Kind);

-vorzeitige Wehen; vorzeitiger Blasensprung (vor Ablösung der Plazenta);

-anhaltende Blutung, im Schwall;

-Plazentaretention; starke Blutung, dünnflüssig, mit nachfolgenden Koageln;

Fallberichte Geburt:

-Wehen mit Schmerz vom Kreuzbein zum Schambein und / oder von unten nach oben durch die Vagina schießend;
-Plazentaretention nach Abort; fließende Blutung, Muttermund geschlossen; Patientin sehr nervös;
-Uterusatonie; schmerzloser Abgang dunkelroten Blutes direkt nach der Entbindung und Ausfluss von Flüssigkeit und Koageln mit jeder Wehe;
-Plazentaretention durch Uterusatonie, mit starker Blutung;
-Abort mit reichlicher, hellroter, oder dunkler, flüssiger und geronnener Blutung;
-heftige Blutungen nach Abort oder nach der Entbindung;
-fördert die Ausstoßung von Molen oder Fremdkörpern aus dem Uterus;

Fallberichte Wochenbett / Stillzeit:

-in den ersten 5 Tagen nach einer Fehlgeburt reichliche hellrote, flüssige, schmerzlose uterine Blutung; im weiteren Verlauf heftige Blutungen, die jedes mal 8 bis 10 Tage lang anhielten;
-muss nach einer Fehlgeburt absolut still liegen, um eine Blutung zu vermeiden;
-nach Abort Uterusblutung, die 4 Wochen lang anhielt;
-am 8. Tag nach der Entbindung erneute Blutung, nachdem der Wochenfluss bereits versiegt war; am nächsten Tag drei Anfälle starker uteriner Blutung mit vielen Koageln, mit Bewusstseinsverlust beim Aufstehen; Hitzewallung mit Schweiß am ganzen Körper, Gesicht kalt und blass,
-sehr starke Nachwehen mit Empfindlichkeit des Abdomens;
-Ovariitis und / oder Metritis nach der Entbindung oder nach Abort;

Psychisches Bild:

Das zentrale Thema von *Sabina* ist ihr *Streben nach Verwirklichung, nach unmittelbarer Umsetzung ihrer Ideen und Vorstellungen*. Sie wollen ihre Ideen sofort umsetzen, ohne den notwendigen Weg dorthin zu gehen.
Dadurch, dass *Sabina*-Menschen unbewusst die Handlungsebene ablehnen, die es dem Menschen überhaupt erst ermöglicht, seine Vorstellungen Wirklichkeit werden zu lassen, verlieren sie die Fähigkeit, ihre Vorhaben, ihre Projekte, oder ihre Arbeit erfolgreich durchzuführen und zu Ende zu bringen. Mit dem Bewusstsein ihrer Handlungsfähigkeit verlieren sie auch den Glauben an die eigene Wirksamkeit. Ihnen fehlt das Selbstvertrauen, Aufgaben in Angriff zu nehmen und so werden ihre Zweifel schnell zur "selbsterfüllenden Prophezeiung". Sie werden zögerlich, unsicher, unentschlossen und zauderhaft und bringen, sofern sie überhaupt noch etwas beginnen, nichts mehr zuende.
Bezüglich der Fortpflanzung kann sich die Thematik in verschiedensten Beschwerden und Erkrankungen der Geschlechtsorgane ausdrücken und in der Schwangerschaft in vorzeitigem Blasensprung, ausgeprägter Abortneigung oder in Geburtsstillständen. *Sabina* ist eines der wirksamsten Arzneimittel bei Blutungen während der Schwangerschaft.
Mattigkeit der Glieder, Arthritis oder Gicht können *Sabina*-Menschen davon abhalten, sich zur Verwirklichung anzustrengen. Und auch gegen Sprechen, also gegen das Ausdrücken von Gedanken und Ideen, sind sie abgeneigt. Musik als Sinnbild schöpferischer Verwirklichung von Ideen macht sie traurig und bringt sie zum Weinen.
In einer entgegengesetzten Haltung kann *Sabina* tatkräftig, effektiv und außerordentlich gut in der Lage sein, ihre Projekte

und Aufgaben umzusetzen und zu verwirklichen. Unter Umständen zieht sie dann eine besondere Befriedigung aus dem Gefühl, alles realisieren und hinbekommen zu können.

Charakteristika:

-drohender Abort, vorzeitige Wehen, Uteruskoliken; oder
-Uterusatonie, zum Beispiel mit Plazentaretention und starken Blutungen;
-gußartige *Blutungen*, hellrotes Blut mit dunklen Klumpen, schlimmer durch jede Bewegung (aber teilweise Besserung beim Gehen);
-Schmerz, der vom Kreuzbein zum Schambein zieht;
-Blutwallungen, Pulsation im Kopf, Herzklopfen;
-warmblütig, Verlangen nach frischer Luft im Freien, schlechter in warmen und geschlossenen Räumen.

6.53. **Secale cornutum** (sec) (Mutterkorn; Roggen mit Claviceps purpurea)

Verschl.: Wärme, warmes Zudecken; Bewegung; Menses, Schwangerschaft;
Besser.: Kälte (Abdecken, kalt Baden, kalte Luft); gewaltsames Dehnen, nach dem Erbrechen, im Freien;

Hauptangriffspunkte: Blut, Muskeln (vor allem Uterus), Nerven, Rückenmark, Glieder, rechte Seite;

Allgemeine Leitsymptome:

-Empfindung *brennender Hitze* (wie Feuer oder Funken) mit dem *Verlangen, sich abzudecken*, trotz *objektiver Kälte* der Haut (*tab*); schlimmer durch warme Luft, durch Zimmer- oder Bettwärme;
-*Blutungsneigung;* Hautblutungen; zum Beispiel uterine Blutung nach der Geburt, im Schwall;
-passive Blutungen; dunkles Blut, das nicht gerinnt, oder dünn mit Beimengungen von dunklen Klumpen; Gerinnungsstörungen;
-*Durchblutungsstörungen mit Taubheit, Kribbeln, Ameisenlaufen*; Arteriosklerose; Claudicatio intermittens; Morbus Raynaud; Gangrän; Diabetes;
-Wehenschwäche, Wehenstillstand, Uterusatonie; Trägheit des Uterus;
-oder Krampfwehen; Wehen quälend schmerzhaft, hyperton;
-Wehenschmerz im Rücken; Ohnmacht bei den Wehen;
-starkes, herabdrängendes Gefühl (bearing down); drohende

Plazentainsuffizienz; *Abortneigung* (vor allem im dritten Schwangerschaftsmonat);

-Abort durch Heben; Folgen von Überanstrengung (*rhus-t, bell-p*);

-dünne, dunkle, faulige Absonderungen; stinkendes, dunkles Blut;

-grüner Eiter (Furunkel, Karbunkel; Leukorrhoe);

-Abmagerung und Schwäche trotz kräftigen Appetits und sehr großen Durstes;

-Verlangen nach Saurem und Süßem;

-ungenügender oder versiegender Milchfluss, mit stechenden Schmerzen in den Mammae;

-krampfhafte Zuckungen, plötzliche Schreie, Fiebrigkeit und Zyanose bei dünnen, mageren Kindern mit faltiger Haut;

-magere, elendige, fahle, blasse Personen mit grauer, welker, faltiger Haut;

Fallberichte Schwangerschaft:

-Entwicklungshemmung des Feten; Plazentainsuffizienz;

-Blutungen während der Schwangerschaft;

-drohender Abort, vor allem im dritten Monat; mit reichlichem Fluss von schwarzem, flüssigem Blut; falsche Wehen mit blutigem Ausfluss; bei schwachen, kränklichen Frauen mit erschöpftem, ängstlichem Gesichtsausdruck, kaum noch fühlbarem Puls und Angst vor dem Tod; dabei krampfartige Bewegungen;

-etwa im siebten Schwangerschaftsmonat Wehen von windendem Charakter und nicht deutlich voneinander abgesetzt; Muttermund etwa 2 cm weit geöffnet; Benommenheit und leichter Kopfschmerz; verzweifelt;

-Abortneigung im dritten Schwangerschaftsmonat; hütet das Bett seit Beginn der Schwangerschaft; dann jedoch im fünften

Monat einige Wehen mit blutigem Ausfluss; nach *sec* konnte sie wieder normal den Haushalt führen und hatte die Geburt zum regulären Termin;

-nachdem sie im sechsten Schwangerschaftsmonat ein schweres Gewicht gehoben hatte, starke Schmerzen im Magen, Bauch und kleinen Becken und ein herabdrängendes Gefühl; heftige Bewegungen des Foetus; kalte Füße, ein taubes und prickelndes Gefühl in den Füßen und ein kleiner, schwacher Puls;

-Plazentaretention nach Abort, besonders in den ersten Schwangerschaftsmonaten; abstoßender Geruch des Ausflusses; Patientin kalt und oft fast pulslos durch den Blutverlust; Kontraktionen des Uterus entweder unzureichend oder verlängerte, sehr starke Kontraktionen;

-im achten Schwangerschaftsmonat heftige, generalisierte Krampfanfälle mit Schaum vor dem Mund, gefolgt von wechselnden Krämpfen verschiedener Muskeln; Gefühllosigkeit und klonische Krämpfe, ausgelöst oder verschlimmert durch jeden Schmerz; bei Wiedererlangen des Bewusstseins klagte sie über dumpfen Stirn- und Hinterkopfschmerz und unaufhörliche Uterusschmerzen;

-während der Schwangerschaft häufige und langanhaltende, drängende Schmerzen, besonders bei dünnen, kränklichen Frauen; auch Wadenkrämpfe;

-ein Gefühl ständigen, spannenden Pressens in der Gegend des Uterus, welches sehr quält; verlangt nach frischer Luft, möchte nicht zugedeckt sein;

<u>Fallberichte Geburt</u>:

-Gebärmutterblutung; Scheintod eines neugeborenen Kindes;

-dünne, hagere Frauen mit faltiger Haut, trocken und barsch, mit

fahler Gesichtsfarbe und schwacher Wehentätigkeit; die Wehen scheinen fast völlig zu fehlen, Uterus schlaff; bearing down im Kreuzbein und ein lang anhaltendes drängendes Gefühl im Abdomen;
-unter der Geburt: lang anhaltende herabdrängende Empfindung (bearing down) und pressende Schmerzen im Uterus; Wehen unregelmäßig, zu schwach, oder verschwinden wieder; alles scheint schlaff und offen, keine Wehentätigkeit; Ohnmachtsanfälle;
-Krampf des Muttermundes, oder der Muttermund steht weit offen;
-die Wehen fehlen, sind zu schwach, oder setzen aus;
-die Wehen sind kraftlos oder fehlen, bei kachektischen, schwachen Frauen;
-die Wehen setzen aus, und stattdessen kommt es zu Zuckungen und Krämpfen;
-gesteigerte Wehen bei allgemeiner Schwäche;
-die Kraft der Uterusmuskulatur ist geschwächt durch zu frühe oder entgegengesetzte Wehen;
-extrem heftige Presswehen, dabei aber Muttermund nur etwa 1 cm weit geöffnet; hysterische Krampfanfälle;
-extrem heftige Wehen, fast ohne Unterbrechung, wie in der letzten Phase der Geburt, jedoch bei rigidem und kaum geöffnetem Muttermund;
-lang anhaltende, aber ineffektive Wehen;
-Presswehen mit Kälte des Körpers; Krampfwehen mit Verlangen nach frischer Luft;
-sanduhrförmige Uteruskontraktion;
-kann bei wiederholter Gabe einen Dauerspasmus des Uterus hervorrufen;
-drohender Abort, besonders im 3. Monat, und später;
-als der Kindskopf ins kleine Becken glitt, wurde sie plötzlich von einem heftigen Krampfanfall gepackt, der 3 bis 4 min anhielt

und von einem betäubten Zustand abgelöst wurde, mit schnarchender Atmung und unbehaglichem Stöhnen, wie unter Schmerzen;

-Uterusprolaps nach Zangengeburt;

-Plazentaretention mit ständigem, starkem bearing down im Abdomen, oder mit einem entspannten, schlaffen Gefühl in den Geburtswegen;

-aktive, heftige Uterusblutungen; atonische Blutungen mit schwarzem, flüssigem Blut;

-septische Plazenta; Metritis; Gangrän der weiblichen Fortpflanzungsorgane;

Fallberichte Wochenbett / Stillzeit:

-Subinvolutio nach Abort;

-zu lange und zu schmerzhafte Nachwehen;

-(eklamptische) Krampfanfälle im Wochenbett, mit Opisthotonus (nach hinten Überstrecken des ganzen Körpers);

-nach der Entbindung blass und schwach; Gebärmutter hart, sehr schmerzempfindlich und mit brennenden Schmerzen darin; Abgang von schwarzem, geronnenem, oder von braunem, wässrigem, übelriechendem Blut; pulsierende, ziehende Schmerzen, die von den Hüften bis hinunter in die Zehen ziehen; Schmerzen schlimmer durch Bewegung; starkes Pochen in den Leisten, am Handgelenk schwacher und schneller Puls; häufiges Gähnen;

-postpartale Blutung bei relaxierter Gebärmutter, die nur vorübergehend gebessert wird durch äußere Kompression; exzessive Nachwehen, noch verstärkt, wenn das Kind gestillt wird;

-Wochenfluss: dunkel, sehr übelriechend; spärlich oder reichlich; schmerzlos oder begleitet von lang anhaltenden herab-

drängenden Schmerzen; zu lange anhaltend; versiegend oder ausbleibend, gefolgt von Metritis; wird plötzlich dunkelbraun oder schokoladenfarbig, mit übelriechendem Geruch, und die Wöchnerin wird traurig, melancholisch und fürchtet den Tod;
-Lochien zu lange blutig, oder zu spärlich und übelriechend;
-Lochialstau, dann Fieber und Endometritis;
-heftige Nachwehen mit Blutung, durch ungeordnete Uteruskontraktionen; die longitudinalen Fasern kontrahieren sich so, dass in der Mitte eine Rinne entsteht, durch die der Anschein entsteht, der Uterus sei der Länge nach aufgeplatzt;
-Blutung im Wochenbett; die Blutung wird verstärkt durch die geringste Bewegung;
-Versiegen des Wochenflusses, mit Fieber; Entzündung des Uterus, und im weiteren Verlauf öffnete sich ein Abszess und floss durch die Vagina ab;
-Wochenbettfieber mit häufigen, wässrigen Stühlen;
-Wochenbettfieber; starke Tendenz zur Fäulnis; Abgang von eitrig jauchigem Blut, mit Kribbeln in den Beinen und großer Erschöpfung; Harnverhalt; übelriechende Diarrhoe; hohle Stimme mit schwieriger, schwacher und kaum hörbarer Atmung; brennende Fieberhitze, unterbrochen von Schüttelfrost, will aber nicht zugedeckt werden; kalte Gliedmaßen, kalter Schweiß am ganzen Körper; Gangrän;

Neugeborene, Säuglinge:

-Unruhe, mit häufigem jammerndem oder kreischendem Schreien (Babys, deren Mütter unter der Geburt *Secale* erhalten haben);

Psychisches Bild:

Secale-Menschen haben die unbewusste *Sehnsucht, eins zu sein mit der Schöpfung, in ständigem Austausch und Kommunikation mit ihr zu stehen* und durch ihre Nachkommen in ihr weiter zu leben.
Im Stadium dieser Haltung sind sie fröhlich, heiter, fast euphorisch und redselig bis geschwätzig. Emotional sind sie offen und mitfühlend. Sie sind leistungsfähig, ehrgeizig, zielstrebig und arbeiten wie wild. Auch haben sie eine wache Auffassungsgabe, sind geistig klar und konzentriert und registrieren die Umwelt mit allen ihren Sinnen. Sie mögen Musik, Geruchs- und Geschmackserlebnisse und lieben es, gestreichelt oder berührt zu werden.
Wenn diese Haltung scheitert, will *Secale* keinen Austausch mehr, *will keine Energie mehr aufwenden, abgeben oder verlieren*. So sind sie zum Beispiel unaufgelegt zu jeder Arbeit oder Anstrengung, werden zunehmend benommen und verwirrt, können sich kaum noch konzentrieren oder erinnern und mögen nicht mehr sprechen.
Auch emotional sinkt der Energiepegel, sie werden verdrossen, nörglerisch und unzufrieden und wollen keinen emotionalen Austausch mehr. Sie werden gleichgültig, unberührt, emotional abgekapselt und wollen in Ruhe gelassen werden. Sinnesreize werden als belastend und unerträglich empfunden und die Hautempfindungen wechseln zwischen Taubheit und Überempfindlichkeit mit Brennen und Ameisenlaufen.
Auch die Fortpflanzung als genetische Kommunikation und Weitergabe an die Umwelt wird unbewusst abgelehnt. Das Kind wird wie ein Parasit oder Schmarotzer erlebt, es kommt zu Abortneigung oder zu Schwierigkeiten beim Stillen.

Charakteristika:

-*innere Hitze und äußere Kälte, kann keine Wärme ertragen*: Kälte der gesamten Haut, will jedoch abgedeckt sein, *besser in frischer Luft*; besser durch heftiges Luft Zufächeln;
-Gefühl von *Brennen* an allen möglichen Körperstellen, „als ob Funken darauf fielen";
-*Taubheit und Ameisenkribbeln* in den Gliedmaßen;
-*Spasmen* (Gefäßspasmen, Uterus-/Muttermundkrampf, Krampfanfälle) oder *Erschlaffungen* (Blutungen durch Gefäß- und/oder Uterusatonie);
-Entzündungen mit Neigung zu Sepsis, Fäulnis und Gangrän.

6.54. **Sepia officinalis** (sep) (Tinte des Tintenfisches)

Verschl.: Kälte, morgens und abends, bei Neu- und Vollmond, Schwangerschaft, Geschlechtsverkehr; vor, während und/oder nach der Menses;
Besser.: kräftige Bewegung, im Freien, in frischer Luft, Wärme;

Hauptangriffspunkte: weibliche Geschlechtsorgane, venöser Kreislauf, Nerven, Haut, linke Seite;

Leitsymptome:

-*Gefühl des nach-unten-Drängens* im kleinen Becken, als ob alles durch die Scheide entweichen wolle; kreuzt die Beine, um das Vordrängen der Scheide zu verhindern;
-*Gefühl eines Balles* in inneren Teilen (zum Beispiel im Unterbauch, Rektum oder in der Scheide);
-alle Folgen von Traumata der weiblichen Genitale (zum Beispiel Operation, Geburt, Abort, Inzest, Vergewaltigung) und Folgen von Verletzungen der sexuellen Würde (*staph*);
-Abortneigung, insbesondere im 5.-7. Schwangerschaftsmonat, mit "Druck nach unten";
-schmerzhafte, heftige Wehen mit Schmerzen im Kreuz- und Steißbeinbereich;
-schlechter vor, während und / oder nach der Menses;
-Schmerzen beim Geschlechtsverkehr und deshalb Abneigung dagegen;
-*besser durch* Beschäftigung, *Bewegung* oder Anstrengung, vor allem *im Freien* (Joggen);

- -gelbliche *Flecken* im Gesicht, vor allem über der Nase und um den Mund; Leberflecken, Sommersprossen, gelber Nasensattel, Cloasma uterinum;
- -Exkoriationen (wie abgeschürft) oder Ekzeme in den Falten fast aller Gelenke;
- -Fluor, Mykose, Genitalwarzen; Trockenheit der Scheide;
- -übler Geruch aller Ausscheidungen (Schweiß, Stuhl, Harn, Regelblut);
- -viele *Allergien*, zum Beispiel auch gegen Fisch;
- -überempfindlich gegen Gerüche ("kann den Ehemann nicht riechen");
- -Schwäche, Erschöpfung;
- -eher verstopft; schlechter bei Obstipation (*graph*);
- -schmerzhafte Leereempfindung im Magen mit Neigung zu Übelkeit und Erbrechen;
- -liebt Saures, lehnt Fleisch und Fettiges ab, Fischgeruch ist unter Umständen unerträglich;
- -sehr kälteempfindlich, hat schnell kalte Hände und Füße; schwitzt;
- -Bindegewebsschwäche; Prolaps, Varizen, Hämorrhoiden, Senkung, "Hängebauch";
- -die Hämorrhoiden jucken, schmerzen, nässen; *schlimmer nach der Geburt*;

<u>Fallberichte Schwangerschaft</u>:

- -Schwangerschaftserbrechen: erbricht milchiges Wasser oder milchigen Schleim (obwohl sie keine Milch getrunken hat);
- -Frühübelkeit, als wenn sich alles im Leib herumdrehte; beim Mund Ausspülen zum Brechen hebend;
- -Frühübelkeit beim gewohnten Fahren im Wagen, jeden Morgen;
- -Übelkeit nach dem Essen bei Schwangeren, auch mit Erbrechen; fast sogleich darauf Ziehen durch alle Glieder, mit Bitterkeit

im Halse; ruckweise den ganzen Tag, auch nach dem Essen, bei stetem säuerlich bitterem Mundgeschmack ohne Esslust; brecherlich, ängstlich, schwindlig;

-schmerzhaftes Abdomen, sehr empfindlich für die Kindsbewegungen;

-*Sepia* wird seit langem als Spezifikum bei der Verstopfung von Schwangeren betrachtet;

-vergeblicher Stuhldrang, es gehen bloß Winde und Schleim ab, mit einem Gefühl im Mastdarm, als sei ein Pflock darin;

-Gefühl eines Gewichtes oder eines schweren Balles im Anus;

-während der Schwangerschaft: braun-gelbe Flecken im Gesicht; der Gedanke an Nahrung verursacht Übelkeit; Leeregefühl; schmerzhaftes Hungergefühl; Erbrechen; Zahnschmerzen; Koliken; Diarrhoe; Obstipation; Stauungsgefühl im Brustkorb; Herzklopfen; Schmerz in den Mammae; Schwellung der Labien; unwillkürlicher Abgang von Urin; wehenähnliche Schmerzen im 7. Schwangerschaftsmonat; lockerer morgendlicher Husten;

-Neigung zu Fehlgeburten;

-schreckliches Jucken der Scheide, welches einen Abort verursachte (Infektion?!);

-Übelkeit, Hyperemesis, schlimmer durch Essen und intensive Beschäftigung; Verlangen nach Saurem;

-schmerzhafte Kindsbewegungen;

Fallberichte Geburt:

-Plazentaretention nach Fehlgeburt; mit übelriechendem, ätzendem Ausfluss und wiederkehrenden Blutungen;

-Plazentaretention nach Abort, wenn sonst keine Symptome vorhanden sind;

-mangelhafte Rückbildung des Uterus;

-rigider Muttermund; krampfhafte Kontraktion des Muttermundes;

-Muttermund halb offen, Wehen ungenügend, Schmerzhaftigkeit der vorderen Muttermundslippe, Schmerz über dem Schambein, als ob dort alles herauskäme zittert vor Schmerzen, erträgt diese besser, wenn warm zugedeckt;

-einschießende Schmerzen im Gebärmutterhals; verhärteter Muttermund, mit Atemnot;

-zahlreiche feine, nadelartig einschießende Schmerzen, die vom Gebärmutterhals aufwärts schießen; Hitzewallungen; kalte Füße;

-Schmerz herrscht vor; kolikartiger Schmerz in der Uterusregion;

-uhrglasförmige Kontraktion der Gebärmutter; ständiges Gefühl eines Gewichtes im Anus; schießende Schmerzen mit Ausstrahlung in die Scheide; Wehenschmerzen, die hauptsächlich im Rücken gefühlt werden;

-in regelmäßigen Abständen auftretendes, schweres abwärts drängendes Gefühl (bearing down); anfallsweise auch im Rücken;

-Wehenschwäche, Atonie;

-Muttermund in der Wehe straff; vordere Muttermundslippe sehr berührungsempfindlich;

-friert und zittert bei den Wehen, braucht warme Decken;

-Stiche in der Zervix wie Nadelstiche;

-Rückenschmerzen bei den Wehen, besser bei Druck;

<u>Fallberichte Wochenbett / Stillzeit</u>:

-schwere Wochenbettdepression; fühlt sich müde, ausgelaugt, oder fühlt sich nicht als vollwertige Mutter, oder fühlt ihre Freiheit durch das Kind gefährdet, würde eigentlich lieber wieder in ihrem Beruf arbeiten;

-Stillprobleme; Schmerzen der Brustwarzen beim Stillen, Brustwarzen wund oder eingerissen, Milchstau, Mastitis;

-abstoßend riechender, wundmachender Wochenfluss, der sehr lange andauert;
-wenn der üble Geruch der Lochien das charakteristischste Symptom darstellt;
-Brustwarzen jucken, reissen dann an der Spitze ein, bluten und tun weh;
-Lochien übelriechend, lang anhaltend und wund machend;
-Risse quer über die Mamillenspitze;

Psychisches Bild:

Sepia-Menschen sind natürlich, tiefgründig, vernünftig und bodenständig, sie haben einen gesunden, scharfen Verstand und wissen recht genau, was sie wollen. Sie sind ungeduldig, können Umständlichkeit nicht leiden und verfolgen ihre Ziele eigenwillig und hartnäckig. Freiheit und Unabhängigkeit sind wichtige Themen, sie brauchen das Gefühl, sich entfalten zu können und fühlen sich in Abhängigkeiten sehr schnell eingeengt.
Auch sind sie sehr mitleidig und mitfühlend, sie helfen gerne und machen sich viele Gedanken um andere. Vor allem wollen sie aber wissen, woran sie sind, sie wollen informiert sein und gehen den Dingen auf den Grund.
Hintergrund ist ihr tiefes *Verlangen nach Wissen, nach möglichst umfassendem Wissen und Verstehen*. Alles Unbekannte macht sie unruhig und lässt ihnen keine Ruhe, *Wissen* dagegen *gibt ihnen Sicherheit und Rückhalt*.
Wenn *Sepia*-Menschen das Gefühl haben, sich nicht verwirklichen zu können, sondern sich in irgendwelchen äußeren Zwängen eingebunden fühlen, können sie sehr ärgerlich und niedergeschlagen werden. Dann entwickeln sie das für *Sepia* typische Bild der reizbaren Depression: Sie werden verdrießlich, empfindlich, reizbar, zänkisch und ätzend, all das in Verbindung mit großer Traurigkeit und vielem Weinen. Sie kritisieren und

schimpfen den ganzen Tag, sind dabei selbst aber äußerst empfindlich gegen Kritik. Da sie sehr gut beobachten und die Schwächen der Menschen ihrer Umgebung sehr genau kennen, können sie dann sehr hart, verletzend und sarkastisch werden.
Sepia lässt sich von einigen anderen Mitteln nur schwer abgrenzen, vor allem von *Nux vomica* und von *Natrium muriaticum*. Mit *Nux vomica* hat *Sepia* die Überempfindlichkeit, das Mitgefühl, die Reizbarkeit, die Ungeduld und das Bedürfnis nach Effektivität gemeinsam, mit *Natrium muriaticum* die zurückhaltende Art und die innere Distanz und mit beiden Mitteln das Bedürfnis nach Unabhängigkeit (und die Kopfschmerzen und Allergien).
Wirklich treffsicher verordnen kann man *Sepia* jedoch erst, wenn man sein zentrales Thema "Wissen" berücksichtigt und dieses beim Patienten erkennt.

Charakteristika:

-großer *Mangel an Lebenswärme*, allgemein schlechter durch Kälte;
-*abwärtsdrängendes Gefühl* in den weiblichen Geschlechtsteilen (*bearing down*);
-gelb-braune *Flecken, Sommersprossen, Leberflecken*; Hautausschläge;
-schmerzhaftes *Leeregefühl im Magen* mit Neigung zu Übelkeit und Erbrechen;
-*Allergien*, Erkältungsneigung, Kopfschmerzen;
-*Menschen, die wissen und informiert sein wollen*, die den Dingen auf den Grund gehen.

6.55. **Silicea** (sil) (Kieselsäure)

Verschl.: *Kälte* (*Luft, Luftzug*), Feuchtigkeit, Impfung, Milch, Menses, Geräusch, Licht, Voll- und Neumond;
Besser.: Wärme, Einhüllen;

Hauptangriffspunkte: Ernährung, Nerven, Drüsen; Knochen, Haut; linke Seite;

Allgemeine Leitsymptome:

-*sehr kälteempfindlich, frostig*, *Erkältungsneigung*, Wärmeverlangen; chronische und wiederkehrende Schleimhautkatarrhe, schmerzlose Drüsenschwellungen;
-wiederkehrende Infektionen mit *Eiterungsneigung*, zum Beispiel chronisch rezidivierende *Otitis media und / oder Sinusitiden*;
-langwierige Eiterungen mit *gestörter Abheilung* (Furunkel, Akne); *Fisteln* (*hep*);
-Wunden durch Fremdkörper oder Splitter; Granulome; Narbenkeloid;
-fördert die Ausstoßung ("das Herauseitern") von Fremdkörpern aus dem Gewebe;
-alte *Narbenbeschwerden* (mit Eiterung) nach Operationen (*staph, bell-p*);
-*Absonderungen meist von üblem Geruch*;
-Neigung zu Schweißen, besonders am Kopf;
-Schwäche, Erschöpfung;
-*Warzen, Knoten, Lipome, Fibrome, Zysten;* auch bösartige Tumoren;

-Hämangiome, Pigmentnävi; Mundwinkelrhagaden;
-*Abmagerung* und schlechter Ernährungszustand;
-Beschwerden entstehen langsam;
-Stuhlgang schwierig, Stuhl schlüpft zurück;
-Haarausfall; Nägel krüppelig, brüchig, weißfleckig;
-schlanke, zarte Kinder, schüchern, zaghaft, unentschlossen, in manchen Dingen jedoch eigensinnig, starrköpfig, beharrlich;
-auch als Erwachsene schlank, schmalgliedrig, durchscheinende Haut, dünne Haare;

Fallberichte Schwangerschaft:

-Schwangerschaftsübelkeit und Schwangerschaftserbrechen; vor der Schwangerschaft Menses begleitet von Herzklopfen;
-hungrig, aber kann das Essen nicht herunterbringen, es ist so ekelhaft;
-Übelkeit mit heftigem Herzklopfen;
-Übelkeit nach jeder erhitzenden Bewegung;
-Obstipation wie durch Untätigkeit des Rektums; nach langem Drängen und Drücken, schnappt der schon vorgetriebene Kot stets wieder zurück;
-harter, meist auch knotiger, schwieriger Stuhl;
-fördert die Ausstoßung von Molen, vor allem, wenn diese mit schießenden Schmerzen einhergehen;
-Schmerzen und lahmes Gefühl der Füße während der Schwangerschaft;
-zu heftige Kindsbewegungen;

Fallberichte Wochenbett / Stillzeit:

-Blutung nach Abort, schlimmer durch die geringste Bewegung,

durch geistige oder sexuelle Erregung; schmerzhafte Hämorrhoiden und hartnäckige Verstopfung;
-Nachwehen, die in den Hüften gefühlt werden;
-versiegender Wochenfluss, gefolgt von bohrenden Schmerzen in der linken Schläfe, der linken Augenhöhle und der linken Stirn über dem Auge; verschlimmert durch Sprechen oder geistige Anstrengung; vor dem Versiegen der Lochien kam es, ausgelöst durchs Stillen, zu venösen Metrorrhagien;
-während des Stillens scharfe Schmerzen in Brust oder Uterus, Schmerzen im Rücken und vermehrter Wochenfluss; jedes mal, wenn das Kind trinkt, fließt reines Blut aus der Scheide;
-versiegende oder ausbleibende Milchsekretion;
-Mammae geschwollen, dunkelrot, empfindlich, und die brennenden Schmerzen verhindern die Nachtruhe;
-harte Knoten in den Mammae;
-Entzündung der Brustwarzen;
-schießende, brennende Schmerzen der linken Brustwarze;
-trichterförmig eingezogene Brustwarze;
-ulzerierende Brustwarze, sehr schmerzhaft und empfindlich;
-nach Mamma-Abszessen verbleiben fistelnde Geschwüre mit harten Rändern;
-eine Fistel der Mamma, aus der Serum oder Milch ausfließt;
-fistelnde Geschwüre, die äußerst berührungsempfindlich sind, mit Pickelchen oder Eiterbläschen um das Geschwür herum; die Absonderung ist dünn und wässrig, oder dick und übelriechend;
-Rhagaden der Mammae;
-Schmerz in einer knotigen Schwellung der linken Brust und schneidende Schmerzen im Abdomen;
-Entzündung der Brust, zentral mit dunkelroter und weiter peripher mit rosenroter Verfärbung, geschwollen, hart und berührungsempfindlich; ständiger brennender Schmerz, der die Nachtruhe verhindert; aufgeregt, hohes Fieber, das Gesicht ist

eingesunken;

-es scheint, als würde die Substanz der Brustdrüsen im Eiter ausgeleert; ein Lobus nach dem anderen scheint zu vereitern und sich zu einem gemeinsamen Geschwür zu vereinigen; oft mit großen Schmerzen, oder es bilden sich verschiedene Öffnungen, für jeden Lobus eine;

-Lochien blutig, übelriechend, wund machend;

-empfindliche, wunde Brustwarzen; stechende Schmerzen; Hohlwarzen;

-Mastitis: Brust prall, dunkelrot, empfindlich;

-Achselschweiß übelriechend, scharf;

Fallberichte Neugeborene, Säuglinge:

-Abneigung gegen die Muttermilch; das Kind verweigert die Brust, oder wenn es trinkt, erbricht es anschließend;

-Frühchen, sieht welk aus; SGA (small for gestional age);

-verweigert die Muttermilch; Stillprobleme, Erbrechen, Diarrhoe;

-großer Kopf und magerer Körper;

-Tränenkanalstenose; Tränen laufen, oder die Lider sind eitrig verklebt, vor allem morgens;

-Säuglingsschnupfen;

-geblähter Bauch, stinkende Blähungen;

-frühreif, intelligent; ordentlich, sauber, mag keine schmutzige Windel;

-widerspenstig, eigensinnig, "Nein-Sager";

-zurückhaltend, schüchtern, "Mamma-Kind";

-Nabelblutung, Nabelgranulom; Nabel heilt nicht;

Psychisches Bild:

Silicea-Menschen sind feine, intellektuelle und kultivierte Menschen, sie sind ernsthaft, zurückhaltend und sensibel. Das zentrale unbewusste Thema von *Silicea* ist die *Sehnsucht nach der Leichtigkeit des reinen Geistes*. Diese Menschen fühlen sich zu künstlerischen und musischen Beschäftigungen hingezogen, sie malen und lesen gerne und sind oft musikalisch begabt.
Körperlich sind sie vom Aspekt her meist zart und schlank, haben glatte, feine Haare und eine blasse, zarte Haut. Und auch emotional halten sie sich von allem Grobem und Vulgärem fern.
Silicea-Menschen empfinden sich selbst als wenig widerstandsfähig und als wenig dazu in der Lage, anderen etwas entgegenzusetzen. Sie haben *wenig Selbstvertrauen* und fürchten, bei den ihnen gestellten Aufgaben zu versagen. Da sie Angst haben, sich festzulegen oder etwas definitiv zu entscheiden, sind sie sehr *tolerant, flexibel und nachgiebig* und haben eine ausgesprochene Abneigung gegen Konflikte. Sie *möchten nicht festgelegt, bestimmt und eingeengt sein* und verlieren daher die Festigkeit, Beständigkeit und Bestimmtheit, die sie zum Leben und Handeln brauchen.
Charakteristisch für *Silicea* ist neben dieser Nachgiebigkeit jedoch auch ein eiserner Wille, bestimmte Ziele zu erreichen. In dieser Beziehung kann *Silicea* hartnäckig, starrsinnig und sehr entschlossen sein.
In einer entgegengesetzten Haltung können *Silicea*-Menschen versuchen, das geistig-Leichte hinter sich zu lassen und können dann hart, unnachgiebig und intolerant werden. In dieser Haltung heben sie sich vor allem durch ihre Entschlossenheit und ihre Hartnäckigkeit hervor und die *Silicea*-typischen Wesenszüge werden dann oft erst aus den Schilderungen früherer Lebensphasen deutlich.

Charakteristika:

-*sehr frostig, große Erkältungsneigung*;
-chronisch rezidivierende *Entzündungen mit Eiterungsneigung*;
-Eiterungen mit schlechter Abheilung; Fisteln;
-*Narbenbeschwerden und Gewebewucherungen;*
-von *Hepar sulphuris* am zuverlässigsten durch das psychische Bild abzugrenzen: Feine, ernsthafte und sensible Frauen, die bei aller Nachgiebigkeit auch sehr hartnäckig sein können.

6.56. **Staphisagria** (staph) (Samen des Stephanskrautes)

Verschl.: Gemütsbewegungen (Kummer, Verdruß, Entrüstung, Streitereien, Beleidigungen, Demütigung), sexuelle Exzesse, Schnittwunden, Berührung, kalte Getränke, Kälte, Tabak, Schlaf; Folgen von Operationen und Verletzungen;
Besser.: Frühstück, Wärme, Ruhe;

Hauptangriffspunkte: Nerven, Zähne, Urogenitaltrakt, Verdauungstrakt, Haut, Drüsen;

Allgemeine Leitsymptome:

-*Folgen von Operationen und Schnittverletzungen, aber auch nach psychischen Verletzungen* wie Beleidigung, Demütigung oder verletztem Stolz (*coloc*);
-Folgen von Verletzungen der sexuellen Würde (sexueller Missbrauch, sexuelle Übergriffe, Vergewaltigung); Harnverhalt nach Katheterisierung;
-empfindliches Genital, Untersuchung schmerzhaft (*plat, sep*);
-Beschwerden (Narbenbeschwerden oder Entzündungen) nach Kaiserschnitt, Dammschnitt oder Dammriss;
-Koliken nach Bauchoperationen;
-*Gerstenkorn* (Liddrüsenabszess);
-*Blasenentzündung nach Geschlechtsverkehr* ("Honeymoon-Cystitis");
-Ekzeme am behaarten Kopf;
-*Zahnschmerzen, Karies, Zahnwurzelentzündungen*;
-große Empfindlichkeit der erkrankten Teile, besonders die Haut

ist gereizt, brennt und juckt;
-Kondylome, Warzen der Genitalgegend;
-Kreuzschmerzen (vor allem LWS), schlimmer im Liegen;
-Verlangen nach Stimulantien wie Wein, Schnaps oder Tabak;
-*stechende, schneidende Schmerzen*;
-nervöse Erregung mit Zittern; unterdrückte Wut;

Fallberichte Schwangerschaft:

-Blasenentzündung nach Geschlechtsverkehr, mit starkem Brennen und ständigem Harndrang;
-je mehr Beschwerden sie mit ihren Zähnen und dem Zahnfleisch hat, desto mehr nimmt auch ihre Verstopfung zu;

Fallberichte unter der Geburt:

-protrahierter (verlängerter) Geburtsverlauf;
-hat große Abneigung oder sogar panische Ängste vor dem Dammschnitt;
-Überempfindlichkeit der Genitalregion;
-Bluthochdruckkrisen;

Fallberichte Wochenbett / Stillzeit:

-nach Dammriss oder Dammschnitt stechende Schmerzen in der Wunde (Naht) beim Wasserlassen, fährt jedes Mal zusammen und schreit auf;

Psychisches Bild:

Der zentrale Aspekt bei *Staphisagria* ist der der *Würde*. *Staphisagria*-Menschen wirken freundlich und friedlich, jedoch ziemlich angespannt. Sie unterdrücken Wut oder Ärger sehr stark, weil sie sich nicht "gehen lassen" wollen. Innerlich sind sie sehr *empfindlich gegen Beleidigungen, Demütigung, Ehrverletzung* und Ablehnung, und die für *Staphisagria* typische emotionale Reaktion auf solche Verhaltensweisen ist die der *Empörung und Entrüstung*.
Jedoch bemühen sie sich in solch verletzenden Situationen, sich ihre Gefühle nicht anmerken zu lassen, sondern bewahren Haltung, leiden dann eher still für sich und fressen solche Kränkungen in sich hinein. Oder sie sind in der Situation wie gelähmt, sind sprachlos und reagieren erst später entrüstet und gereizt.
Diese große Verletzbarkeit auf der einen Seite und das Bedürfnis, sich immer korrekt zu verhalten und niemanden zu verletzen auf der anderen Seite führen dazu, dass sie Gefühle sehr stark unterdrücken und sich zu stark geistig orientierten, intellektuellen Typen entwickeln. Unbewusst lehnen sie körperliche Sexualität als würdelos ab, was seinen Ausdruck in vielen Störungen der Sexualität und der Fortpflanzungsorgane finden kann (zum Beispiel Blasenentzündungen nach jedem Geschlechtsverkehr).
Ihre Geringschätzung für die materiell-körperliche Ebene spiegelt sich auch in verschiedenen unangenehmen oder schmerzhaften körperlichen Empfindungen und einem geprügelten, wie zerschlagenen Körpergefühl wieder. Das Ungleichgewicht durch ihr einseitiges Verlangen nach geistigem Zeugungsvermögen kann zu geistiger Eingenommenheit, zu Gedanken- und Gedächtnisstörungen und zu Missempfindungen des Gehirns führen.
Die Empfindlichkeit gegen *Verletzungen der menschlichen Würde*

machen *Staphisagria* zu einem der wichtigsten Mittel nach Vergewaltigung oder sexuellen Übergriffen (zum Beispiel auch kindlicher Missbrauch in der Vorgeschichte). Auch Verletzungen der körperlichen Integrität wie Operationen und Schnittwunden können zu vielfältigen Störungen führen.
In einem fortgeschritteneren Stadium kann *Staphisagria* dann durch ausgeprägten *Stolz*, übermäßige Kränkbarkeit und jähzornige Ausbrüche imponieren.

Charakteristika:

-*Folgen von Operationen und Verletzungen* (Kaiserschnitt, Dammschnitt oder Dammriss);
-*Blasenentzündung nach Geschlechtsverkehr*;
-*Zahnschmerzen*, Karies, Zahnwurzelentzündungen;
-*Gerstenkorn* (Liddrüsenabszess);
-*stechende, schneidende Schmerzen*;
-intellektuelle Menschen, die besonders *empfindlich gegen Beleidigungen, Demütigung, Ehrverletzung* und Ablehnung sind.

6.57. **Sulphur** (sulph) (Schwefel)

Verschl.: Unterdrückungen, Baden, Waschen, wenn erhitzt (Anstrengung, warme Räume, im Bett), Stehen, frühmorgens;
Besser.: Im Freien, Bewegung, warme Anwendungen, Schwitzen, trockene Hitze;

Hauptangriffspunkte: Haut, Schleimhäute, Kreislauf, Verdauungsorgane, Lungen, linke Seite;

Leitsymptome:

-warmblütig, aber empfindlich gegen Zugluft; Unverträglichkeit von Wärme und geschlossenen Räumen; Verlangen nach Aufenthalt im Freien;
-lokale Hitze und Brennen, vor allem an Kopf, Gesicht, Handflächen und Fußsohlen; oder: Hitze auf dem Scheitel mit kalten Händen und Füßen;
-venöse Stauungen; Hämorrhoiden, Krampfadern;
-*brennende* Schmerzen und Empfindungen;
-Erkältungsneigung und Schleimhautkatarrhe (Luftwege, Nase, Ohren, Augen);
-Bronchitis, spastische Bronchitis, Lungenentzündung;
-Lymphknotenschwellungen („Skrofulose“);
-schlimmer nachts (vor allem von 4 bis 5 Uhr); schlimmer 11 Uhr vormittags;
-Schlaf oberflächlich und leicht gestört („Katzenschlaf“);
-starkes Verlangen nach Süßigkeiten, gewürzten Speisen und Alkohol; Schwäche durch Hunger mit Leeregefühl im Magen;

-Verstopfung oder Durchfälle (oder beides im Wechsel); *Durchfall, der morgens aus dem Bett treibt*; chronische Durchfälle;
-Verdauungsprobleme und Unverträglichkeit vieler Speisen;
-trockene, schuppende, ungesunde Haut; verschiedenartigste Hautausschläge; Eiterungen; *Jucken und Brennen*, verschlimmert in der Bettwärme;
-Rötung aller Körperöffnungen (Lippen, Lider, After, etc.);
-Scheideninfekte, Mykosen;
-Fluor brennend, scharf, reichlich, wund machend;
-übelriechende, wundmachende Absonderungen (Schweiß, Stuhl, Urin, etc.);
-Folgen von (zum Beispiel durch Cortison) unterdrückten Hautausschlägen (zum Beispiel Asthma, Epilepsie, Diarrhoe, Schwindel);
-Zustände nach Infektionskrankheiten mit schwieriger Genesung, bei schlechtem Appetit, Schwächegefühlen und Nachtschweißen;
-Krämpfe in den unteren Extremitäten, mit fliegender Hitze sowie Schwäche- und Ohnmachtsanfällen;
-chronischer Rheumatismus, Gelenkrheumatismus;
-verschlechtert durch Bettwärme, Wolle oder Waschen;
-brennende, heiße Füße, streckt sie aus dem Bett;
-Verlangen nach Süßigkeiten, nach Fettem, nach gut Gewürztem;
-Antibiotikaallergie;

<u>Fallberichte Schwangerschaft</u>:

-Beschwerden im kleinen Becken, die mit Hitzewallungen und Schwäche- und Ohnmachtsanfällen einhergehen;
-fühlt sich hungrig und ohnmachtsähnlich schwach um 11 Uhr vormittags, kann nicht bis zum Mittagessen warten;

-morgendliche Schwangerschaftsübelkeit ohne Erbrechen, mit Übelkeits- und Ohnmachtsanwandlungen vormittags; starker Speichelfluss mit einem Geschmack, der Übelkeit verursacht; Abneigung gegen Fleisch, aber Verlangen nach Bier oder Brandy;
-ständige Übelkeit, sie erbricht alles, was sie isst; hartnäckige Verstopfung; Hitzegefühl auf dem Scheitel; Schwäche- und Ohnmachtsgefühl in der Magengrube; eiskalte Füße;
-Übelkeit: alle Morgen bis zur Ohnmacht; beim Fahren; vor oder nach der Mahlzeit, mit Zittern am ganzen Körper; mit Speichelfluss im Munde, nach dem Frühstück;
-Morgendiarrhoe; Stuhldrang, der sie aus dem Bette treibt; eiliger Stuhlzwang, der Stuhl geht fast unwillkürlich ab, so dass sie Mühe hat, rechtzeitig den Ort zu erreichen;
-Wadenkrämpfe, Hitzewallungen, Schwäche- und Ohnmachtsanwandlungen; Brennen der Fußsohlen, muss sie unter der Bettdecke hervorstrecken oder kühlen;
-Dysurie (schmerzhaftes Wasserlassen) in der Schwangerschaft;
-Hämorrhoiden in Schwangerschaft und Wochenbett;
-Übelkeit durch den eigenen Körpergeruch; schlechter Morgengeschmack, der Übelkeit verursacht;

<u>Fallberichte Geburt</u>:

-fördert die Ausstoßung von Molen;
-sanduhrförmige Uteruskontraktionen;
-während der Entbindung regelmäßige Schwäche- oder Ohnmachtsanfälle; Verlangen nach frischer Luft, möchte Wind zugefächelt bekommen; Hitzewallungen und kalte Füße;

Fallberichte Wochenbett / Stillzeit:

-Wochenbettpsychose (Manie);
-Nachwehen, die im Kreuzbein beginnen, zum Schambein ziehen und dann hinab in die Oberschenkel;
-Phlegmasia alba dolens (schmerzhafte Beinvenenentzündung im Wochenbett);
-nach einem Erysipel der Mamma: hühnereigroße Schwellung der rechten Brust, stark juckend, mit Absonderung dünnen, rahmigen Eiters und mit körnigem Überzug;
-Eiterung der Mamma, mit Frösteln vormittags und Hitze nachmittags; die Entzündung breitet sich strahlenförmig von den Brustwarzen aus aus;
-schmerzhaft berührungsempfindliche Brustwarzen;
-nach dem Stillen schmerzen die Brustwarzen, sind eingerissen, brennen, bluten;
-die Brustwarzen sind eingerissen, schmerzen, bluten und brennen wie Feuer; tiefe Risse an der Basis der Brustwarzen, als ob sie abfallen würden;
-Hämorrhoidalbeschwerden als zusätzliche Komplikation;
-Endometritis, übelriechende Lochien;
-Haarausfall nach der Geburt;
-ausbleibende, oder blutige Milch; Mastitis; Brustwarzen wund, rissig, blutend;
-unterdrückter Wochenfluss; Schüttelfrost, Kindbettfieber, Sepsis;
-Brustwarzen wund, rissig, geschwürig, bluten; schmerzen brennend, beißend;
-Brustwarzen brennen nach dem Stillen wie Feuer;
-an der Basis der Mamille tiefe Risse;
-blutige Muttermilch;

Fallberichte Neugeborene / Säuglinge:

-Haut nach Waschen knallrot; mag nicht gewaschen oder gewickelt werden, badet aber gerne zum Vergnügen;
-Windeldermatitis: wunder Po, knallrot;
-saurer Stuhl, stinkender Durchfall;
-Rötung aller Körperöffnungen; Soor;
-frühe Neigung zu Ekzemen mit Jucken und Brennen; eitrig superinfizierte Ekzeme;
-Tränenfluss, oder trockene Augen;
-rote Augen (Sklera, Bindehaut, Lider); Tränen machen wund;
-unruhige Nächte, will oft gestillt werden;
-Mundschleimhaut wund, empfindlich; Aphthen; Soor;
-Gesäßfalte wund, gerötet, nässt, schmerzt;
-Staphylokokkeninfektion im Windelbereich;

Psychisches Bild:

Sulphur-Menschen können sehr phantasievoll sein, mit einer Unmenge von Einfällen und Ideen, auch visionäre und sehr inspirierte Ideen. Sie theoretisieren dann, sind religiös oder philosophisch veranlagt, sind hoffnungsvolle Träumer oder geniale Geister mit Weitblick, die übergreifende Zusammenhänge erfassen.
Diesem kopflastigen, geistigen Typus steht ein zweiter *Sulphur*-Typ gegenüber, der eher nichtintellektuelle Arbeitertypus, der sich nur für die materiellen und körperlichen Aspekte des Lebens interessiert.
Allen *Sulphur*-Charakteren, so unterschiedlich sie auch ausgeprägt sein mögen, ist jedoch eines gemeinsam: Sie *stehen gerne im Mittelpunkt der Aufmerksamkeit*, haben eine große Geltungssucht und eine hohe Meinung von sich selbst. Auch

haben sie die Neigung, sich zu brüsten, zu übertreiben oder zu prahlen. Hintergrund ist ihr unbewusstes *Streben nach Ruhm, Ehre und Bewunderung.* Alles, was sie veranstalten, alle ihre Unternehmungen und Projekte, dienen diesem einen Ziel, ihnen Anerkennung und Bewunderung einzubringen.
In der vermeintlich erfolgreichen Phase misst *Sulphur* sich selbst großen Wert bei, wird ichbezogen und arrogant, gibt sich schulmeisterlich und debattiert gerne, jedoch oft sehr dogmatisch. Wenn diese Strategien scheitern, steigen Gefühle von Wert- und Ehrlosigkeit in diesen Menschen auf, auf die sie manchmal mit Groll und Rachsucht reagieren. Sie werden dann ärgerlich, gereizt, mürrisch, missmutig, traurig und betrübt.
Sulphur-Kinder sind oft bequem, etwas träge, essen gerne, sind glücklich und zufrieden und sehr geschickt darin, die Aufmerksamkeit mit geringst möglichem Aufwand auf sich zu lenken.

Charakteristika:

-*ungesunde Haut, Hautausschläge, Eiterungen, Risse, Jucken;*
-*übelriechende*, wundmachende *Absonderungen*;
-*Brennen, Jucken*, lokale Hitze;
-*warmblütig* mit Unverträglichkeit von Wärme (zum Beispiel Bettwärme);
-Verlangen nach Süßigkeiten, stark gewürzten Speisen und Alkohol;
-*steht gerne im Mittelpunkt, wird gerne bewundert.*

6.58. **Tabacum** (tab) (Nicotiana tabacum; Tabak)

Verschl.: *Bewegung*, *Fahren*, *Hitze*, Kälte, Temperaturextreme, abends, Öffnen der Augen;
Besser.: *Kälte*, *frische Luft*, Aufdecken, Erbrechen, kalte Anwendungen, Essig, Ruhe,

Hauptangriffspunkte: Herz, Drüsen, Absonderungen, Nerven; linke Seite;

Leitsymptome:

-ständige Übelkeit, fühlt sich sterbenselend; *"tödliche Übelkeit"*, *Erbrechen bei der geringsten Bewegung*, *besser an der frischen Luft*; Reisekrankheit;
-plötzlicher Ausbruch von kaltem Schweiß, mit Frösteln;
-Eiseskälte am ganzen Körper, will den Leib aber unbedeckt haben wegen innerer Hitze (*sec*);
-schreckliche *Schwäche* mit Ohnmacht, Empfindung des "Hinseins" in der Magengrube;
-ausgeprägter *Schwindel*, schlimmer beim Öffnen der Augen;
-Bauch aufgetrieben, heftige Krampfschmerzen im Magen und in den Därmen, mit Durchfällen; Magen-Darm-Infekte;
-*Schlafstörungen durch Gedankenandrang* (*Coffea*);
-Sehtrübung, Sehstörungen;
-Krämpfe während des Zahnens bei bleichem Gesicht und normaler Temperatur;
-Migräne mit entsetzlichem Übelsein und heftigem Erbrechen, schlimmer durch Licht und Geräusch; periodisch, für ein oder zwei Tage;

-Angina pectoris mit *Übelkeit, kaltem Schweiß und Kollaps*;
-Morbus Parkinson, Multiple Sklerose;
-Delirium tremens; tonische oder klonische Krampfanfälle;
-intermittierender Puls und Präkordialangst mit Herzklopfen;
-Morbus Meniere mit dem Gefühl, seekrank zu sein;

Fallberichte Schwangerschaft:

-morgendliche Übelkeit während der Schwangerschaft;
-Übelkeit und Erbrechen, die Patientin scheut die geringste Bewegung;
-während der Schwangerschaft unerträglicher Juckreiz am ganzen Körper, Sodbrennen, Zahnschmerzen und Magenbeschwerden;
-Brecherlichkeit mit Drücken im Magen, mit häufigem Aufstoßen und fahlem Mundgeschmack;
-tödliche Übelkeit mit Blässe, Kälte des Körpers und kaltem Schweiß, bis hin zur Ohnmacht, wie bei Seekrankheit;
-Erbrechen bloßen Wassers oder saurer Flüssigkeit, auch mit Schleim und mit anschließendem Würgen; bei der geringsten Bewegung;
-nach dem Erbrechen gleich wieder Möglichkeit, mit Appetit zu essen;

Psychisches Bild:

Tabacum-Menschen sind heiter und *vergnügt, lustig, lebhaft* und manchmal wie berauscht. Sie reden viel und machen ständig Witze. Hintergrund ist ihr Verlangen danach, *unabhängig aus eigener Kraft und aus dem eigenen Willensakt heraus zu handeln, also selbst die Quelle der eigenen Lebenskraft zu sein*. So machen sie einen unruhigen, nervösen, fast agitierten Eindruck und scheinen ständig "unter Strom" zu stehen. Ihre geistigen Fähigkeiten sind enorm, sie sind sehr konzentriert, *voller Ideen*

und Einfälle und ihre *Gedanken scheinen kaum zur Ruhe zu kommen.*
Die andere, gegenteilige Grundhaltung ist die, dass *Tabacum*-Menschen nicht selbst die Quelle ihrer Lebensenergie sein wollen, sondern damit zufrieden sind, Teil einer höheren Ordnung und Energie zu sein und an dieser teilzuhaben. Dann sind sie ausgeglichen, sanft und milde und achten darauf, mit ihren Kräften zu haushalten.
Wenn diese Lebensstrategien fehlschlagen, treten *Tabacum*-Menschen irgendwann in eine andere Phase der Erkrankung ein, die charakterisiert ist durch Elendigkeit, Verdrossenheit und Schwermut, durch Bangigkeit, Unzufriedenheit und Verzweiflung. Das Denken fällt ihnen schwer, sie sind vergesslich, haben eine schlechte Auffassungsfähigkeit und können sich nicht konzentrieren. Das Gefühl der Antriebs- und Energielosigkeit macht ihnen Angst und lässt sie verzweifeln.
Im Stadium der Dekompensation *verlieren sie die Kontrolle über ihren Geist und Körper* und neigen dann zu Krankheitsbildern wie Morbus Parkinson, Multipler Sklerose, Morbus Meniere, epileptischen Anfällen oder Delirium tremens.

Charakteristika:

- *Übelkeit* und Erbrechen *bei der geringsten Bewegung*, besser an der frischen Luft;
- *Schwäche, Übelkeit, kalter Schweiß und Ohnmacht*; Kollapsneigung;
- Kopfschmerzen mit Übelkeit und Schwindel; Migräne;
- Krampfanfälle;
- unruhige, *lebhafte, energiegeladene Menschen*, die voller Ideen und Einfälle stecken und *deren Gedanken gar nicht zur Ruhe* zu *kommen* scheinen.

6.59. **Thuja occidentalis** (thuj) (Lebensbaum)

Verschl.: Feuchte Kälte, Hitze, Bettwärme, Ruhe, Impfung, Tee, Kaffee, Fett, Feuchtigkeit, um 3 und 15 Uhr,

Besser.: Fließende Absonderungen, Niesen, Bewegung, Frottieren, trockenes Wetter;

Hauptangriffspunkte: *Urogenitaltrakt, Haut, Schleimhäute*, Gemüt, Nerven, li. Seite;

Leitsymptome:

-Hauptwirkung auf Haut und Urogenitalorgane;
-*Genitalherpes; Chlamydieninfektion; chronische Vaginalmykose;*
-*Myome, Zysten*; *Endometriose*;
-*Kondylome, Warzen, Polypen, Haut- und Schleimhaut-Wucherungen*;
-neigt zu Sommersprossen, Muttermalen, Leberflecken und Warzen; Hämangiome;
-Gesichtshaut fettig, glänzend, sieht schmutzig aus;
-auf der Haut Blütchen, Bläschen, Pusteln, nässende und eiternde Flechten; braune Flecken, Warzenbildung, übelriechende Schweiße;
-*Hautausschläge* nur an bedeckten, Schweiß nur auf unbedeckten Körperteilen;
-Impffolgen (*Silicea, Mezereum, Sulphur, Tuberculinum, Psorinum*);
-Asthma bei Kindern (*nat-s*);
-Schnupfen mit dicken, grünen, schleimigen und eitrigen

Absonderungen;
-Rheuma nach Gonorrhoe;
-Nägel spröde und rissig, brechen leicht;
-Appetitlosigkeit mit sofortiger Sättigung beim Essen;
-Blähungen, explosionsartig;
-schmerzhafte Afterfissuren;
-wundmachender, übelriechender Fluor;
-chronische Adnexitis; Krebs;

Fallberichte Schwangerschaft:

-das Kind bewegt sich so heftig, dass sie aufwacht, verursacht Schneiden in der Blase mit Harndrang; Schmerzen im linken Sakroiliakalgelenk, zieht sich bis in die Leiste;
-Fehlgeburt im dritten Monat; zuerst spärliche Absonderung von Blut über fünf Tage, dann nach und nach reichlicher;
-heftiger Schmerz im Mastdarm, der keine Stuhlentleerung erlaubt; schmerzhaftes Zusammenziehen des Afters, fast jedes Mal;
-Niedergeschlagenheit, auch mit Missmut; große Nachdenklichkeit über die geringste Kleinigkeit;
-Unruhe, alles ist ihr lästig und zuwider; sehr ängstlich und besorgt um die Zukunft;
-fühlt sich, als könne sie nicht länger existieren;
-Kindsbewegung schmerzhaft;
-ausgeprägte Striaeentwicklung an Bauch und Hüften;

Fallberichte Geburt:

-die Wehen sind schwach oder hören auf; die Kontraktionskraft (des Uterus) ist gehemmt; Schmerzen im linken

Sakroiliakalgelenk, zieht sich bis in die linke Leiste; Schmerz vom Gehen ist unerträglich, muss sich hinlegen;

Fallberichte Neugeborene / Säuglinge:

-weint viel, Abneigung gegen Berührung;
-Nabelbruch; Leistenbruch; Hydrozele;
-Nabel wund, gerötet, riecht unangenehm; Nabelgranulom;
-Hautausschlag um den Nabel herum, geschwürig;
-angeborene Zysten (zum Beispiel Nierenzysten, vor allem links);
-Augenlidentzündung mit massiver gelbdicker Sekretion, eher links, häufig durch Chlamydieninfektion;
-träge und blass, kränkelnd, unangenehm riechend;

Psychisches Bild:

Thuja-Menschen sind ernsthaft und sachlich, wohlerzogen und höflich, sie sind zurückhaltend, reserviert, verschlossen und distanziert. Auch sind sie gewissenhaft, übergenau und pingelig, alles muss seine Ordnung haben und sie lieben Regeln und Rituale. Schon als Kinder wollen sie sich zum Beispiel beim Essen nicht bekleckern und achten bei der ganzen Familie auf angemessene, korrekte Kleidung bis ins Kleinste. Sie wollen vom Erscheinungsbild her perfekt sein und sich keine Schwächen anmerken lassen.
Als Erwachsene sind *Thuja*-Menschen kultiviert, sie lieben das Schöne und Gepflegte und haben einen ausgeprägten Sinn für Stil und Ästhetik. Sie legen so großen Wert auf ihr Äußeres, weil sie sich innerlich für unattraktiv und hässlich halten, weil sie das Gefühl haben, dass sie unmöglich geliebt werden könnten, wenn man wüsste, wie sie in Wirklichkeit sind. Deshalb vermitteln sie

kein wahrheitsgetreues Bild von ihrem Inneren, sondern setzen eine Maske auf, präsentieren der Umwelt ein sorgsam ausgefeiltes Bild.

Hintergrund ist ihr unbewusstes *Verlangen nach der Vollkommenheit und Unfehlbarkeit des reinen Geistes*. Dadurch leiden sie zum einen unter dem Gefühl, nicht unfehlbar zu sein, sondern falsch zu handeln und zu sündigen. Sie haben eine tiefe Gewissheit ihrer Schuld und viele Skrupel und Schuldgefühle.

Zum anderen leiden sie an ihrem Körper und sind manchmal wie besessen besorgt um unbedeutende oder eingebildete körperliche Unzulänglichkeiten. Das kann sich bis zu Vorstellungen steigern, der Körper sei dünn und schwach und könne auseinander fallen, oder er sei zerbrechlich, wie aus Glas. Oft trifft auf *Thuja*-Menschen die Beschreibung "ein freier Geist und ein schwacher Körper" zu.

Sie sind fähig, intelligent und geistreich, schon als Kinder geistig früh entwickelt, körperlich jedoch unsicher, ungeschickt und spät entwickelt. Diese Menschen spielen ständig eine Rolle, sie wollen nicht "ihr Gesicht verlieren" und man kann sie ganz schlecht einschätzen, weiß vorher nie, wie sie reagieren werden. Ähnlich *Hepar sulphuris* können sie reizbar und zornig sein, sich in Gegenwart Fremder jedoch beherrschen, und können sich durch kalte Berechnung und einen gewissen Mangel an Moralgefühl auszeichnen.

In der Phase, in der die Pathologie sich gegen das Selbst richtet, kann aus ihren Schuldgefühlen eine Abneigung gegen sie selbst erwachsen, bis hin zum Selbstekel. Sie fühlen sich dann wertlos, schmutzig und nicht liebenswert und leiden unter einem albtraumhaften Gefühl von Dunkelheit und Hässlichkeit.

Charakteristika:

-*Kondylome, Warzen, Polypen, Haut- und Schleimhaut-Wucherungen*;
-Genitalherpes; Chlamydieninfektionen; *Myome, Zysten*;
-*Hautausschläge* (Pusteln, nässende Flechten, etc.) *nur an bedeckten Körperstellen*;
-intelligente, verschlossene und distanzierte Menschen mit einem gepflegten Erscheinungsbild und einer versteckten Körper-Geist-Problematik.

6.60. **Valeriana** (valer) (Baldrian)

Verschl.: Ruhe, Stehen, Erregung, abends, periodisch;
Besser.: Lageänderung, Umhergehen, Reiben, nach dem Schwitzen, im Freien;

Hauptangriffspunkte: Nerven, Gemüt, Muskeln;

Leitsymptome:

-Überempfindlichkeit aller Sinne;
-wechselnde Symptome; nützlich bei hysterischen Beschwerden, wenn andere scheinbar angezeigte Mittel versagen; Hysterie, übererregbar, wechselnde Launen und Ideen;
-Hysterie, Hypochondrie; Neuralgien; Schlaflosigkeit; Herzklopfen; Kopf- oder Zahnschmerzen; Schmerzen in den Fersen, in den Hüften; Ischialgie;
-hysterische Blähsucht; Übelkeit, begleitet von Heißhunger;
-Neigung zu Ohnmachtszuständen, vor allem beim geringsten Schmerz;
-Schlaflosigkeit infolge *innerer Unruhe*;
-plötzliche Schweißausbrüche (vor allem im Gesicht und auf der Stirn);
-die Schmerzen erscheinen plötzlich; ziehende und reissende Schmerzen;
-ruckartige Gliederschmerzen, oder wie von elektrischen Schlägen;
-*besser durch Bewegung*, durch Gehen; Muskel- und Nervenschmerzen, die besser werden durch Bewegung;

Ischialgie schlechter durch Ruhe, besser durch Bewegung;
- Erstickungsgefühl (wie erwürgt werden) beim Einschlafen;
- Asthma bronchiale;
- Schwindel, Krampfanfälle, Epilepsie;

Fallberichte Schwangerschaft:

- Aufstoßen ranziger Flüssigkeit, kommt aber nicht bis in den Mund;
- Brechübelkeit, mit dem Gefühl, als hinge ein Faden vom Rachen herab;
- Erbrechen von Galle und Schleim unter starkem Schüttelfrost und nach vorheriger ohnmachtsartiger Übelkeit mit weißen Lippen und eisiger Kälte des Körpers;
- Wurmbefall mit nächtlichem Jucken, Muskelkrämpfen und Schlaflosigkeit;

Fallberichte Geburt:

- Ohnmacht durch Wehen;

Fallberichte Neugeborene / Säuglinge:

- das Kind erbricht, sobald es gestillt wurde, nachdem die Mutter ärgerlich gewesen war;
- das Kind erbricht geronnene Milch in großen Klumpen, ebenso sind die Stühle;
- Schreien bei Kindern; nervöser Säugling mit Darmkrämpfen und wässrigem Durchfall;

Psychisches Bild:

Valeriana-Menschen sind nervös und unruhig, erregbar, aktiv und unbeständig. Ausgeprägt ist die *Wechselhaftigkeit* ihrer Launen und Stimmungen, sie schwanken von einem Gefühlsextrem zum anderen, von der größten Freude zum tiefsten Kummer. Mal sind sie munter, fröhlich und fast ekstatisch überdreht, dann wieder niedergeschlagen, zittrig, ängstlich und furchtsam.
Hintergrund ist zum einen ihr *Streben nach absoluter Ruhe*, zum anderen das *Verlangen nach der Gewissheit bezüglich der Richtigkeit ihrer Entscheidungen und Handlungen.* Sie ertragen nicht die Unsicherheit über das Resultat, haben *kein Vertrauen in ihre Urteile* und dadurch Angst, Entscheidungen zu treffen (ähnlich *Graphites*).
So werden sie unruhig und rastlos, bekommen *Panik*, Herzrasen, Atemnot und Schweißausbrüche. Sie sind dann *von großer innerer Unruhe* erfüllt, können nicht stillsitzen oder die Beine ruhig halten und *finden Erleichterung in möglichst viel Bewegung.* So sind sie ständig am hin- und herschwanken zwischen Unruhe und Beruhigung, zwischen Gelassenheit und Panik. Dieser emotionalen Anfälligkeit steht ein recht klarer Geist gegenüber, der versucht, die Gefühle im Zaum zu halten.
Valeriana neigt zu Hysterie und Hypochondrie mit vielen ständig wechselnden Symptomen und Beschwerden. Diese Menschen fühlen sich innerlich getrieben, haben ein Gefühl von Eile, sind ungeduldig, reizbar und hektisch. Sie sind *ehrgeizig*, wollen vorankommen, sind *fleißig* und geschäftig und haben einen hohen Anspruch an ihre eigene Arbeit. Um Sicherheit in der Entscheidungsfindung zu erlangen, *streben* sie *nach intuitivem Handeln und Entscheiden.* Sie versuchen, nüchtern-rationales mit instinktivem Verständnis zu verbinden und so mit schlafwandlerischer Sicherheit richtige Entscheidungen zu treffen.

Eine andere mögliche Haltung ist, dass sie nicht nach der richtigen Handlung streben, sondern eher abwarten und nicht handeln, da die Probleme sich meist irgendwie von alleine lösen.

Charakteristika:

- *Überempfindlichkeit*, Hysterie, Hypochondrie;
- *Unruhe, Schlafstörungen, häufig wechselnde Schmerzen und Beschwerden*;
- *besser durch Bewegung, schlechter in Ruhe*;
- Erstickungsgefühl, Asthma, Schwindel, Krampfanfälle;
- *unruhige, aktive und unbeständige Menschen, die sich schlecht entscheiden können.*

6.61. **Veratrum album** (verat) (Weiße Nieswurz, Germer)

<u>Verschl.</u>: Anstrengung, Trinken, kalte Getränke, während Schmerzen, vor und während der Menses, während des Stuhlgangs, nasskaltes Wetter;

<u>Besser.</u>: Wärme, Zudecken, Umhergehen, warme Getränke, Liegen, Milch;

<u>Hauptangriffspunkte</u>: Nerven (abdominelle, Herz, Blutgefäße), Scheitel, linke Seite;

<u>Leitsymptome</u>:

-konvulsivische *Zuckungen und Krämpfe*; *anfallsweise auftretende Schwäche*, die zum Niederliegen zwingt, *mit kaltem Schweiß*;

-heftiges Herzklopfen; orthostatische Schwächeanfälle mit Schüttelfrost und kaltem Schweiß; *kalter Schweiß auf der Stirn*;

-*Übelkeit, Erbrechen, reichliche Durchfälle, Kollapsgefühl, Ohnmacht*;

-überreichliche Ausscheidungen (Stühle, Erbrechen, Urin, Schweiß);

-Schwäche wie von großer Hitze; rapides Sinken der Kräfte;

-enormer *Mangel an Lebenswärme*, lokale Kälte oder allgemeines Kältegefühl;

-besser durch Wärme, *jedoch Verlangen nach kalten Getränken*, welche wiederum verschlechtern;

Fallberichte Schwangerschaft:

-drohende Fehlgeburt; Wehen mit kaltem Schweiß, Übelkeit und Erbrechen;
-während der Schwangerschaft: möchte im Haus umhergehen; schweigsam, hochmütig, durstig; Erbrechen; möchte alles kalt genießen; heftiges Verlangen nach saurem und salzigem Essen; Heißhunger; fühlt sich sehr schwach und matt; Krampf in den Gliedern, mit kaltem Schweiß; Härte des Kotes und Inaktivität des Rektums;
-Erbrechen während der Schwangerschaft seit vier Monaten; fühlt sich ständig kalt an; Füße eiskalt; zuweilen Hitzewallungen mit Durst; nach dem Essen Druck im Magen; Schluckauf, Würgen, Aufstoßen von Flüssigkeit, bitterer Geschmack im Munde; schneidende Schmerzen im Bauch; reißende Schmerzen in den Beinen; Mattigkeit und Erschöpfung;
-Krämpfe in den Extremitäten, mit kaltem Schweiß;
-großes Verlangen nach Obst und nach Saurem, besonders auch Zitronen oder saure Gurken; auch Verlangen nach Kühlendem;
-unauslöschlicher Durst, besonders auf kalte Getränke;
-öftere Neigung zum Aufstoßen, auch mit vergeblichen Bewegungen dazu; leeres, gewaltsames, heftiges Würgen;
-Stuhlverstopfung, wegen Härte und Dicke des Kotes; und wegen Untätigkeit des Mastdarmes, so dass selbst bei Drang in den oberen Därmen doch kein Stuhl erfolgt;
-während des Stuhlgangs kalter Schweiß auf dem Gesicht; große Kraftlosigkeit und ohnmachtsartiges Hinsinken nach dem Stuhlgang;
-sehr erschöpfende Diarrhoe; große Mattigkeit nach jeder Entleerung; Gesichtsblässe, kalter Stirnschweiß und bisweilen Schweiß am ganzen Körper;

Fallberichte Geburt:

-die Wehen erschöpfen sie; Ohnmacht bei der geringsten Bewegung; kalter Schweiß;
-fühlt sich nach jeder Wehe fix und fertig;
-die Wehen schwächen extrem, kann den Kopf nicht mehr heben, total erschöpft, kalter Stirnschweiß, verlangt Erfrischendes/Eiskaltes; bei leichter Bewegung Ohnmacht;
-Rigidität des Os uteri, Blutandrang in Brust und Kopf, heftige Krampfanfälle;
-Eklampsie während der Entbindung; Blässe, Kollaps, Anämie, oder heftiger Blutandrang zum Gehirn, mit gedunsenem Gesicht, wildem Aufschreien und Zerreißen der Kleidung;
-Verzweiflung durch Wehenschmerz und Angst;

Fallberichte Wochenbett / Stillzeit:

-ausbleibender Wochenfluss, mit Nymphomanie;
-im Kindbett: unverschämtes Betragen, Nymphomanie, Erschöpfung;
-Kindbettpsychose, möchte jeden küssen; religiös; verzweifelt an ihrer Erlösung;
-manische Psychose; heftig, hitzig, Zerstörungswut; zerreisst oder zerschneidet Gegenstände; beisst; religiöser Wahn; schamlos;
-Schmerzhaftigkeit der Brüste;
-Ausbleiben der Milchbildung;
-Krampfanfälle nach plötzlichen heftigen Gemütserregungen;
-Erbrechen und Diarrhoe gleichzeitig; Durchfall mit Ohnmacht;
-trinkt gerne eiskaltes Wasser;

Psychisches Bild:

Veratrum-Menschen sind munter, überdreht und ausgelassen, sie singen, pfeifen und lachen viel und wirken ziemlich exzentrisch und irgendwie etwas merkwürdig. Sie haben eine drängende, überzogen selbstsichere Art zu sprechen, arbeiten hart und sind sehr ehrgeizig. Tatsächlich arbeiten sie sich mit erstaunlicher Ausdauer nach oben und setzen alle Mittel ein, um ihre Ziele zu erreichen. Das kann von liebevollem Umschmeicheln bis hin zu hinterlistigen Lügen oder Betrügereien gehen, wobei niemand vor ihnen sicher ist, wenn sie das Gefühl haben, dass er ihnen auf ihrem Weg "nach oben" im Wege ist. Dabei ist *Veratrum* auch dafür bekannt, herablassend und hart zu Untergebenen zu sein und freundlich und unterwürfig Vorgesetzten oder Leuten gegenüber, vor denen er sich fürchten muss.
Hintergrund ist *das unbewusste Verlangen von Veratrum, sozusagen "der Zweite an der Spitze" zu sein, der Begünstigte eines Mächtigen.* So gibt er sich stolz, würdevoll, bedeutend und wohlhabend, kleidet sich elegant und verschwendet Geld, um seine Stellung zu demonstrieren. In einer etwas fortgeschritteneren Phase wirken diese Menschen dann hochmütig, arrogant und extravagant, sie sind tadelsüchtig, selbstgerecht und dogmatisch. Sie können sich einbilden, ein Fürst oder Prinz zu sein (nicht aber der König), oder aber Jesus Christus selbst, der Sohn Gottes.
Veratrum lebt in der Angst, diese Gunst des Mächtigen zu verlieren und damit sein Ansehen, seine Ehre und seine soziale Position. *Veratrum*-Kinder sind oft recht frühreife, intellektuelle und ernste Kinder, die viele philosophische Fragen stellen und sehr unter der Geburt eines Geschwisterchens leiden, das ihre Position als alleiniger Empfänger der elterlichen Liebe und Aufmerksamkeit untergräbt. In solch einem Fall können sie sehr eifersüchtig, bösartig und hinterlistig reagieren.

Durch die beschriebene Angst um den Verlust der begünstigten Position kann *Veratrum* in außerordentliche Erregungszustände geraten, mit Verzweiflung, Beten, Schreien, Fluchen, gewalttätigen Ausbrüchen, bis hin zu regelrechter Raserei. Solche psychotischen Zustände können dann den Eindruck einer Besessenheit vermitteln, entweder mit religiöser Verzweiflung, oder mit wildem, tierhaftem Verhalten (Beißen, Spucken, oder sogar Essen der eigenen Exkremente).
In einer anderen, der beschriebenen entgegengesetzten Haltung, kann sich *Veratrum* durch einen auffallenden Mangel an Ehrgeiz und durch betonte Zufriedenheit auszeichnen. Auch in dieser Haltung wirken *Veratrum*-Menschen meist irgendwie exzentrisch und die für *Veratrum* typische Neigung, zu fluchen und verbal ausfallend zu werden, kann verborgen bleiben oder nur in Stress- oder Streitsituationen hervortreten.

<u>Charakteristika</u>:

-*Schwäche, kalter Schweiß, Kollapsgefühl, Ohnmacht*;
-*Übelkeit, Erbrechen, reichliche Durchfälle*, Kollaps;
-krampfartige *Zuckungen, Krämpfe*, Krampfanfälle;
-*Kältegefühl*, besser durch Wärme, jedoch Verlangen nach kalten Getränken;
-exzentrische und extravagante Menschen, für die ihre gesellschaftliche Stellung und eine begünstigte Position das Wichtigste ist und wofür sie hart und gegebenenfalls auch rücksichtslos arbeiten.

7. Differentialdiagnostische Zusammenstellungen zu unterschiedlichen Indikationen

Im Folgenden sind fünf differentialdiagnostische Zusammenstellungen zu Indikationen des geburtshilflichen Bereichs und des Wochenbetts aufgeführt. Die Ausführungen sind knapp gehalten, teilweise fast im Telegrammstil, um im Bedarfsfall die Arzneimittelsuche zu erleichtern.
Wenn es zum Beispiel bei den Dreimonatskoliken unter Kalium carbonicum heißt: "Ist generell schnell gebläht, auch schon nach kleinen Mahlzeiten", dann bedeutet dies, dass ein Kind, welches sich in einem Kalium cabonicum-Zustand befindet, diese Merkmale oder Symptome aufweisen kann. In einer anderen Phase der Erkrankung, oder nach Veränderung oder Verschwinden der Symptome, kann sich der Organismus dann durchaus in einem Zustand befinden, zu dem ein anderes Arzneimittelbild am besten passt und der somit von dieser anderen Arznei am wirkungsvollsten therapiert werden kann.
In den Zusammenstellungen wurden viele Beschreibungen aus Erfahrungsberichten oder aus Arzneimittelprüfungen möglichst in den Originalformulierungen verwandt, um bei aller Knappheit der Darstellung möglichst nahe an der Symptomatik bleiben zu können. Das bringt allerdings auch eine teilweise recht altertümliche Ausdrucksweise mit sich, wie zum Beispiel die "ohnmachtsähnliche Brechübelkeit". Beim Versuch, solche Formulierungen in üblichere Wortwendungen zu übersetzen, entstehen teilweise leicht geschraubte Beschreibungen und von der treffenden Prägnanz der Begriffe geht schnell einiges verloren. Deshalb wurde in den differentialdiagnostischen Zusammenstellungen, ähnlich wie in den Fallberichten der Arzneimittelbilder, von solchen "Übersetzungen" abgesehen.

7.1. Differentialdiagnose der Schwangerschaftsobstipation

7.1.1. Nux vomika

Der Bauch ist aufgerieben, mit Völlegefühl und *krampfartigen Schmerzen*. Es kann entweder Darmträgheit bestehen, mit schwierig zu entleerendem, hartem, dick geformtem Kot, oder spastische Obstipation mit häufigem, vergeblichem Stuhldrang und kleinen Mengen weichen Kotes, wenn überhaupt etwas abgeht.
Die Frauen machen einen sehr *ungeduldigen*, nervösen Eindruck, sind *überempfindlich* gegen Sinnesreize und in ihrer Art ist oft eine mehr oder weniger mühsam beherrschte *Wut* spürbar. Es sind oft sehr unabhängige, selbstständig arbeitende Frauen, die ziemlich genau wissen, was sie wollen und großen Wert auf *Effektivität und konkrete Ergebnisse* legen. Sie haben viel *Mitgefühl*, einen starken *Gerechtigkeitssinn* und eine erfrischend offene und direkte Art. Beruflicher und privater Stress sind meist ein großes Thema.
Neben Verdauungsbeschwerden (vor allem auch mit Erbrechen) besteht die Neigung zu Asthma, Krämpfen und Koliken, außerdem große Frostigkeit mit eine Erkältungsneigung.

7.1.2. Plumbum

Hartnäckige Verstopfung, sie kann nur unter großer Anstrengung und unter Schmerzen *kleine, harte Kügelchen* absondern.

Schlimme *kolikartige Bauchschmerzen*, heftig und anfallsweise, mit harter, nach innen gezogener Bauchdecke und Besserung nur in zusammengekrümmter Haltung mit angezogenen Beinen.
Im Krankheitsfall neigen *Plumbum*-Menschen zu geistiger Benommenheit und *Verlangsamung*, ihr Geist funktioniert nur träge und es kostet sie große Anstrengung, Zusammenhänge zu erfassen. Außerdem werden sie extrem vergesslich. Von ihrem Typ her machen sie einen etwas erhabenen und merkwürdig zufriedenen Eindruck und eigentümlich ist ihre starke *Abneigung* gegen jede Form von *Verbot oder Vorschriften*, was sie manchmal ziemlich abstruse und riskante Dinge tun lässt in ihrem Bestreben, selbst zu entscheiden, was für sie richtig ist oder nicht.
Neben der spastischen Obstipation besteht eine Neigung zu Nierenerkrankungen, zu Nervenentzündungen, zu Koliken und zu Arteriosklerose, was zu Herzinfarkten oder Schlaganfällen führen kann.

7.1.3. **Natrium sulphuricum**

Verstopfung mit *hartem, knolligem*, nicht ohne Drücken abgehendem *Stuhl*. Dabei kann es zu kleinen Afterrissen kommen, mit Blutauflagerungen und stechenden Schmerzen. Die Verstopfung *kann mit Durchfällen wechseln*, dann können gussweise wässrig gelbe Stühle entleert werden, vermischt mit kleinen Kotklümpchen. Auffallend ist das *große Volumen* der einzelnen Stühle und dass reichlich *Blähungen* bei jedem Stuhl abgehen.
Solche Frauen sind pflichtbewusst, verantwortungsvoll und hilfsbereit, machen einen emotional leicht distanzierten Eindruck, sind aber ausgesprochen familienverbunden. Sie sind *fleißig, sehr*

organisiert und zielstrebig und im allgemeinen *beruflich sehr erfolgreich*. Es sind unabhängige und würdevolle Menschen, die Respekt, Anerkennung und Vertrauen in ihrem Umkreis genießen. Die "Schwachstellen" von *Natrium sulphuricum* liegen im Verdauungssystem (vor allem Leber und Magen-Darmtrakt) und im Atmungstrakt mit zum Beispiel Asthma, spastischer Bronchitis oder Pseudokrupp.

7.1.4. **Sepia**

Ein sehr oft hilfreiches Mittel bei Schwangerschaftsobstipation. Der Stuhl kann hart sein, knotig, mit oder ohne Schleim, oder auch trotz der Verstopfung relativ weich. Charakteristisch sind ein *Völlegefühl im Enddarm* und ein *ständiger Stuhldrang*, obwohl sich kein oder nur wenig Stuhl entleeren lässt. Bei gefülltem Rektum können stechende oder schneidende Schmerzen in den Hämorrhoiden auftreten, die nach Stuhlentleerung wieder verschwinden.

Sepia-Frauen sind vernünftig, bodenständig und tiefgründig, sie haben einen scharfen und gesunden Verstand, *wollen wissen, woran sie sind und gehen den Dingen gerne auf den Grund*. Sie neigen zu hormonellen Stimmungsschwankungen (zum Beispiel prämenstruell oder im Wochenbett) und charakteristisch ist dann die Kombination von *Reizbarkeit* und *depressiver Verstimmung*.

Auf der körperlichen Ebene neigt *Sepia* neben Magen-Darmbeschwerden vor allem zu Störungen und Erkrankungen der Geschlechts- und Fortpflanzungsorgane, zu rheumatoiden Beschwerden und zu Hautausschlägen.

7.1.5. **Platina**

Verstopfung mit viel Stuhldrang und mühsamer Entleerung. Trotz des häufigen Stuhldranges nur Abgang geringer Mengen unter starkem Pressen. Der Stuhl kann hart und trocken sein, oder *zäh und lehmartig zusammenhängend* und am After festklebend.
Die Obstipation wird begleitet von krampfartigen Bauchschmerzen, Verhärtung der Bauchdecken und von stechenden, schneidenden oder brennenden Schmerzen.
Platina-Frauen sind sehr *empfindlich* und gefühlsbetont, sie neigen zu der Überemotionalität, die früher umgangssprachlich als Hysterie charakterisiert wurde. Ihre Stimmungen und *Launen* sind sehr ausgeprägt und können schnell wechseln und umschlagen. Sie haben strenge und *idealistische Vorstellungen* und reagieren sehr *leicht beleidigt*. In fortgeschritteneren Phasen kann ihre Abneigung gegen Überheblichkeit jedoch umschlagen und sie können selbst stolz, hochmütig und arrogant wirken.
Während *Platina* mehr zu psychischen und psychosomatisch-funktionellen Beschwerden tendiert, finden sich auf der körperlichen Ebene vor allem Erkrankungen und Störungen der Fortpflanzungsorgane.

7.1.6. **Alumina**

Obstipation durch Untätigkeit des Mastdarmes, welcher wie gelähmt scheint. Kolikartige Bauchschmerzen mit heftigem, jedoch vergeblichem Stuhldrang. Der Stuhl ist bald fest, in kleinen Knollen oder Kugeln, bald weich, immer aber von geringer Menge. Selbst der weiche Stuhl kann nur durch starkes Drücken und Anstrengung der Bauchmuskeln in kleinen Mengen

entleert werden.
Alum-Menschen sind still, ruhig, *träge* und schwerfällig im Handeln und Begreifen, was in auffälligem Kontrast zu einem gewissen inneren Gefühl der Eile und der Hast steht, welches ihnen die Empfindung vermittelt, die Zeit vergehe zu langsam. Ihr Geist scheint nicht so recht in ihrem Körper "zuhause", sie fühlen sich *verwirrt* und sind sich oft nicht sicher, wer sie eigentlich sind. Ihre geistige Verwirrung kann sogar gepaart sein mit gewalttätigen Gedanken und Impulsen.
Neben der Obstipation finden sich bei *Alumina* vor allem Haut- und Schleimhauterkrankungen wie Ekzeme oder Schleimhautkatarrhe, Koordinationsstörungen und Spastiken oder Lähmungen der gesamten Muskulatur, mit Zittern, Zucken, Gangunsicherheit oder Koliken.

7.1.7. **Opium**

Langanhaltende Verstopfung mit *Untätigkeit* oder sogar völligem Lahmliegen *des Darmes*. Der Bauch ist aufgetrieben und gespannt, der *Stuhlgang* erfolgt nur mit großer Anstrengung in Form kleiner, runder, *harter, schwarzer Kügelchen*.
Opium-Menschen machen einen merkwürdig "*glückseligen*" Eindruck, sie sind verträumt, zufrieden und scheinen wunschlos glücklich zu sein. Krankheitsauslösende Faktoren können Ereignisse sein, die mit Furcht oder Schrecken einhergehen und die sie aus diesem glücklichen Zustand mehr oder weniger herausreissen, wie zum Beispiel auch eine Operation. Ein anderer wichtiger Hinweis, dass *Opium* angezeigt sein könnte, ist die unter Umständen auftretende *Unempfindlichkeit* gegen äußere Einflüsse, vor allem *gegen Schmerzen*.

Neben psychischen und ZNS-Störungen (wie Apoplex, Koma, Epilepsie oder zentralen, also ZNS-bedingten Atemstörungen) finden sich Störungen der glatten Muskulatur, vor allem der Sphinkteren (zum Beispiel Harnverhalt oder Analspasmus nach den beschriebenen Auslösern).

7.1.8. **Lycopodium**

Verstopfung mit großen, harten Stühlen und dem Gefühl, als bliebe viel zurück. Hartnäckige Verstopfung bei aufgetriebenem Abdomen, die Patientin erträgt kaum den Druck der Kleidung. Vergeblicher Stuhldrang bei krampfhaft verschlossenem After.
Lycopodium-Menschen leiden unter einem starken inneren *Gefühl der Unfähigkeit* und unter einem ausgeprägten *Mangel an Selbstvertrauen.* Damit können sie auf unterschiedliche Weise umgehen, zum Beispiel indem sie sich steif und diskret im Hintergrund halten und Verantwortung meiden, indem sie versuchen, sich immer im Griff zu haben und keine Schwächen zu offenbaren, oder indem sie versuchen, sich durch Prahlerei oder Unterdrückung Schwächerer eine scheinbare Position der Macht und Stärke zu schaffen.
Neben den Magen-Darmbeschwerden (*Lycopodium* ist ein wichtiges Leber- und Gallenmittel) finden sich Angina, Tonsillitis, Lungen- und Nierenerkrankungen und viele Beschwerden der Geschlechts- und Fortpflanzungsorgane.

7.1.9. **Pulsatilla**

Pulsatilla hat zwar typischerweise eher Durchfälle, kann jedoch auch hartnäckige Verstopfung zeigen. Manchmal auch ein *ständiger Wechsel* von Verstopfung und Durchfall, oder Stühle, die nur aus Schleim bestehen; keine zwei Stühle haben die gleiche Beschaffenheit.
Sanfte, phlegmatische, *weinerliche Frauen*, sehr fürsorglich und familienbetont. *Pulsatilla*-Menschen leiden extrem unter Abschieden und Zurückweisungen, *können sich nur sehr schwer trennen* und neigen dann dazu, sich einsam und *verlassen* zu fühlen. Besonders dann sind sie sehr anhänglich und brauchen *viel Zuneigung und Trost*. Überhaupt sind sie sehr emotional und ihre Wünsche, Launen und Stimmungen wechseln schnell und häufig.
Auf der körperlichen Ebene finden sich Entzündungen aller Schleimhäute (Bindehäute, Mittelohr, Bronchien, Magen-Darm, Blase), typischerweise mit milden, rahmigen Absonderungen. Auch vielfältige Störungen der weiblichen Fortpflanzungsorgane, außerdem Leber- und Gallenbeschwerden und Krampfadern.

7.1.10. **Sulphur**

Verstopfung mit harten, trockenen Stühlen, sehr *übelriechend*. Nach Stuhlgang brennende, blutende Hämorrhoiden. Viel erfolgloser Stuhldrang und das Gefühl, noch nicht fertig zu sein. Verstopfung und Durchfall im Wechsel. Der Durchfall auch von sehr üblem Geruch und häufig morgens aus dem Bett treibend. Heftiges Brennen im After und Jucken und Krabbeln wie von Würmern.
Sulphur-Menschen zeichnen sich dadurch aus, dass sie sehr

selbstbezogen sind und ausgesprochen *gerne im Mittelpunkt* der Aufmerksamkeit stehen. Das erreichen sie zum Beispiel durch viel Phantasie, Kreativität und Inspiration, allerdings kann ihr Geltungsbedürfnis sie auch zu Prahlereien und Übertreibungen verleiten. Bei allen großen Ideen und Projekten fehlen ihnen (ähnlich *Medorrhinum* und *Mercurius*) aber meist die Zielstrebigkeit und das Durchhaltevermögen, um diese wirklich nachhaltig zu verfolgen und weiter zu betreiben.
Sulphur leidet neben vielfältigsten Haut- und Schleimhauterkrankungen wie Ekzemen, Akne oder Furunkulose vor allem an Leberstörungen und rheumatischen Beschwerden.

7.1.11. **Bryonia**

Verstopfung infolge *Trockenheit der Schleimhäute*, der Stuhl ist trocken und hart, dick geformt und geht nur schwer ab. Der Bauch ist gespannt und aufgetrieben, mit schneidenden, *stechenden* oder reissenden *Schmerzen*, gebessert durch Anziehen der Beine gegen den Bauch und durch *festen* äußeren *Druck.*
Bryonia-Frauen sind nüchtern, sachlich, materiell veranlagt, sparsam und trocken. Die für sie entscheidenden Werte sind *Sicherheit* und zuverlässige Stabilität. Jede Unsicherheit erzeugt einen großen inneren Druck, sie werden ängstlich, hastig, übellaunig und bekommen panische *Angst vor der Zukunft und vor möglicher Verarmung*. Um dem entgegenzuwirken, setzen sie alle Kraft und Energie dafür ein, sich möglichst gut abzusichern.
Neben Schleimhauterkrankungen wie Bronchitis, Pneumonie oder Magen-Darmerkrankungen ist *Bryonia* vor allem bei Entzündungen der serösen Häute (Pleuritis, Perikarditis, Meningitis, Peritonitis und Gelenkentzündungen) indiziert, immer

mit der ausgeprägten *Verschlechterung durch Bewegung* (zum Beispiel durch die Atembewegung) und *Besserung in Ruhe,* wie auch bei rheumatischen und rheumatoiden Beschwerden des Bewegungsapparates.

7.1.12. **Antimonium crudum**

Verstopfung mit hartem Stuhl, der nur schwierig entleert wird, gefolgt von großer *Erschöpfung.* Verstopfung abwechselnd mit Durchfall, mit schleimigen oder wässrigen Stühlen, auch mit harten Klumpen. *Schmerzen im After* beim Stuhlgang, hält aus Angst vor den Schmerzen unter Umständen den Stuhl zurück.
Antimonium crudum-Frauen sind wehmütig, rührselig, *sentimental* und schwärmerisch, oder aber *mürrisch*, *gereizt*, zänkisch und *immer unzufrieden.* Sie sind immer auf der Suche nach etwas, von dem sie gar nicht genau wissen, was es ist, oder nach idealisierten Dingen oder Beziehungen, von denen sie dann sehr schnell *enttäuscht* sind, wenn sie sie erlangt haben. Deshalb finden sich häufig Beschwerden durch enttäuschte oder unerwiederte Liebe und eine für *Antimonium crudum* nicht seltene Strategie, mit ihrer unstillbaren Sehnsucht und den vielen Enttäuschungen umzugehen, besteht in ausgiebiger Nahrungsaufnahme ("*mürrischer Vielfraß*") mit der Neigung zum Übergewicht.
Neben Magen-Darmbeschwerden finden sich bei *Antimonium crudum* vor allem Schleimhautkatarrhe (Konjunktiven, Nase, Nasennebenhöhlen, Kehlkopf) und rheumatoide Beschwerden wie zum Beispiel Gicht.

7.1.13. **Conium**

Verstopfung oder auch Durchfälle mit stetigem Stuhldrang, nach dem Stuhl *Schwäche* mit *Zittern.* Erfolgloser Stuhldrang, oder Entleerung nur geringer Mengen. Der Bauch ist aufgetrieben, mit Blähungen und Koliken.
Conium-Frauen sind sachlich, nüchtern und wissen recht genau, was sie wollen. Sie *erreichen* im allgemeinen, *was sie sich vorgenommen haben* und wollen es vor allem selbst, *alleine und aus eigener Kraft* schaffen. Deshalb haben sie oft Schwierigkeiten, im Team zu arbeiten und tun sich auch in Partnerschaften eher schwer. Bei alleinerziehenden Müttern mit Verhärtungen oder sogar Tumoren der Brust sollte man an erster Stelle an *Conium* denken.
Auf der körperlichen Ebene neben den Magen-Darmbeschwerden vor allem Erkrankungen der Augen, der Lungen, der Geschlechtsorgane und der Gliedmaßen mit Zittern, Krämpfen, Lähmungen oder rheumatischen Schmerzen.

7.1.14. **Agaricus**

Obstipation mit Völlegefühl, Drücken und vielen Blähungen. Krampfartige Bauchschmerzen oder *stechende Schmerzen* im Bauch *wie durch Nadeln.* Besserung der Schmerzen durch Stuhl- oder Blähungsabgang. Rumpeln im Bauch und harte, knotige Stühle, die später weich und schließlich durchfällig werden können, schleimig und manchmal auch grün.
Agaricus-Menschen machen oft einen Eindruck, als stünden sie "unter Drogen". Sie können *nervös und überlebendig* sein, heiter, schwatzhaft, bis hin zu ekstatisch ausgelassen, oder aber

gedanklich *verwirrt*, sehr vergesslich, *benommen* und schläfrig. Sie haben *Probleme mit Autoritäten*, fühlen sich schnell bevormundet oder anmaßend behandelt und *lehnen es ab*, irgendjemandem *Respekt zu zollen*. Auch zeigt sich bei ihnen ein ausgeprägtes Ungleichgewicht zwischen der körperlichen und der geistigen Ebene, zum Beispiel durch körperliche Handicaps bei einem brillianten Geist oder durch geistige Zurückgebliebenheit im Angesicht großer körperlicher Kräfte.
Körperlich zeigt *Agaricus* neben Magen-Darm- und Lungenbeschwerden vor allem *neurologische Störungen* wie zum Beispiel Tics, Nystagmus oder Darm- und/oder Blasenlähmungen bei Multipler Sklerose.

7.1.15. **Nux moschata**

Hartnäckige Verstopfung mit ungewöhnlich starker *Auftreibung des Abdomens*, mit Übelkeit, Völlegefühl und kneifenden Schmerzen im Bauch. Selbst weicher Stuhl lässt sich nur mühsam und unter Drücken und Pressen entleeren. Nach dem Stuhl Gefühl, als ob noch mehr komme. In der Gürtelgegend ein Gefühl wie zusammengeschnürt, welches sich durch Gegendruck mit den Händen bessert.
Auch *Nux moschata* kann (wie *Opium* oder *Agaricus*) einen merkwürdig berauschten Eindruck machen, allerdings liegt das typische Charakteristikum hierbei in der *Lächerlichkeit. Nux moschata* findet alles lächerlich, sie ist geschwätzig, heiter, spottet, scherzt und lacht, oder aber hat große Angst, lächerlich zu erscheinen. Der geistigen Lebhaftigkeit mit einem "unaufhörlichen Fluss witziger Ideen" stehen eine betäubungsähnliche Denkschwäche und Schläfrigkeit gegenüber.

Solche Frauen sind sehr empfindlich, sie neigen zu *hysterischen Störungen* und zu *Ohnmachten* bei den geringsten Anlässen.
Neben vielfältigen Magen-Darmsymptomen finden sich eine Erkältungsneigung, Menstruationsstörungen und rheumatoide oder Bandscheibenbeschwerden.

7.2. **Differentialdiagnose von Milchstau und Mastitis**

7.2.1. **Phytolacca**

Phytolacca ist bei Milchstau oder Mastitis immer eines der Mittel der allerersten Wahl und kann bei diesen Indikationen entweder zuerst versucht werden, wenn die Symptome nicht deutlich auf andere Mittel hinweisen, oder aber in zweiter Wahl, wenn scheinbar gut gewählte Mittel nicht die erwünschte Wirkung erzielen.
Dass Phytolacca sich hier immer wieder so gut bewährt, liegt nicht zuletzt daran, dass das Arzneimittelbild einen sehr großen Teil des Mastitis-Bildes abdeckt.
Die Mammae sind typischerweise *hart, geschwollen und schmerzhaft*, die *Schmerzen* werden *durch jede Bewegung (Bryonia) oder Erschütterung (Belladonna) verschlimmert.*
Bei fortschreitender Entzündung findet sich die Neigung zu relativ frühzeitiger Eiterbildung mit *Abszedierung* und unter Umständen sogar *Fistelbildung* (*Silicea*, *Hepar sulphuris*).
Ein wichtiger Hinweis auf *Phytolacca* ist eine gewisse *Benommenheit*, wie betäubt oder berauscht, oder sogar apathische Zustände (*Opium*).

7.2.2. **Belladonna**

Eine *plötzlich* auftretende Mastitis mit *heftigen* Symptomen, die Entzündung breitet sich streifig oder strahlenförmig aus und zeigt

vom Aspekt her eine starke *Rötung, Schwellung* und große *Schmerzhaftigkeit*. Die Schmerzen sind brennend, ziehend, stechend oder pochend, und die Patientin leidet sehr unter *Erschütterungen* jeder Art (zum Beispiel schon, wenn sich jemand zu ihr aufs Bett setzt; wenn bei diesem Symptom *Belladonna* nicht wirkt, sollte *Lac caninum* versucht werden).
Bei fiebriger Mastitis finden sich ein roter, heißer Kopf, pochende Halsschlagadern und kalte Extremitäten. Die Pupillen sind geweitet, die Augen glänzen und unter Umständen kommt es sogar zu heftigen, wilden Delirien, oder aber die Patientin ist schläfrig und benommen.

7.2.3. **Bryonia**

Bei Mastitis sind die Mammae eher blass, sehr hart und fühlen sich *schwer* an. Stechende, reißende Schmerzen vor allem *durch jede Bewegung*, aber auch durch Berührung. Die Patientin kann zum Beispiel kaum tief atmen oder den Arm heben und sie muss beim Treppensteigen die Brüste mit den Händen festhalten (*Lac caninum*). *Besserung durch Ruhe* (also durch das Vermeiden von Bewegungen) und durch harten Druck (zum Beispiel durch Festhalten oder Pressen). *Verschlechterung auch* (oder sogar ausgelöst) *durch Gemütsbewegungen*, vor allem durch Aufregung oder *Ärger*. Der Patientin ist warm und sie hat *Durst auf große Mengen kalten Wassers*. Besserung an der frischen Luft.

7.2.4. **Silicea**

Eiternde Entzündungen der Mammae, die zu *langwierigen Verläufen mit schlechter Heilungstendenz* neigen (*Hepar sulphuris*). In der Frühphase der Entzündung typischerweise große Schmerzhaftigkeit mit *brennenden, stechenden Schmerzen*, die Brust kann hart oder voller Knoten sein. Im weiteren Verlauf bilden sich Abszesse, die durch Fistelgänge sehr übelriechenden Eiter nach außen entleeren. Die Abszesse neigen zu knotiger Verkapselung und die Fisteln mit ihren geschwürigen Mündungen heilen nur sehr langsam und unvollständig (*Hepar sulphuris*).
Silicea sind sehr feine, zarte und schlanke Menschen, die einen sehr toleranten, sensiblen und kultivierten Eindruck machen. Sie sind *ausgesprochen frostig*, sehr kälte- und zugluftempfindlich und werden nur gebessert durch Wärme und warmes Einhüllen (*Hepar sulphuris*). *Silicea* kann bei Eiterungen allgemein als Mittel der ersten Wahl angesehen werden und zeigt eher eine Beziehung zu linksseitigen Prozessen (*Hepar sulphuris* eher zu rechtsseitigen Prozessen).

7.2.5. **Hepar sulfuris**

Hepar sulphuris-Mastitiden haben eine große Neigung zur Eiterbildung und zu langwierigen Verläufen mit schlechter Heilungstendenz (*Silicea*). Wie auch bei *Silicea* finden sich eine Neigung zu Fistelbildungen und eine große Frostigkeit mit Besserung durch Wärme. Deutlich ist hier jedoch die außerordentliche Berührungs- und Schmerzempfindlichkeit der entzündeten Areale.
Hepar sulphuris-Patienten zeichnen sich durch ihre Reizbarkeit

aus, sie sind höchst unzufrieden, verdrießlich und ärgerlich und ausgesprochen überempfindlich gegen Schmerzen und alles sonstige, was sie leiden lässt (*Chamomilla*). Die Erkrankung verursacht ihnen unbewusst eine fürchterliche Angst, auf die sie heftig und grob reagieren, mit mehr oder weniger gut unterdrücktem Jähzorn, mit Wüten und Schimpfen.
Die *Hepar sulphuris*-Schmerzen haben typischerweise einen stechenden, splitterartigen Charakter (*Argentum nitricum, Nitricum acidum*) und die Ausscheidungen riechen oft nach altem Käse. Die Seitenbevorzugung liegt eher rechts (bei *Silicea* eher links).

7.2.6. **Sulphur**

Entzündung mit früher *Eiterung*. Unreine, rauhe, trockene Haut mit Neigung zu Hautausschlägen, die typischerweise stark *brennen und jucken*, was sich in der Bettwärme noch verstärkt. Die Brustwarzen sind eingerissen, brennen wie Feuer, schmerzen und bluten.
Auch kleine Wunden können schnell eitern, es bilden sich Furunkel und Abszesse. Ausscheidungen und *Absonderungen sind scharf und übelriechend*, auch die Haut sondert einen üblen Geruch ab, der sich durch Waschen nicht beseitigen läßt. Überhaupt wird Wasser schlecht vertragen, Hautausschläge, Jucken und Brennen werden *durch Waschen verschlimmert*.
Die Patientin ist *warmblütig*, leidet unter Hitzegefühlen und hat ein starkes *Verlangen nach frischer Luft*.

7.2.7. Aconitum napellus

Für *Aconit* typisch ist das *plötzliche* Auftreten sehr *heftiger* Symptome. Die Brust kann heiß, hart und gespannt sein, oder aber schlaff, mit wenig oder gar keiner Milch.
Die Patientin macht einen sehr beunruhigten Eindruck, zeigt *große Unruhe* und eine kaum zu beschwichtigende *Angst*, die sich bis zu Panikattacken steigern kann. Damit einhergehen können heftiges Herzklopfen und jämmerliches Klagen.
Es findet sich eine *Überempfindlichkeit* zum Beispiel gegen Geräusche, Licht oder Gerüche und eine ziemliche Schreckhaftigkeit.
Haut und Schleimhäute sind trocken und heiß, Mund und Hals zeigen Rötung und Trockenheitsgefühl, und die Patienten klagen über heftigen *Durst auf kalte Getränke*.
Typische *auslösende Faktoren* für die Beschwerden sind *Schock, Schreck oder Angst*, oder aber *Kälte oder trockener, kalter Wind*.

7.2.8. Lachesis muta

Eine *Lachesis*-Mastitis ist gekennzeichnet durch *purpurrote bis bläuliche Verfärbungen* der entzündeten Partien, durch Schwellung und extreme *Berührungsempfindlichkeit*. Die Schmerzen sind wellenförmig, berstend, hämmernd oder pulsierend und werden unter Umständen gebessert durch warme Anwendungen. Ansonsten ist *Lachesis warmblütig* und verträgt keine Wärme, erfährt Besserung in frischer Luft und durch Bewegung, wird verschlimmert in der Ruhe.
Dazu passt auch ein weiteres Charakteristikum, nämlich die Verschlimmerung während und nach dem Schlaf. Man sagt,

Lachesis schlafe sich in die Verschlimmerung hinein.
Lachesis hat eine ausgeprägte *Blutungsneigung* und die dunkelrot bis bläulichen Haut- und Schleimhautverfärbungen stammen von Gewebseinblutungen. Die *Entzündungen* zeigen eine schlechte Heilungstendenz und *neigen zu Ulzerationen, zu septischen Verläufen oder zu Nekrose*. Ein anderes bekanntes *Lachesis*-Zeichen ist die *Linksseitigkeit* oder zumindest der Beginn auf der linken Seite.
Vom Wesensbild der Patientinnen her auffällig ist eine gewisse geistige Überaktivität, sie sind *redselig* bis geschwätzig und springen von einem Thema oder einer Geschichte zur nächsten.
Außerdem sind die wetteifernden, aggressiven und sexuellen Schwingungen der Schlangengiftarzneien immer mehr oder weniger stark spürbar (was die differentialdiagnostische Abgrenzung zu *Phosphor* leicht macht).

7.2.9. **Phosphorus**

Phosphor-Entzündungen sind charakterisiert durch *Brennen oder* durch *brennende, stechende Schmerzen* und große Berührungsempfindlichkeit. Es findet sich eine sehr schmerzhafte Entzündung und Schwellung der Mamma, gefolgt von *Eiterbildung*. Ein oder mehrere *Abszesse* bilden sich, die durch *Fistelgänge* scharfe und wundmachende Flüssigkeit an die Oberfläche absondern können.
Dadurch kommt es an den Mündungsstellen der Fisteln wiederum zur Bildung von Geschwüren (Ulzera), die auch brennen oder stechen und sehr berührungsempfindlich sind. Die ausgeprägte *Blutungsneigung* kann sich zum Beispiel in Haut-, Nasen- oder Zahnfleischbluten äußern.

Die Patientinnen sind fröstelig, sehr *kälteempfindlich* und neigen zu *Schwäche- und Erschöpfungszuständen*, die typischerweise *durch Schlaf*, auch schon durch "ein kurzes Nickerchen" *gebessert* werden. Ein charakteristischer Auslöser für solche Zustände ist der Verlust von Körpersäften (zum Beispiel nach Geburt, Blutung oder nach Stillen).
Mit *Lachesis* hat *Phosphor* die Redseligkeit, die Blutungsneigung und die Linksseitigkeit gemeinsam. Trotzdem ist vom Wesen der Patienten her ein *Phosphor*- leicht von einem *Lachesis*-Zustand abzugrenzen: *Phosphor* ist *extravertiert, offen, herzlich, sympathisch* und macht einen unschuldigen bis *leicht naiven Eindruck.* Auch sind diese Menschen *recht ängstlich* und stecken voller Befürchtungen und Ängste.

7.2.10. **Pulsatilla**

Pulsatilla kann Schwierigkeiten haben zu stillen, mit spärlichem oder ausbleibendem Milchfluß, schlecht schmeckender Milch, oder mit Schmerzen beim Stillen, die von der Brust ausstrahlen und von Ort zu Ort ziehen. Typischerweise hat sie jedoch genügend Milch (*Pulsatilla* hat sogar Milchsekretion bei nicht stillenden Frauen im Arzneimittelbild) und *bekommt erst beim Abstillen Probleme.* Dann schwellen die *Brüste* an, sind *gespannt, fest, sehr schmerzhaft und die Milch fließt weiter*.
Hintergrund sind die *Schwierigkeiten* Pulsatillas, *loszulassen und sich zu trennen.* Es sind *sanfte, tränenreiche und fürsorgliche Frauen*, die viel Aufmerksamkeit, Trost und Zärtlichkeit brauchen. Auch sind sie sehr emotional, *mit rasch wechselnden Stimmungen* und Launen.
Wenn es zur Eiterbildung kommt, sind *rahmartige, milde* (nicht

wundmachende), weißlich-gelbliche *Absonderungen* charakteristisch. Die Patientin ist *fröstelig, verträgt aber gar keine Hitze*. Sie hat ein starkes *Verlangen nach frischer Luft* und es geht ihr besser im Freien.
Unter Umständen klagt sie auch über Verdauungsprobleme durch fette und gehaltvolle Speisen und empfindet eine Abneigung gegen solche.

7.2.11. **Conium maculatum**

Der charakteristische Aspekt einer *Conium*-Mastitis ist die *Verhärtung. Die Brust ist gespannt, hart* und schmerzhaft, sehr empfindlich, mit *stechenden Schmerzen, schlimmer durch jede Erschütterung und besser durch* Gegen*druck* mit der Hand. Die harten Schwellungen können einhergehen mit Jucken, mit Stichen wie von Nadeln, oder mit Schmerzen wie von einer Quetschung.
Aber Verhärtungen treten nicht nur im Rahmen entzündlicher Prozesse auf, sondern auch als Folgen frischer oder alter Verletzungen, wie zum Beispiel *Verhärtung oder Tumorbildung nach Stoß oder Schlag* auf die Mamma.
Nach dem Abstillen kann es zu monatelang weiter bestehender Absonderung dünner, wässriger Milch kommen, oder die *Brüste* können nach dem Abstillen oder nach einer Mastitis atrophieren, das heißt sie *werden schlaff und welk* und schrumpfen zu einer Hautfalte zusammen.
Die Patientin macht einen ängstlichen oder verdrießlichen Eindruck, ist reizbar und zornig, bis hin zu Gleichgültigkeit und Teilnahmslosigkeit. Sie leidet unter großer *Schwäche mit Zittrigkeit* und Ohnmachtsneigung, muss sich hinlegen, und hat viel *Schwindel bei jeder Bewegung*, schon beim Drehen des Kopfes oder beim Lagewechsel im Bett.

7.2.12. **Apis**

Die *Apis*-Brustentzündung ist gekennzeichnet durch blassrote, *ödematöse, abgegrenzte Schwellungen mit brennenden, stechenden Schmerzen und extremer Berührungsempfindlichkeit*. Der Aspekt erinnert sehr an die Schwellung und Schmerzhaftigkeit, *wie* sie *nach einem Bienenstich* auftreten.
Ein weiteres wichtiges Kriterium ist die *Besserung durch Kälte* beziehungsweise durch Kühlung und die *Unverträglichkeit von Hitze*. Überhaupt ist *Apis warmblütig und durstlos*, selbst im Fieber, und erträgt keine geschlossenen Räume, vor allem keine überheizten.
Die Brust ist hart, geschwollen und berührungsempfindlich, heftig stechend, brennend und juckend, oder mit scharfen, schneidenden Schmerzen und einem tauben Gefühl.
Die Patientin ist nervös, unruhig und zappelig, oder schläfrig, verwirrt und kann nicht klar denken und sich nicht konzentrieren. Oder sie ist hysterisch, redselig und weinerlich. Sie *fühlt sich* müde und *am ganzen Körper wie zerschlagen*, leidet unter großer Erschöpfung mit Zittrigkeit.

7.2.13. **Mercurius solubilis**

Die Mammae sind *geschwollen* und hart, *mit Wundheitsgefühl und wie roh*, oder mit zur Verzweiflung treibenden Schmerzen. Die Brustwarzen sind ebenfalls geschwollen, wund, ulzeriert und schmerzhaft. Spärliche oder schlecht schmeckende Milch, das Kind verweigert die Brust. Schon bald kommt es zur *Eiterbildung*, die Absonderungen sind erst scharf und oft blutvermischt, später dann schleimig-eitrig und mild. *Typisch ist*

die starke Schwellung der entzündeten Teile (Mammae, Lymphknoten).
Die Patientin leidet unter starkem *Speichelfluss*, unter Umständen mit üblem Mundgeruch. Alle Beschwerden werden *schlimmer nachts in der Bettwärme* und sind besser nach dem Schlaf. Nachts auch übelriechende, klebrige Schweiße, die keine Besserung bringen.
Vom Wesen her macht die Patientin einen hastigen, gehetzten, rastlosen und gereizten Eindruck. Auch reagiert sie empfindlich auf Wetterwechsel, auf Hitze, Kälte und auf feuchtkaltes Wetter.

7.2.14. **Chamomilla**

Die Mammae sind hart und sehr empfindlich gegen Berührung, die Brustwarzen entzündet und geschwollen, und die Schmerzen sind ziehend, schneidend, betäubend, oder aber Schmerzen mit Taubheit der betroffenen Areale.
Charakteristisch ist die Kombination *Schmerz, Hitze, heißer Schweiß und Durst*. Die Patientin ist mürrisch, verdrießlich, *sehr reizbar* und ungeduldig, und *neigt zu Jähzorn und Wutausbrüchen*. Sie ist *überempfindlich gegen den geringsten Schmerz* und es *macht sie schier wahnsinnig, leiden zu müssen*.
Umgekehrt kann die Mastitis auch *ausgelöst* worden sein *durch Zorn, Ärger oder Verdruß*. Immer findet sich aber die *ärgerliche Reizbarkeit*, bei einer ruhigen Patientin ist *Chamomilla* kaum indiziert. Die Beschwerden sind *schlimmer nachts* und typische Begleitbeschwerden eines *Chamomilla*-Zustandes sind Erbrechen und/oder Diarrhoe (grün, schleimig, unverdaut), Migräne, Zahn- und/oder Ohrenschmerzen.

7.2.15. **Lac caninum**

Die Brüste sind sehr *wund, schmerzhaft* und *empfindlich gegen den geringsten Druck*. Die *Schmerzen* werden *ausgelöst von der geringsten Erschütterung*, sie muss die Brüste beim Treppauf- oder Treppabgehen festhalten. Die Brüste scheinen sehr voll zu sein und sie hat einen ständigen *Schmerz in den Brustwarzen*. Die Milch kann beim Stillen ohne ersichtlichen Grund versiegen, oder es finden sich Knoten und zusammengebackene Stellen in der Brust.
Die Patientin ist nervös, rastlos und verzweifelt, sie ist gereizt und reagiert schnell ärgerlich. Sie hat ein *geringes Selbstwertgefühl*, fühlt sich beschmutzt und *lehnt den eigenen Körper ab*. Das Verhältnis zu ihrer eigenen Mutter war gestört und sie fühlt sich mit den Anforderungen ihrer eigenen Mutterrolle hoffnungslos überfordert.
Charakteristisch sind Kopfschmerzen, Halsentzündungen, Brust- und Eierstockentzündungen, die mal rechts, mal links auftreten und *zwischen den Seiten hin- und herwandern*.

7.2.16. **Croton tiglium**

Die Brüste sind entzündet, hart und geschwollen, *mit scharfen, ziehenden, stechenden Schmerzen*, als ziehe ein Draht die Brustwarze nach hinten. *Der Schmerz geht von der Brustwarze zum Rücken hindurch*, die Schmerzen können sie Tag und Nacht auf den Beinen halten. Die Brustwarze ist sehr schmerzhaft bei Berührung; ein zermarternder Schmerz geht von der Brustwarze

hindurch zum Schulterblatt der selben Seite, wenn das Kind an der Brust trinkt.
Die Patientin ist traurig, mürrisch und gereizt, sie ist verschlossen, redet nicht über ihre Sorgen und ihren Kummer, sondern *staut alles so lange in sich auf, bis es irgendwann gewaltsam und unwillkürlich aus ihr herausbricht*. Dann explodiert sie regelrecht, schreit, wütet und kann richtig gewalttätig werden.
Charakteristisch sind Hautausschläge, Husten, Schwäche, Übelkeit und *gussweise entleerte Durchfälle*.

7.3. Differentialdiagnose der Dreimonatskoliken

7.3.1. Aconitum napellus

Heftige, starke und sehr schmerzhafte Koliken, die sehr plötzlich auftreten, vor allem *nach Kälte, kaltem Wind oder nach Angst oder Schreck.* Die Koliken zwingen das Kind zum Zusammenkrümmen, werden aber von keiner Körperhaltung gebessert. Die Nabelgegend ist hart und geschwollen. Der Bauch ist heiß, gespannt und empfindlich gegen die geringste Berührung. Der Stuhl ist wässrig, grün, wie gehackter Spinat, blutig, schleimig, scharf oder gallig.
Das Kind ist außer sich vor Schmerz, *unglaublich unruhig*, zappelt, wirft sich hin und her, hat heftiges Herzklopfen und *schreckliche Angst.* Nächtliches Fieberdelier, die Schmerzen sind so unerträglich, dass das Kind schier verrückt zu werden scheint. Es ist fiebrig, schläft nicht, *hat trockene, heiße Haut und Schleimhäute und einen heftigen Durst.* Auch ist es *überempfindlich*, kann weder Licht noch Geräusch ertragen, will weder berührt noch entblößt werden und ist sehr schreckhaft. Es schläft nicht, ist ruhelos, macht einen gequälten Eindruck, schreit viel, beisst in seine Fäuste, stöhnt und klagt. Oder aber es erscheint empfindungslos und geistig schwerfällig, wie betäubt.

7.3.2. **Antimonium tartaricum**

Heftige Koliken mit schneidenden Schmerzen, als würden die Därme zerschnitten. Der Bauch ist gespannt und schmerzhaft, mit Blähungen und Rumoren darin. Schleimige, manchmal grasgrüne Diarrhoe, oder vergeblicher Stuhldrang.
Jammervolles, klägliches Wimmern und Weinen, das Kind *beklagt sich viel, ist reizbar und zornig*. Es macht einen *ängstlichen, ruhelosen und verzweifelten Eindruck*, kann nicht richtig an der Brust saugen und beendet jeden Versuch mit Weinen. Auch muss es getragen werden, kann nicht alleine bleiben und weint teilweise schon bei Berührung. Zittern von Kopf und Händen, das Kind ist schläfrig, schwach und mit kaltem Schweiß bedeckt, mit häufigem Gähnen und Strecken. Viel Durst, möchte oft, aber jeweils nur wenig trinken. Bei Kindern, die schon feste Nahrung zu sich nehmen, besteht oft ein starkes Verlangen nach Äpfeln.
Das Kind sieht elend aus, ist auffallend blass und hat ein eingefallenes, kränkliches Gesicht mit blauen Ringen um die Augen.

7.3.3. **Belladonna**

Säuglingskolik, das Kind beugt sich nach hinten, die Schmerzen kommen und gehen sehr *plötzlich*. Die *Blähungskolik wird gebessert durch Zusammenkrümmen und durch Druck auf den Bauch*. Blähungskoliken mit heftig stechendem, schneidendem Schmerz und lautem Rumoren im Bauch. Der Stuhl ist ähnlich beschaffen wie bei *Calcium carbonicum* (schleimig, lehmfarben, etc.).

Heißer, roter Kopf mit kalten Händen (und Füßen), oder sehr blasses Gesicht. Krampfartige Schmerzen, das Kind hat viel Hitze im Bauch und bekommt vor Schmerzen Schweißausbrüche, es ächzt und stöhnt. Der Bauch ist sehr empfindlich gegen Berührung und selbst die geringste *Erschütterung* (zum Beispiel des Bettes) wird als unerträglich schmerzhaft empfunden. Bei den Schmerzen kann das Kind den Impuls bekommen, zu beißen, oder es kann sogar richtig wild werden, mit wütendem Schlagen und Treten.

Belladonna-Kinder sind eigensinnige, nervöse Kinder, sie reagieren *sehr empfindlich* (zum Beispiel auf *Licht* oder Geräusche) und sind *sehr schmerz- und berührungsempfindlich.* Die Schmerzen kommen und gehen äußerst schnell. Krampfanfälle können auftreten; viel *krampfartiges Zucken* der Muskeln, das Kind kann von den Zuckungen erwachen, auch bereits schon beim Einschlafen. Es ist schläfrig, kann dann aber doch nicht schlafen, fast wie in einem Dämmerzustand. Im Schlaf wirft es sich herum und kann heftig auffahren, erwacht dann mit erschrockenem Gesichtsausdruck und starrenden Augen. Fieberdelirien mit wildem Blick, weiten Pupillen, das Kind ist *benommen, oder wild* und gewalttätig. Hat hohes Fieber, viel Durst, trockene Lippen, einen trockenen Hals und gerötete Augen. Trotz des brennenden Durstes empfindet es unter Umständen eine Abscheu vor Getränken, oder es ist ihm unmöglich, auch nur einen Tropfen zu schlucken.

Beschrieben werden oft frühreife Kinder mit blauen Augen und sehr hellem Haar. Es sind ruhige, liebe und bequeme Kinder (ähnlich *Calcium*-Kindern), die aber bei Bauchschmerzen oder zum Beispiel im Ärger richtig wild werden können.

7.3.4. **Borax**

Hat viele Verdauungsbeschwerden und Koliken, nach jeder Mahlzeit ist der Bauch gebläht und aufgetrieben. Oder er ist weich, schlaff und eingesunken. Während der Koliken ist das Kind sehr nervös, es weint und schreit viel, Tag und Nacht. Der Stuhl kann dünn, braun und schaumig sein, gelb bis grünlich gelb, schleimig und riecht verwest. Der Säugling weint, bevor er grünen Stuhl entleert.
Borax-Kinder *leiden darunter, geben, loslassen und erdulden zu müssen und nicht selbst kontrollieren zu können, was ihnen geschieht.* Vor dem Stuhlgang ist das Kind launisch, unzufrieden, lustlos und antriebsarm, nach dem beschwerlichen Stuhlgang, der mit Brennen im Darm und ohnmächtiger Schwäche einhergeht, fühlt es sich total befreit, alles ist wieder in Ordnung, es ist zufrieden und hat wieder Freude am Leben.
Das wohl bekannteste Charakteristikum für *Borax* ist seine *Angst bei Abwärtsbewegungen.* Das Kind hat Angst beim Hochnehmen oder beim Hinlegen. Wenn man mit ihm tanzt, es schaukelt, oder es in die Luft wirft, so ist das schrecklich für solch ein Kind und es zeigt Anzeichen von Schwindel, wenn es die Treppe hinunter getragen wird. Überhaupt ist es sehr schreckhaft, vor allem bei plötzlichen Geräuschen und manchmal schreckt es aus dem Schlaf auf mit lautem Schreien. Die Erkrankung geht einher mit schmerzhaften Aphthen im Mund, die beim Stillen bluten können. Der Mund ist heiß, die Zunge dick belegt und schmerzhaft.

7.3.5. **Calcium carbonicum**

Koliken mit häufigen, starken Darmkrämpfen. *Dreimonatskoliken mit eiskalten, feuchten Händen und Füßen.* Wird erleichtert durch

Blähungsabgang, Durchfall oder Erbrechen. Die Koliken werden *verschlimmert oder ausgelöst durch Bewegung oder wenn das Kind bewegt wird.* Das Kind fühlt sich bei den Koliken in Bauchlage besser. Der Bauch ist gebläht, aufgetrieben und gespannt und meist hat das Kind nach den Koliken Stuhlgang. Dabei ist der erste Teil des Stuhles hart, dann wird er flüssig. Blasse, *weißliche oder lehmfarbene Diarrhoe von saurem Geruch*, unverdaut, übel riechend wie faule Eier, weich und klumpig gemischt.

Das Kind *schwitzt schnell, vor allem am Kopf*, das Kissen wird davon durchnässt. Das Kind wie auch seine *Ausscheidungen riechen säuerlich* (*Rheum*), es fröstelt und möchte gewärmt und warm zugedeckt werden. Süße *Speckbabys* mit manchmal etwas schlaffem Muskeltonus, sie sind sanft und lieb, lieben Körperkontakt und werden gerne geküsst und gestreichelt. Sie sind sehr lärmempfindlich und schreckhaft, können aber auch sehr eigenwillig und stur werden, sind dann aber relativ leicht wieder abzulenken. *Bequeme* und unsichere Kinder, *träge*, mit langsamen Bewegungen. Verzögerte Zahnung und verzögertes Laufenlernen, die Fontanellen bleiben relativ lange offen, unter Umständen kommt es sogar zur *Entwicklungsverzögerung*.

Erkältungsneigung, geschwollene Tonsillen und Lymphknoten, Anämie. *Lungenerkrankungen* (Bronchitis, Pneumonie, Asthma, Heuschnupfen) und *Hautprobleme* (Ekzeme, Milchschorf, allergische Reaktionen auf Insektenstiche), vor allem beim Zahnen. Das Kind neigt zu blauen Flecken, wird nicht gerne gewaschen und bekommt Hautrötungen nach Wasserkontakt (*Sulphur*). Dicke Kinder, die eher etwas aufgedunsen, schlaff und blass wirken.

7.3.6. Calcium phosphoricum

Calcium phosphoricum hat Koliken mit scharfen, schneidenden oder kneifenden Schmerzen, die gefolgt werden von Diarrhoe. Die Bauchschmerzen werden durch Blähungsabgang oder Stuhlgang verstärkt, die Stühle sind grün oder weiß, schleimig, wässrig oder breiig und schwer zu entleeren. Oder häufige Stühle, fast jede Stunde.
Viele *Calcium*-typische, aber auch *Phosphor*-typische Symptome. Magere, teilweise anämische Kinder mit großen Bäuchen, kalten Extremitäten und Verdauungsschwierigkeiten. Die Kinder können sehr lieb und sonnig sein, aber auch ärgerlich und launisch. Sehr unruhig, kann nicht still halten; ähnlich *Calcium carbonicum*, aber schlanker, unruhiger und beweglicher als solche Kinder. Säuglinge mit Nackenschwäche, die den Kopf nicht vom Kissen heben können. Möchte die ganze Zeit über gestillt werden und erbricht leicht. Ein wichtiges Mittel bei Entwicklungsverzögerung; aber auch erwachsene *Calcium phosphoricum*-Menschen neigen zu einer gewissen kindlichen Abhängigkeit und Anhänglichkeit. *Calcium phosphoricum* ist auch häufig angezeigt bei Afterfissuren oder Analfisteln.

7.3.7. Chamomilla

Chamomilla hat vor allem Blähungskoliken, die mit Erbrechen und typischerweise mit Diarrhoe einhergehen können. Der Bauch ist aufgetrieben wie eine Trommel, die Nabelgegend sehr empfindlich. Das Kind ist unruhig, hat Angst und kalten, klebrigen Schweiß. Quälende Beschwerden nach dem Stillen, die Blähungen gehen mit krampfartigen oder reißenden Schmerzen

einher. Das *Chamomilla*-Charakteristikum ist die *zornige Reizbarkeit bei allen Schmerzen und die Unfähigkeit, Schmerz oder Leiden zu ertragen*. Das Kind reagiert überempfindlich auf die Schmerzen, mit wütendem Schreien, zorniger Reizbarkeit oder qualvollem Stöhnen und Jammern. Ununterbrochenes Schreien, das durch Mark und Bein geht. Das Schreien weckt die Nachbarn und ist den Eltern unerträglich und reibt sie nervlich völlig auf. Das Kind hat ein rotes Gesicht, schreit vor Wut, schlägt um sich, krümmt sich oder biegt sich zurück, zieht die Beine an, strampelt mit den Füßen auf dem Arm oder stößt die Brust beim Stillen von sich. Die Anfälle treten alle zwei, drei Stunden auf, meist schlimmer nachts und sie dauern etliche Minuten. Krampfhaftes Zucken der Glieder beim Einschlafen. Viel Rucken, Zucken, Auffahren und Umherwerfen im Schlaf. Das Kind ist äußerst reizbar, ungeduldig, unzufrieden, unruhig, schläft nicht und *lässt sich nur auf dem Arm beruhigen durch kräftiges Wiegen oder Schaukeln*, oder durch Herumfahren im Wagen.
Der Stuhl ist grün, wässrig, ätzend, oder schleimig und mit unverdauten Anteilen, wie gehackt. Oder blutiger, schleimiger Stuhl. Außerdem stinkt er nach faulen Eiern und der Po ist wund und tut weh.
Wenn *Chamomilla* bei Blähungskoliken angezeigt scheint, aber nicht hilft, kann man es mit *Cypripedium* (Frauenschuh, Familie der Orchideen) oder mit *Cina* versuchen.

7.3.8. **Cina**

Die *Cina*-Kolik tritt im allgemeinen spät abends oder im frühen Teil der Nacht auf; ein schmerzhaftes Verdrehen in der Nabelgegend, so dass sich das Kind vor Schmerz windet. Der

Bauch ist stark aufgetrieben und hart, und der Säugling erfährt keine Erleichterung durch Blähungsabgang. Grünliche oder weiße, schleimige Durchfallstühle, manchmal mit kleinen Stückchen, die wie Popkorn aussehen. Oder Verstopfung mit hartem, schwarzem Stuhl.
Das Kind ist gereizt, aufgeregt, aggressiv und sehr unruhig, im Schlaf wie im Wachzustand. Ähnlich wie *Chamomilla*-Kinder ist es sehr schmerzempfindlich und erträgt es nicht, Schmerzen zu haben. Es ist ungeduldig, böse, aufgeregt, ärgerlich, quengelig und eigensinnig. Der Säugling *ist schwer zufriedenzustellen*, will dieses oder jenes und lehnt es dann zornig ab, wirft es durch die Gegend oder schlägt es der Mutter ins Gesicht, wenn er es bekommt. Schläft nachts sehr unruhig und knirscht mit den Zähnen (wenn schon vorhanden), ist beim Erwachen stets mürrisch und schlecht gelaunt. *Cina*-Kinder zeigen eine Überempfindlichkeit der Körperoberfläche, sie ertragen es nicht, berührt zu werden, mögen auch keine Liebkosungen und bessern sich nur durch Klopfen oder leichtes Schlagen auf das Gesäß. Auch sonst sind sie sehr empfindlich und schon durch die geringste Kleinigkeit beleidigt. Das Kind weint viel, ist weinerlich und klagend, lässt sich durch kein Zureden beruhigen, und will nicht einschlafen, es sei denn, es wird in ständiger Bewegung gehalten, am besten im Arm der Mutter.

7.3.9. **Colocynthis**

Heftige Koliken mit schneidenden Schmerzen, die das Kind zwingen, sich zusammen zu krümmen. Das Kind windet sich in alle möglichen Richtungen, *krümmt sich,* leidet große Qualen und schreit heftig. Die Stuhlabgänge sind gering, häufig und so

schmerzhaft, dass sich das Kind jedes Mal vor Qual dreht und windet, oder sich zusammenkrümmt. *Erleichtert* werden die Bauchschmerzen *durch äußeren Druck* auf den Bauch (zum Beispiel auch durch Liegen auf dem Bauch) *oder durch* die Anwendung von *Wärme* (wenn Wärme jedoch deutlicher bessert als Druck, ist eventuell *Magnesium phosphoricum* angezeigt).
Heftige Koliken, die gebessert werden durch häufigen Blähungsabgang. Der Bauch ist aufgetrieben, äußerst empfindlich und schmerzhaft gegen Berührung. Es finden sich Blähungen mit Rumoren und Knurren in den Därmen.
Nach dem Stuhlgang wird das Kind ganz schwach und blass und hat Schmerzen im After. Der Stuhl ist rötlichgelb, schaumig-flüssig oder wässrig-schleimig, kann zuletzt sogar blutig sein.
Das Kind ist reizbar und ungeduldig, und macht einen zornigen und entrüsteten Eindruck. Die *Koliken* können *ausgelöst* werden *durch Ärger* (auch durch Ärger oder Demütigung der Mutter). Oft muss die Mutter das Kind mit dem Gesicht nach unten über die Knie legen und kräftig den Rücken massieren. Vor Eintritt der Schmerzen tritt oft Übelkeit auf und die Schmerzen verschlechtern sich durch Essen und Trinken (Kinder, die während des Stillens anfangen zu schreien). Eventuell werden die Koliken gebessert durch teelöffelweise dünnen Kaffee.

7.3.10. **Cuprum**

Heftige Koliken mit krampfartigen Schmerzen, die sich durch äußeren Druck bessern und durch Hitze verschlechtern. Gewaltige Koliken mit durchdringendem, quälendem Geschrei und viel Übelkeit. Der Bauch ist gespannt und hart wie Stein, heiß und empfindlich gegen Berührung. Grünliche Diarrhoe.

Cuprum-Kinder sind sanft, weich, liebenswert, gehorsam, angepasst, empfindsam und sensibel. Sie wollen gefallen, sind liebenswert und liebebedürftig. Auf der anderen Seite können sie aber auch boshaft und gewalttätig sein und bei Erkrankung regelrechte Anfälle von Wut und Raserei bekommen, mit Schlagen und Beißen. Auch hysterische Seiten sind bekannt. So können sie, um etwas zu erzwingen, sich so sehr ins Weinen oder Husten hineinsteigern, dass sie *blau anlaufen und beinahe ersticken*. *Cuprum* hat eine Neigung zu *Verkrampfungen* (Asthma, Pseudokrupp, Keuchhusten, Koliken) und Krampfanfällen, insbesondere wenn diese in den Fingern oder Zehen beginnen und sich dann über den Körper ausbreiten, *mit blauen Lippen* und unter Umständen sogar Schaum vor dem Mund.

7.3.11. **Helleborus**

Sehr starke Koliken, das Kind ist sehr schwach und hat feuchtkalten Schweiß im Gesicht. Die Koliken und die Übelkeit bessern sich nach jedem Stuhlgang. Starkes Rumoren und Glucksen im Bauch. Der Bauch ist stark geschwollen, aufgetrieben und schmerzhaft bei Berührung. Wässrige oder schleimige Diarrhoe mit Übelkeit.

Der Säugling *jammert*, seufzt und stöhnt, ist *reizbar* und verzweifelt, *will* auch *nicht getröstet werden*. Er ist *entweder sehr unruhig und ängstlich, oder aber betäubt, stumpfsinnig* und kann einen apathischen Eindruck machen. Bei den Schmerzen wirft er den Kopf von einer Seite zur anderen.

7.3.12. **Hyoscyamus**

Kolik, als ob der Bauch aufplatzen würde, der Säugling drückt die Fäuste in die Seiten, mit Aufschreien, Aufstoßen und Erbrechen, wobei das Erbrechen die Koliken bessert. Der Bauch ist gebläht und schmerzhaft bei Berührung. Das Kind hat häufigen Stuhldrang, jedoch nur mit geringen Entleerungen. Die Stühle sind schmerzlos, wässrig oder schleimig und fast geruchlos.
Das Kind ist sehr ängstlich, schreit plötzlich auf, weint und lacht abwechselnd, jammert oder plappert. Ist misstrauisch, eifersüchtig und ungeduldig. Körperliche Ruhelosigkeit und rotes Gesicht mit wildem, starrendem Blick und wildem Aussehen. Kann in der Erkrankung große körperliche Kraft entwickeln, tobt dann, beißt und schlägt. Alle Bewegungen scheinen irgendwie eckig. Leidet unter plötzlichem Zusammenfahren und Muskelzucken, bis hin zu Krampfanfällen.
Kinder, die am liebsten nackt sind, und oft die Hände an den Genitalien haben. Trockener Mund und trockene Zunge, die Schleimhäute können trocken sein wie Pergament. Haben manchmal Schwierigkeiten beim Schlucken von Flüssigkeiten. Nachts trockener, krampfartiger Husten, der schlimmer ist im Liegen und besser wird durch Aufsetzen oder Hochnehmen.

7.3.13. **Ignatia**

Koliken mit *krampfartigen*, ziehenden, stechenden oder kneifenden *Schmerzen*, mit Rumoren und Kollern im Bauch. Schmerzlose Diarrhoe mit weißlichem, schleimigem Stuhl, oder Verstopfung mit hartem, schwierig zu entleerendem Stuhl. Koliken nach Ärger, Zurechtweisungen oder anderen

Gemütsbewegungen.
Überempfindlichkeit gegen Schmerz. Hat immer Hunger, will schon nach 5 Minuten wieder essen. Sehr nervöse Kinder, sehr empfindlich und furchtsam. Sensible Kinder, die zu *stillem Kummer* neigen, unglücklich und bekümmert. Häufiges Schluchzen, Seufzen und Weinen erleichtern. Kinder, die *starke Gefühle* regelrecht brauchen und unter emotionaler Distanziertheit sehr leiden. Launenhaft, sehr wechselhafte Stimmungen und sprunghafter Stimmungswechsel, Lachen und Weinen fast in einem Atem. Hysterisches Schreien, *hochdramatisch,* vollführt ein Riesentheater; bekommt gleich Herzklopfen, Kopfschmerzen und hyperventiliert. Kinder, die nach starken Gefühlen völlig erschöpft sind und erst mal schlafen müssen.
Ign-Kinder haben generell eine *Neigung zu Krämpfen und Verkrampfungen* (zum Beispiel Fieberkrämpfen, Pseudokrupp, Asthma, etc.).

7.3.14. **Ipecacuanha**

Koliken mit *Übelkeit*; *beständig anhaltender, doch vergeblicher Brechreiz, oder unmittelbar nach dem Erbrechen (anstelle einer Besserung) erneuter Brechreiz.* Die Koliken werden *gebessert durch Körperruhe* und stark *verschlimmert durch* jede *Bewegung.* Blähungskoliken mit schneidenden Schmerzen um den Nabel, die Haut um den Nabel herum ist sehr empfindlich. Kolik mit Diarrhoe, schreit auf und wirft sich herum. Diarrhoe mit grünem, gelbem oder gallig schleimigem Stuhl, blutig und übelriechend.
Brechdurchfälle der Säuglinge mit kolikartigen Schmerzen und Erbrechen von Schleim oder Blut. Das Kind schreit und weint heftig und ununterbrochen, steckt die Fäuste in den Mund. Hat

Atembeklemmung, Erstickungsanfälle. Das Gesicht ist blass, der Körper kalt, mit kaltem Schweiß und heftigem Schreien.
Beschwerden nach Ärger, das Kind ist gekränkt oder entrüstet, ist verzagt, weinerlich, mürrisch, verdrießlich, und gereizt. Schlaflosigkeit, Appetitverlust, Übelkeit, Zuckungen der Gliedmaßen, der Körper ist steif und ausgestreckt. Besonders auch angezeigt in der Phase der Entwöhnung von der Brust, wenn feste Nahrung nicht vertragen wird. Das Mittel ist auch indiziert bei Diarrhoe zahnender Kinder. Bronchitis oder Pneumonie mit schnellem Einsetzen der Beschwerden und drohendem Ersticken aufgrund der großen Schleimansammlung (erstickendes Würgen mit *Zyanose*). Unablässiger und äußerst heftiger Husten bei jedem Atemzug.

7.3.15. **Kalium carbonicum**

Blähungskoliken mit *stechenden*, schneidenden oder krampfhaften Schmerzen im ganzen Bauch. Die Koliken bessern sich etwas durch Aufstoßen. Der Bauch ist hart und aufgetrieben und schmerzhaft gegen Berührung. Ist generell schnell gebläht, auch schon nach kleinen Mahlzeiten. Plötzlicher, heftiger Stuhldrang wie bei Diarrhoe, mit Kolik, obwohl der Stuhl hart ist. Nach dem Stuhl Stechen, Jucken, und Brennen um den After. Sensible Kinder, mutlos, furchtsam und sehr schreckhaft. Ängstliche Unruhe und Überempfindlichkeit gegen Schmerz, Geräusch oder Berührung. Schüchtern und unentschlossen, fügsam und angepasst. Unentspannte und ernsthafte Kinder, die sich sehr an Regeln halten. Weniger emotional als rational und relativ phantasielos. Leicht gestresst, geraten schnell unter Druck. *Kalium carbonicum*-Kinder können jedoch auch eigenwillig sein, schnell beleidigt und gekränkt, und können sehr reizbar und zornig werden.

7.3.16. **Kalium phosphoricum**

Blähungskoliken mit *stechenden* Schmerzen und mit Kollern in den Därmen, besser durch Aufstoßen. Schmerzlose, *wässrige und faulig stinkende Diarrhoe.*
Sehr unruhige, furchtsame und nervöse Kinder, die *unverhältnismäßig empfindlich* sind (zum Beispiel gegen Geräusche und gegen Licht). Ausgeprägte *Mattigkeit und Schwäche,* viel Seufzen, Stöhnen und Jammern. Die Beschwerden können verursacht werden durch Schreck oder andere Aufregung. Zarte Kinder, ängstlich, schüchtern und empfindlich. *Kalium phosphoricum* ist ähnlich ängstlich wie *Kalium carbonicum*, ist aber offener, kommunikativer, emotionaler und noch nervöser und empfindlicher. Hysterisches Weinen und Schreien, der Säugling kann aber auch reizbar sein und dann weinen und schreien und so in Wut geraten, dass er überhaupt nicht mehr kommunizieren kann.

7.3.17. **Kreosotum**

Blähungskoliken, der Bauch ist aufgetrieben und gespannt wie eine Trommel. Leidet den ganzen Tag an Übelkeit und Brechreiz und kann erst am Abend erbrechen, was dann erleichtert. Oder Übelkeit nach dem Stillen, kann aber erst Stunden später erbrechen. Der Stuhl ist ätzend, wund machend, grünlich, gelblich

oder dunkelbraun, übelriechend und sehr schmerzhaft. Wässrig oder unverdaut, wie gehackt und der Po ist wund. Überhaupt sind alle Absonderungen, auch Sekrete wie Tränen oder Speichel, wund machend.
Das Kind ist mürrisch, schlecht gelaunt und weinerlich. *Kreosotum* reagiert bei Erkrankungen ähnlich heftig wie *Chamomilla,* ist dann mit nichts zufrieden zu stellen, verlangt Verschiedenes und wirft die Dinge wieder weg, sobald es sie bekommt. Dagegen braucht es aber Zärtlichkeit und körperliche Zuwendung, während *Chamomilla* eher die Aufmerksamkeit benötigt.
Möchte die ganze Zeit über gehätschelt und liebkost werden. Große Ruhelosigkeit, will ständig in Bewegung sein, schreit die ganze Nacht und stöhnt dauernd, döst mit halb geschlossenen Augen oder ist gereizt und schlaflos. Das Gesicht ist heiß, die Wangen rot und die Füße sind kalt.

7.3.18. **Lac caninum**

Koliken mit schießenden oder stechenden Schmerzen, das Kind überstreckt sich nach hinten. Bauchschmerzen mit hartnäckiger Verstopfung und weißlichen, harten Stühlen, oder Diarrhoe mit gelben, schleimig-flüssigen Stühlen. Der Bauch ist sehr hart und geschwollen.
Das Kind erträgt es nicht, auch nur einen Augenblick lang alleine gelassen zu werden, es weint und schreit die ganze Zeit, besonders nachts und lässt sich in keiner Weise beruhigen. Es hat einen sehr ängstlichen Gesichtsausdruck, ist sehr nervös, rastlos, eigensinnig und reizbar. Überempfindlich und schreckhaft, erträgt es kaum, berührt zu werden. *Lac caninum* ist oft indiziert, wenn

die frühe symbiotische Mutter-Kind-Beziehung nachhaltig gestört ist. Ängstlich und verzagt, das Kind macht einen hoffnungslos verzweifelten Eindruck. Der Säugling ist entweder heißhungrig, überhaupt nicht satt zu bekommen, oder hat überhaupt keinen Appetit, kann dann aber doch trinken, wenn er damit begonnen hat. Alle wunden Stellen haben ein schimmerndes, glänzendes Aussehen.

7.3.19. **Lycopodium**

Viele Blähungen und Blähungskoliken, besonders nach dem Stillen. Der Säugling hat tagsüber Beschwerden, die sich ab circa 16 Uhr verschlimmern, mit Koliken und regelrechten Schreianfällen und die sich ab circa 20 oder 21 Uhr wieder bessern, so dass er nachts dann meist Ruhe hat. Will auch während der Koliken trinken, was ihm aber keine Besserung verschafft. Blähungsabgang und Wasserlassen erleichtern jedoch.
Das Kind leidet seit der Geburt unter Schnupfen, die Nase ist immer etwas verstopft. Dadurch schluckt es unter Umständen sehr viel Luft, ist dann gebläht und die Bauchdecke ist hart. Im geblähten Abdomen scheint es dauernd zu gären, mit Rumpeln und Poltern. Blähungen mit ballonartiger Auftreibung des Bauches und Hervortreten des Nabels. Der Bauch ist empfindlich gegen Druck, kann manchmal schon das Gewicht der Kleidung nicht ertragen. Der Stuhl ist blass, braun oder grünlich, dünn oder schleimig. Oder Verstopfungen mit vielen Blähungen.
Der Säugling brüllt vor dem Stillen wie am Spieß, ist dann aber sehr schnell satt. Er ist reizbar, nervös, unruhig und zappelig, will getragen werden und immer bei der Mutter sein. Ängstliche, *zurückhaltende und unsichere Kinder mit wenig Selbstvertrauen,*

die sich nur in der Nähe der Mutter sicher fühlen. Sie können zwar nicht alleine sein und müssen immer jemanden in der Nähe haben, haben aber Angst vor Fremden. Misstrauisch und vorwurfsvoll, eigenwillig, halsstarrig und schlecht gelaunt. Sie zeigen nicht viele Gefühle und werden ganz steif, wenn sie von Fremden in den Arm genommen werden. Schwache Kinder mit gut entwickelten Köpfen, aber kleinen, kränklichen Körpern. Harnwegsinfekte oder Beschwerden beim Wasserlassen können auftreten.

7.3.20. **Nux vomica**

Sehr schmerzhafte Koliken, vor allem vor und während des Stuhlgangs, hinterher ist das Kind sichtlich erleichtert. Schneidende Koliken mit Übelkeit und Gefühlen, erbrechen zu müssen, oder gleich ohnmächtig zu werden. Übelkeit mit Würgen und heftigem Erbrechen. Blähungskolik mit Verstopfung und anscheinend häufigem Drang und großer Anstrengung, die Därme zu entleeren. Presst krampfhaft, stöhnt vor Schmerzen, aber es kommt nichts. Abwechselnd Verstopfung und Durchfall; aufgeblähter Bauch mit Rumpeln darin. Obstipation mit großen, harten und schwierig zu entleerenden Stühlen, die als eine Masse austreten. Oder aber die Stuhlabgänge sind klein, häufig und schmerzhaft. Stuhl dünn, braun, grün, schleimig, oder aber knotig, hart und schwarz.

Das Kind schreit heftig auf und wirft sich umher, zieht die Füße hoch, stößt sie wieder von sich und scheint große Furcht vor Berührung zu haben. Der Bauch ist sehr berührungsempfindlich. Aktive, reizbare Kinder mit nervöser Übererregung, Schlaflosigkeit (vor allem nach 3 oder 4 Uhr früh) und

Schreckhaftigkeit mit Hochfahren. Überempfindlichkeit gegen starke Gerüche, helles Licht und laute Geräusche. Reizbar und ärgerlich, mürrisch, verdrießlich und unruhig.
Plötzliches Nachlassen der Kräfte, das Kind zittert am ganzen Körper, hat einen trockenen Mund und keinen Durst. Es hat keinen Appetit, oder aber Heißhunger mit häufigem Erbrechen. Schon deutliche Besserung nach kurzem Schlaf.
Blutende Aphthen und entzündliche Schwellungen im Mund- und Rachenraum. Gelbsucht, Abmagerung und Neigung zu Krampfanfällen.

7.3.21. **Pulsatilla**

Rumorende Blähungen mit Kolik und Abgehen stinkender Winde. Oder Koliken mit Übelkeit, die nach dem Erbrechen aufhören. Der Bauch ist aufgetrieben durch Blähungen nach jedem Essen und sehr berührungsempfindlich. *Veränderliche Stühle*, keiner gleicht dem anderen. Wässrige *Diarrhoe nachts*, grünlich, gelb und *schleimig*. Blähungskoliken mit *jämmerlichem Weinen, welches Mitleid weckt*, das Kind muss ständig getröstet und liebkost werden.
Es erträgt es gar nicht, wenn die Mutter nicht im Zimmer oder gar außerhalb Rufweite ist. Ist *sehr anhänglich*, will immer auf dem Arm sein. *Milde*, nachgiebige, gutmütige Kinder, die sehr *weinerlich* sind. *Lieb, sanft* und hilflos, leicht zu manipulieren und *etwas naiv*. Sie sind leicht zu trösten, sind abhängig und brauchen Hilfe.
Kinder, die zu wenig Selbstvertrauen haben und sich nicht entscheiden können. Sie verlangen nach emotionaler Wärme, nach Liebe und Trost, lassen sich gerne auf den Arm nehmen und schmusen gerne. Gutmütige, schalkhafte Kinder, die leicht lachen

oder weinen. Launische Kinder mit *häufig wechselnden Symptomen und Stimmungen*. Die Schmerzen wechseln ständig den Ort und an Intensität; sie erscheinen plötzlich und lassen allmählich nach. Beschwerden sind *schlechter abends und nachts*, besser morgens.
Eher klein gewachsene, aber rundliche und mollige Kinder. Hübsche Kinder mit einer lieben Ausstrahlung. Das Kind ist scheu, hat Hemmungen gegenüber fremden Leuten, taut aber recht schnell auf, ist nicht nachtragend und kann sehr gut vergeben.
Es ist *fröstelig*, zittert, *erträgt aber keine Zimmerwärme, sondern braucht immer* frische Luft (*kühle, frische Luft*, aber keine Zugluft). Verträgt kein Fett, reagiert empfindlich auf zu fette Muttermilch (mit Kolik und/oder Durchfall).

7.3.22. **Rheum**

Stuhldrang mit Koliken, das Kind schreit, strampelt, zieht die Beine an oder macht sich ganz steif. Bei den Koliken geht es ihm *besser, wenn es sich zusammenkrümmt*. Heftige, *schneidende* Kolikschmerzen, muss zusammengekrümmt liegen. Häufiger Stuhldrang und vergebliche Anstrengung.
Der *Stuhl* ist braun, grün oder weißlich-flockig, ist schleimig oder geronnen und *riecht sehr sauer*. Überhaupt riecht das ganze Kind sehr sauer.
Auch emotional ist das Kind sauer. Es spürt ein starkes Bedürfnis, weiß aber nicht, wonach. Es kann durch nichts zufrieden gestellt werden, weint fordernd, will trinken, ekelt sich dann aber. Auch ist es ungeduldig und verlangt sehr heftig nach verschiedenen Dingen, weint dann, dabei mag es nicht einmal seine Lieblingsspielsachen.

7.3.23. **Silicea**

Koliken und schwierige Stuhlentleerungen, der bereits teilweise ausgetretene Stuhl schlüpft wieder zurück. Das Kind hat Bauchweh und schreit Tag und Nacht. Warme Tücher erleichtern die Bauchschmerzen und die Koliken werden gebessert durch den Abgang stinkender Winde. Harter, heißer, aufgetriebener und sehr großer Bauch. Blähungen mit starkem Rumoren.

Der Stuhl ist groß, aus harten Klumpen bestehend, mit schwieriger Entleerung, oder breiartige Schleimstühle, die heftig im After beißen und brennen. Heftiges Schreien, das Kind ist ständig mit den Schmerzen beschäftigt. Es ist *ängstlich*, niedergeschlagen und weinerlich, in manchen Belangen aber *eigensinnig*, halsstarrig, stur und *hartnäckig*. Scheue, ängstliche, *distanzierte und empfindliche Kinder*, die schnell weinen. Sie sind unruhig, nervös, geräuschempfindlich und schreckhaft.

Schlanke, blasse, meist untergewichtige *Kinder mit dünnen Armen und Beinen und großen Bäuchen*, die frieren und warm eingepackt werden wollen. Auch erkälten sie sich schnell, vor allem wenn der Kopf oder die Füße kalt werden.

Überhaupt zeigt *Silicea* viele *Calcium carbonicum*-ähnliche Symptome: Kopfschweiß und übelriechender Fußschweiß, *Erkältungsneigung*, Drüsenschwellungen, offene Fontanellen und spätes Laufenlernen. Daher kann man auf der Symptomebene, wenn die *Silicea*-typischen Eiterungen nicht vorhanden sind, solche Kinder leicht mit *Calcium phosphoricum* verwechseln (*Calcium phosphoricum* zeigt jedoch gar nicht den Eigensinn und die Hartnäckigkeit von *Silicea*).

7.3.24. **Sulphur**

Koliken nach Essen oder Trinken, die das Kind nötigen, sich zusammen zu krümmen. Geblähter, aufgetriebener, harter Bauch, mit Rumoren und Gluckern in den Därmen. Blähung besser nach Stuhlgang, bei Verstopfung mehren sich die Koliken. Der Bauch ist schmerzhaft empfindlich, als sei er innerlich roh und wund. Blähungsabgang, besonders abends und nachts, mit dem Geruch von faulen Eiern. Hat Verstopfung oder Durchfall; schmerzlose *Diarrhoe frühmorgens*. Stuhlentleerungen wässrig, grün, unwillkürlich und sehr sauer oder übelriechend. Der Säugling *hat viel Hunger*, ist ungeduldig und fängt an zu schreien, wenn er nicht gleich die Brust bekommt. Hängt dann an der Brust, saugt und saugt, *ist nie satt*. Wache und aktive Kinder, die schon mit 2 Wochen aufmerksam umherblicken. Sie *wollen im Mittelpunkt der Aufmerksamkeit stehen,* alles muss sich immer um sie drehen, sie sind sehr bestimmend und fordernd.

Kinder, die es nicht mögen, gewaschen zu werden. Die Haut sieht schmutzig und ungesund aus, die *Hautausschläge werden schlimmer durch Wasserkontakt,* mit viel *Jucken*. Neigung zum Wundwerden in Haut- und Körperfalten. Nabelekzem mit Jucken am Nabel, so dass das Kind ständig daran pult und die Beschwerden vergrößert.

After und andere Körperöffnungen neigen zu Rötung und Hautausschlägen. Oft dickbäuchige Kinder, mit relativ mageren Extremitäten. Plötzliche und häufige Hitzewallungen und Schwäche- und Ohnmachtsanfälle mit Zittern. Kalte Füße tagsüber und heiße Füße nachts. Hat eine Erkältungsneigung, ist oft verschnupft und hustet, auch tränen die Augen oft. Neigt zu Lungenerkrankungen und zu Ekzemen.

7.3.25. **Tuberculinum**

Der Säugling bekommt bei Verstopfung Koliken, der Stuhl ist dann hart und klumpig und Stuhl- oder Windabgang erleichtern. Oft aber auch Brechdurchfall. Untergewichtige, kleine, *schmächtige Kinder mit Infektneigung*, sie sind oft erkältet, haben dann Mittelohrentzündungen oder Bronchitiden.
Der Säugling muss ständig gestillt werden, er ist *ungeduldig* und kann nicht warten, wird wütend und kann sehr gewalttätig werden. Er ist sehr *impulsiv*, beisst beim Stillen in die Brust und wenn er krank ist, kann er beinahe so wild wie *bell* werden.
Das Kind ist *unruhig, rastlos*, hektisch, nervös und unbeständig. Es hat einen großen *Erlebnishunger*, reist gerne und mag es, unterwegs zu sein. Es fährt gerne im Auto, kann dort aber nicht still sitzen, weil ihm schnell langweilig wird. Von seiner Art her sehr intensiv und leidenschaftlich, schnell ärgerlich, nervös, hysterisch und weinerlich. *Tuberculinum*-Kinder haben ein starkes Verlangen nach kalter Luft, schwitzen und erkälten sich schnell und magern schnell ab. Sie bewegen sich gerne und lieben es an der frischen Luft zu sein.

7.4. Differentialdiagnose der Schwangerschaftsübelkeit

7.4.1. Antimonium crudum

Übelkeit, Erbrechen und Diarrhoe; fühlt sich *voll und aufgetrieben* wie nach Überessen. *Zunge stark belegt*, weißlich. *Widerwillen* gegen Essen und Trinken, Übelkeit und Verlangen zu erbrechen, mit Aufstoßen, das nach Essen schmeckt. Schmerzhaftes Völlegefühl im Magen, brennende, krampfartige Schmerzen in der Magengrube. Beharrliches Erbrechen von Schleim und Galle.
Unabhängige Frauen, die sich nicht unterordnen wollen. Sie sind schwärmerische und sentimentale Träumer, die begehrlich und voller Sehnsucht unerreichbaren, idealen Vorstellungen nachhängen. Deshalb sind sie schnell enttäuscht und nie zufrieden, werden dann mürrisch, ärgerlich und reizbar.
Körperlich dominieren Verdauungsbeschwerden, aber auch Ekzeme und andere Hautauschläge.

7.4.2. Antimonium tartarium

Übelkeit, Erbrechen und Appetitlosigkeit. Morgens Übelkeit und *Schleimerbrechen,* erbricht bei jeder Bewegung. Erbricht große Mengen zähen Schleims und Galle. *Erbrechen und Ohnmacht,* Erbrechen gefolgt von Mattigkeit, Erschöpfung und Schläfrigkeit. Häufiges Würgen mit nach Essen schmeckendem *Aufstoßen.* Nachts schmeckt das Aufstoßen wie faule Eier. Ohnmachtsähnliche, quälende Übelkeit, die große Angst

verursacht.
Antimonium tartaricum-Frauen sind sehr willensstark und hassen es, von ihrem Körper abhängig zu sein. Sie möchten aktiv sein, ohne Dinge körperlich, beziehungsweise motorisch umsetzen zu müssen. Auch wollen sie nicht, dass man auf sie zugeht, sie anspricht oder berührt, wollen sich durch nichts bewegen lassen. Sie fühlen sich schnell belästigt, alles ist ihnen eine Bürde, und sie werden dann extrem reizbar und übellaunig.
Körperlich zeigen sich Atemwegsbeschwerden (Bronchitiden und Pneumonien mit viel Schleimproduktion) und Herz-Kreislauf-Beschwerden.

7.4.3. **Arsenicum album**

Aufstoßen, Übelkeit und Appetitverlust. Morgendliche *Übelkeit mit ohnmächtiger Schwäche* und Zittern. Heftiges Erbrechen von Essen, Magensaft und Galle. Erbrechen einer bräunlichen oder teerähnlichen Masse, auch Blutklumpen. Häufiges *Erbrechen mit Todesangst.*
Brennen im Magen und in der Kehle, wie Feuer. Druck und Völlegefühl im Magen, der sehr druckempfindlich ist. Stechende, reißende, bohrende Schmerzen in der Magengrube.
Arsenicum-Frauen sind sehr genau, sauber und ordentlich, sind mit nichts zufrieden, kritisieren viel und reagieren gereizt auf Unsauberkeit, Unordnung, Ineffizienz oder Verschwendung. Sie wollen andere leiten und für sie entscheiden und bestimmen. Auf der anderen Seite können sie viele Ängste entwickeln, mit ungeheurer Rast- und Ruhelosigkeit.
Körperlich finden sich verschiedenste Hautausschläge und Hauterkrankungen, Atemwegs- und Verdauungsbeschwerden und teilweise sogar bösartige Entartungen.

7.4.4. **Asarum europaeum**

Übelkeit mit Abneigung zu arbeiten und dem Gefühl, als habe man keinen Kopf mehr. Übelkeit und Erbrechen von Schleim. Erbrechen mit großer, qualvoller Angst. Ein drückendes, wühlendes, unbehagliches Gefühl in der Magengrube und leeres oder fauliges Aufstoßen.

Asarum-Frauen sind feine, intelligente und sehr empfindliche Frauen mit einem klaren und scharfen Verstand. Sie sind überempfindlich gegen alle Sinneseindrücke und leiden unter vielen Schmerzen und anderen körperlichen Beschwerden. Wenn sie krank werden, leiden sie unter nervöser Erregung und Reizbarkeit, unter Benommenheit und einem Schwinden der Gedanken und sie sind dann traurig, niedergeschlagen und verdrießlich.

Auf der körperlichen Ebene finden sich Kopfschmerzen, Durchfälle und Erkrankungen der Haut und der Atmungsorgane.

7.4.5. **Bryonia**

Bitteres oder saures Aufstoßen, oder ununterbrochenes Aufstoßen und anschließendes Erbrechen grünlichgelben Schleims. Häufig macht jeder Schritt den Magen sehr empfindlich. Übelkeit morgens beim Erwachen, verstärkt durch die geringste Bewegung, muss ruhig liegen. Brennen und Stechen in der Magengegend, schlimmer durch Bewegung.

Bryonia-Frauen sind materiell orientiert, sparsam und ihre wichtigsten Werte im Leben sind Sicherheit, Stabilität und

Zuverlässigkeit. Sie fürchten die Zukunft und vor allem die Möglichkeit, zu verarmen. Deshalb arbeiten sie zielstrebig und wie wild und versuchen, höchstmögliche Sicherheit durch perfekte Absicherung zu erlangen.
Auf der körperlichen Ebene neigen sie zu Trockenheit aller Schleimhäute und zu Entzündungen seröser Häute (zum Beispiel Rippenfell, Herzbeutel, Bauchfell, Hirnhäute oder Sehnenscheiden). Charakteristisch sind die stechenden Schmerzen, die gebessert werden durch Ruhe und verschlimmert durch jede Bewegung.

7.4.6. **Carbo animalis**

Übelkeit mit ohnmächtigem Schwächegefühl, langanhaltende Übelkeit nach dem Essen von Fleisch, mit ohnmachtsähnlicher Brechübelkeit und häufigem, leerem Aufstoßen. Erbrechen nach dem Essen. Schwaches, leeres Gefühl in der Magengrube, nicht besser durch Essen. Verdauungsstörungen mit Aufstoßen und Diarrhoe, die Übelkeit ist schlimmer nachts.
Carbo animalis-Frauen sind emotional sehr verschlossen. Bei Schwierigkeiten ziehen sie sich zurück, sind lieber alleine und meiden jede Unterhaltung. Sie leiden unter Schwäche, Erschöpfung und Kraftlosigkeit und sind geistig wie betäubt oder verwirrt. Neben dem Wunsch nach Veränderung steht die Unfähigkeit, sich zu öffnen. Sie kommunizieren und leiden nur über den Körper.
Körperlich leiden sie an Verdauungsschwierigkeiten, verminderter Blutzirkulation und malignen Erkrankungen.

7.4.7. **Colchicum**

Tödliche Übelkeit und Erschöpfung, ohnmachtsähnliche Übelkeit mit Neigung, zu erbrechen. Reichliches Erbrechen von Schleim und Galle, heftiges Würgen. Muss sich zusammenkrümmen und ganz still liegen ohne die geringste Bewegung, ansonsten muss sie heftigst erbrechen. Enormer Appetit, oder Abneigung gegen Essen und Widerwille gegen den Anblick oder den Geruch von Speisen, schaudert vor Übelkeit. Brennen und Schmerz im Oberbauch, der übermäßig empfindlich ist gegen Druck oder Berührung.
Colch-Frauen sind sehr empfindsam und empfindlich, sie stehen äußeren Eindrücken mehr oder weniger schutzlos gegenüber und lassen sich leicht durch sie aus der Fassung bringen. Sie ziehen den Intellekt den Sinneserfahrungen vor und versuchen, Gefühle anhand der Vernunft zu verstehen. Auch wollen sie rein aus eigenem Antrieb handeln, möchten nicht bestimmt oder begrenzt werden. So werden sie ängstlich, schreckhaft, traurig und reizbar, können sich nichts mehr behalten, kaum noch denken und nichts mehr verstehen.
Auf der körperlichen Ebene zeigen sich Magen-Darm-Beschwerden, Gliederschmerzen mit Kraftlosigkeit bis hin zu Lähmungen, und Kollapsneigung mit kaltem Schweiß.

7.4.8. **Conium maculatum**

Übelkeit und schleimig-wässriges Erbrechen. Häufige Übelkeit nach dem Essen, mit reißendem Kopfschmerz. Erwacht morgens mit großer Übelkeit, erbricht mehrmals. Schreckliche Übelkeit und Erbrechen, *zusammenziehende, krampfartige Schmerzen*, oder ein wundes, brennendes Gefühl im Magen.

Conium-Frauen sind sehr unabhängige, kämpferische und tatkräftige Frauen, die dazu neigen, in Situationen zu geraten, in denen sie sich alleine gelassen fühlen und gerade in der Partnerschaft gelangen sie oft irgendwann an einen Punkt, an dem sie sich trennen und ohne Unterstützung und aus eigener Kraft zurecht kommen wollen.
Sie leiden auf der körperlichen Ebene unter viel Schwäche, Kraftlosigkeit und Erschöpfung, unter Schwindel mit Übelkeit und unter Knoten oder Tumoren der Mammae oder der Fortpflanzungsorgane.

7.4.9. **Helleborus**

Übelkeit und heftiges Erbrechen mit großer Hitze im Magen. Trotz Übelkeit hungrig, jedoch stößt sie das Essen ab, obwohl der Geschmack normal ist. Erbrechen einer grünlichen, schleimigen Masse, mit Kolik. Drücken, Brennen und Völlegefühl in der Magengrube. Schmerzhaftes Brennen im Magen, das sich bis zur Speiseröhre erstreckt.
Für *Helleborus* geht es um den Wert aller Dinge. Sie messen allem Wert bei, auch sich selbst: Halten sich großer, hervorragender Leistungen für fähig und bewundern sich selbst. Oder sie verzweifeln am Fehlen jeglicher Werte, verlieren alle Freude, fühlen sich verlassen, verlieren das Interesse an sich und der Welt, werden gleichgültig und apathisch.
Körperlich stehen Einschränkungen der Hirntätigkeit (mit Abstumpfung der Sinneswahrnehmungen und der geistigen Fähigkeiten) im Vordergrund, außerdem Beschwerden der Nieren, Muskeln und Schleimhäute.

7.4.10. **Ipecacuanha**

Ständige, quälende Übelkeit, oder Erbrechen ohne Übelkeit. Häufiges, nervöses Erbrechen mit ständiger Übelkeit. Übelkeit mit Auftreibung des Bauches und mit Trockenheit im Hals. Sie *erbricht alles*, was sie zu sich genommen hat. Erbrechen von Galle, Schleim oder unverdauten Speisen; nach dem Erbrechen Neigung zu schlafen. Übelkeit mit äußerster Schwäche und wiederholter Ohnmacht. Heftig quälende Beschwerden in der Magengrube.

Für *Ipecacuanha* geht es (ähnlich wie bei *Helleborus*) um den Wert der Dinge. Sie haben Schwierigkeiten, den Wert der Dinge richtig zu bemessen, halten Kleinigkeiten für wichtig oder sind schon durch ganz geringe Anlässe sehr aufgebracht und stecken voller Wünsche und Verlangen, wissen aber nicht so recht, wonach. Oder sie verschmähen und verachten alles, fühlen sich auch selbst verachtet und verlassen und sind äußerst übel gelaunt und gereizt. Dann haben sie an nichts mehr Freude oder Vergnügen und hüllen sich in mürrisches Schweigen.

Körperlich stehen Magen-Darm-Beschwerden mit viel Übelkeit, Erkrankungen der Atemwege und Blutungsneigung (mit hellroten Blutungen) im Vordergrund.

7.4.11. **Iris versicolor**

Übelkeit und *Erbrechen sehr saurer Flüssigkeit*, die ganze Person riecht sauer. Das Erbrechen verursacht Wundheit und Brennen im Hals. Stark brennende, quälende Beschwerden im Oberbauch.

Morgendliche Übelkeit mit saurem oder bitterem Erbrechen. Übelkeit und Erbrechen mit sehr reichlichem Speichelfluss.
Iris-Frauen sind feine, zarte und künstlerisch veranlagte Menschen. Sie sind charmant, weich, liebevoll, sind geistig orientiert und lehnen die körperlich-materiellen Aspekte des Lebens unbewusst ab. Deshalb leiden sie auch am Körper und an dessen Beschränkungen und haben das Gefühl, am Schmutz der Welt zu ersticken.
Körperlich stehen Beschwerden der Verdauungsorgane (Magen, Leber) und der Drüsen (Schild-, Speichel- und Bauchspeicheldrüse) an vorderer Stelle, außerdem Migräne und Hautausschläge.

7.4.12. **Kalium carbonicum**

Saures Erbrechen und Erbrechen nach dem Essen, mit Übelkeit. *Leeregefühl und Schwächegefühl mit großer Empfindlichkeit der Magengrube.* Druck, Pochen und Schneiden im Magen, verträgt nicht die geringste Menge Essen. *Saures* Aufstoßen und *Erbrechen*, fühlt sich, als müsse sie sich hinlegen und sterben. Übelkeit nach jedem Essen, auch nach dem Essen kleiner Mengen. Erbrechen mit Ohnmacht, wie von versagender Kraft.
Kalium carbonicum-Frauen sind korrekt, ordentlich, zuverlässig und pflichtbewusst. Sie sind recht rational veranlagt und haben ein starkes Körperbewusstsein. Das kann sich darin äußern, dass sie viel für die körperliche Fitness und für einen schön geformten Körper tun, oder auch darin, dass sie unter körperlichen Einschränkungen oder Makeln viel stärker leiden als andere Menschen.
Auf der körperlichen Ebene stellt der Magen einen Schwachpunkt

dar, mit stechenden, schneidenden Schmerzen, Nahrungsüberempfindlichkeiten und Verschlimmerung durch Aufregung oder Gefühle.

7.4.13. **Kreosotum**

Übelkeit mit ständiger Neigung zu erbrechen, ohne dies aber zu tun, mit Frösteln. Übelkeit und Erbrechen, mit Speichelfluss. Häufiges, plötzliches Erbrechen aller Speisen. Erbrechen süßlichen Wassers vor dem Frühstück. Erbrechen unverdauten Essens zwei oder drei Stunden nach dem Essen. Erbrechen großer Mengen saurer, scharfer Flüssigkeit, oder von weißem, schaumigem Schleim. Saures Aufstoßen mit Auswerfen schaumigen Speichels und mit kratzender Rauheit im Halse.
Kreosotum-Menschen sind sehr geistig orientiert und lehnen die materielle Existenz unbewusst ab. Sie möchten dauerhaft und unveränderlich sein, sich nicht verändern, sich nicht entwickeln, wachsen oder fortpflanzen müssen und wollen sich nicht durch die Liebe bewegen lassen. Sie haben Angst vor Vergänglichkeit, Altern und Tod. So werden sie verdrießlich, eigensinnig, niedergeschlagen, schreckhaft und haben Schwierigkeiten, sich zu entscheiden.
Körperlich stehen neben Beschwerden der Schleimhäute (Blutungen, Absonderungen oder Geschwüre, vor allem des Verdauungstraktes und der weiblichen Genitalien), auch Probleme der Zähne im Vordergrund.

7.4.14. **Lac caninum**

Übelkeit mit Kopfschmerzen beim Erwachen, den ganzen Morgen. Übelkeit mit großer ohnmachtsähnlicher Schwäche des Magens. Häufige Anfälle von heftigem Erbrechen und in der Zwischenzeit ständiges Übelkeitsgefühl und Furcht zu essen. Nagendes Hungergefühl, nicht besser von Essen. Alles, was sie isst, außer Fisch, verschlechtert ihr Befinden. Der Magen ist empfindlich, aufgetrieben und mit einem Schweregefühl und Druck wie von einem Stein.

Frauen mit einem *geringen Selbstwertgefühl und wenig Urvertrauen*. Sie fühlen sich in ihrem Körper nicht wohl, fühlen sich minderwertig, beschmutzt und ekelhaft.

So wie bei ihnen selbst die *Mutter-Kind-Beziehung* schwer *gestört* war, haben sie jetzt auch Schwierigkeiten mit ihrer Mutterrolle, leiden unter vielen Ängsten und merkwürdigen Einbildungen bezüglich ihres Körpers.

Körperlich leiden sie unter verschiedenen Beschwerden der Mammae, der Genitalien und unter Halsentzündungen, unter Beschwerden im Zusammenhang mit der Menses und Schwangerschaft und die Symptome können häufig die Seite wechseln.

7.4.15. **Lachesis**

Hartnäckiges Erbrechen in der Schwangerschaft, das spät nachmittags oder abends auftritt. Anfallsweise Übelkeit mit Schwäche, sogar bis zu tiefer Ohnmacht. Übelkeit im Magen mit schrecklichem Würgen, aber kein Erbrechen. Erbrechen von Galle oder Schleim. Übelkeit mit Atemnot, Herzklopfen und kaltem

Schweiß. Übelkeit mit starkem Speichelfluss. Übelkeit nach Trinken. Sodbrennen, alles säuert den Magen.
Lachesis-Frauen sind intensiv, *heftig*, *leidenschaftlich*, misstrauisch und sehr *eifersüchtig*. Sie sind redselig, haben eine ausgeprägte Sexualität und ein starkes *Bedürfnis danach, anerkannt und bewundert zu werden*. In Auseinandersetzungen, oder wenn sie sich ärgern, reagieren sie *aggressiv* und teilweise ausgesprochen gewalttätig.
Auf der körperlichen Ebene imponieren linksseitige Beschwerden, bläulich-rote Gewebsverfärbungen, Blutungsneigung, Herzerkrankungen und Halsentzündungen. Sie sind warmblütig, schlechter nach Schlaf und besser durch frische Luft und Bewegung.

7.4.16. **Lilium tigrinum**

Morgendliche Übelkeit mit Herzklopfen. Übelkeit mit dem ständigen Gefühl eines Kloßes im Magen, der sich bei jedem Schlucken bewegt. Würgen, aber kein Erbrechen. Gefühl wie Erbrechen, wenn sie ihren Oberbauch berührt. Erbrechen mit häufigem Schleimräuspern aus dem Hals. Magen aufgetrieben, mit häufigem Aufstoßen und mit Blähungsabgang.
Lilium tigrinum-Frauen sind in ihrem Wesen sehr *akut und intensiv*. Sie sind *schöpferisch-produktiv* veranlagt und *Arbeit* und Leistung sind wichtige Themen. Auch haben sie eine ausgeprägte Sexualität, allerdings mit der Charakteristik, dass sie diese als etwas Sündiges empfinden. *Sexuelle Erregung* oder sogar sexuelle Exzesse werden *gefolgt von religiösen Schuldgefühlen*. Sie können sehr reizbar sein und zeigen hysterisch-gewalttätige Züge mit der Neigung zu fluchen, zu schlagen oder zu obszönen

Gedanken.
Körperliche Charakteristika sind *Herzbeschwerden* mit Angstzuständen, *Menstruationsbeschwerden* und ein herabdrängendes Gefühl im kleinen Becken ("bearing down").

7.4.17. **Lycopodium**

Sodbrennen, saures Aufstoßen, *alles schmeckt sauer*; oder bitteres Aufstoßen, besonders am Morgen. Ständige Übelkeit morgens, ohnmachtsähnliche Brechübelkeit vor dem Frühstück. Erbrechen von Essen und Galle. Bitteres Erbrechen, danach Krämpfe im Bauch. Durstig, aber Trinken führt Erbrechen herbei. Anfälle von *Übelkeit, wie durch Blähungen im Magen*, erstickend und mit Schwäche.
Lycopodium-Frauen haben einen großen Mangel an Selbstvertrauen, ein inneres Gefühl der Unsicherheit und Unfähigkeit und viele Versagensängste. Daher meiden sie Verantwortung und zweifeln an ihrer Fähigkeit zur Elternschaft. Sie sind eher kopflastig, mit einem klaren Verstand, und haben oft Angst, sich zu blamieren oder ausgelacht zu werden. Sie leiden an Störungen im Bereich der Fortpflanzung, am Verlust der geistigen Schöpfungskraft (und Kreativität) und an der Unfähigkeit, intellektuell zu verstehen und verbal schöpferisch tätig zu werden. Körperlich stehen Völlegefühle, Blähungen und Verstopfung im Vordergrund, außerdem Harn- und Atemwegserkrankungen und rheumatoide Beschwerden. Die typische Verschlimmerungszeit eines *Lycopodium*-Zustandes ist zwischen 16 und 20 Uhr und es geht *Lycopodium*-Menschen besser im Freien und durch Bewegung.

7.4.18. **Magnesium carbonicum**

Sodbrennen und saures oder fettiges Aufstoßen. Saurer Geschmack und *saures Erbrechen.* Nach dem Essen Würgen und Erbrechen bitteren Salzwassers, mit Ekel. Saures Erbrechen mit Koliken. Blähungen mit saurem Aufstoßen, Leeregefühl und ohnmachtsähnlicher Brechübelkeit. Ständige Übelkeit, kein Erbrechen. Aufstoßen, das nach faulen Eiern schmeckt.
Sehr familienverbundene Frauen, die sich danach sehnen, beschützt, ernährt und unterstützt zu werden, oder die diese Rolle anderen gegenüber einnehmen. Wenn die Umstände dies jedoch unmöglich machen, können sie übellaunig, wütend und streitsüchtig werden und sich an nichts mehr freuen.
Auf der körperlichen Ebene herrschen Erkältungsneigung, Verdauungsbeschwerden und Nervenschmerzen vor, außerdem auffallend saure Ausscheidungen.

7.4.19. **Magnesium muriaticum**

Übelkeit morgens nach dem Aufstehen. Übelkeit mit Ohnmacht, gefolgt von Kälte und Schwäche im Magen. Beklemmung und Pochen in der Magengrube, Übelkeit und Erbrechen. Schluckauf so stark, dass er Erbrechen erzeugt. Magengegend schmerzhaft, besonders gegen Druck. Aufstoßen mit dem Geschmack von Zwiebeln oder faulen Eiern. Wasser steigt vom Magen auf in den Mund.
Magnesium muriaticum-Frauen sind *Magnesium carbonicum* recht ähnlich, jedoch liegt die Betonung hier mehr auf dem Streben nach der Wertschätzung anderer. Um diese zu erreichen, treten sie ständig in Wettbewerb mit anderen, wollen in allem

besser sein, ihre Fähigkeiten und Qualitäten beweisen.
Körperlich stehen die Leber, der Verdauungstrakt, die Geschlechtsorgane und die Besserung durch Bewegung und in frischer Luft im Vordergrund.

7.4.20. **Natrium muriaticum**

Übelkeit am Morgen nach Essen oder Trinken, morgendliche Übelkeit mit Erbrechen schaumigen, wässrigen Schleims. *Erbrechen von wässrigem, Faden ziehendem, durchsichtigem Schleim. Flaues Gefühl und ohnmächtige Schwäche im Oberbauch.* Sodbrennen, saures Aufstoßen und Unwohlsein nach dem Essen. Hochwürgen sauren Wassers mit *Kopfschmerzen.*
Natrium muriaticum-Frauen sind sehr vernünftig, ordentlich und zuverlässig und von ihrer Art her recht diskret und reserviert. Es ist ihnen sehr wichtig, unabhängig zu sein, weshalb ihre Freundlichkeit zwar sehr ehrlich, aber gewissermaßen unverbindlich ist. Der Grund liegt in einer inneren, emotionalen Distanz, die sie sich bewahren, um nicht abhängig und damit verletzlich und ausgeliefert zu sein.
Körperlich leiden sie unter vielen Kopfschmerzen, Erkältungsneigung, Herpes, Aphthen und Schuppenflechte.

7.4.21. **Nux moschata**

Übelkeit und Erbrechen, *neigt zu Ohnmachten und Schläfrigkeit.* Hysterisch und nervös, wird totenblass oder matt bei der geringsten Erregung. Übelkeit und krampfhaftes Erbrechen.

Druck, Beklemmung und Völlegefühl in der Magengrube, mit Atemnot. Starke Geblähtheit des Magens, die Herz und Lungen bedrückt und Schmerz hinter dem Brustbein erzeugt. Saurer Magen und Blähungen.
Heitere und fröhliche Frauen, die gerne lachen und scherzen. Sie haben hysterische Wesenszüge und wirken manchmal merkwürdig und unter Umständen lächerlich. Auch die geistige Klarheit wird eingeschränkt, sie wirken dann benommen, müde, verwirrt und neigen insgesamt zu Ohnmachtsanfällen. Ihre größte Angst ist es, lächerlich zu wirken.
Die körperlichen Beschwerden bestehen vor allem in einer Trockenheit der Schleimhäute, einem Kältegefühl, in Verdauungsbeschwerden und einer Blutungsneigung.

7.4.22. **Nux vomica**

Ständige Übelkeit am Morgen, Erbrechen von saurem Schleim. Appetitlosigkeit, ständige Übelkeit und vollständiger Kraftverlust. *Gefühl "wenn ich nur erbrechen könnte, würde ich mich viel besser fühlen".* Großer Hunger mit Abneigung gegen Essen. Sodbrennen und viel Aufstoßen. Möchte Aufstoßen, aber eine Art von Zusammenschnüren der Speiseröhre scheint es zu verhindern. Ohnmachtsgefühl mit Übelkeit und Hitzewallungen. Morgendliches saures, bitteres oder fauliges Aufstoßen.
Nux vomica sind aktive, lebhafte und nervöse Frauen, die sehr *mitfühlend* sind und einen ausgeprägten *Gerechtigkeitssinn* haben. Sie sind offen, direkt, *stehen unter einem starken inneren Drang* und folgen einem "inneren Plan". Dabei sind sie zielstrebig, problem- und lösungsorientiert und legen großen Wert darauf, dass die Dinge so direkt und effektiv wie möglich erledigt

werden. Auch sind sie sehr selbstständig, unabhängig und recht ehrgeizig. Und nicht zuletzt sind sie *ungeduldig*, reizbar, impulsiv und aufbrausend.
Auf der körperlichen Ebene dominieren *Kopfschmerzen* und Magen-Darm-Beschwerden, wie zum Beispiel Krämpfe, Koliken, Übelkeit und/oder Erbrechen. Weitere wichtige Indikationen sind *eitrige Entzündungen* und eine Erkältungsneigung.

7.4.23. **Phosphorus**

Ständige Übelkeit mit Benommenheit im Kopf, mit Engegefühl der Brust und Müdigkeit, die unter Umständen beim Trinken von Wasser verschwindet. Oder aber, kann kein Wasser trinken, sogar der Anblick von Wasser verursacht Übelkeit und Erbrechen. Sodbrennen und saures Aufstoßen, vorübergehende Besserung durch sehr kalte Speisen oder Getränke, oder durch Eiscreme. Brennende, nagende oder krampfartige Magenschmerzen. Schwaches und leeres Gefühl im Bauch. Erbrechen und Übelkeit bis zur Ohnmacht, schlimmer durch Fasten.
Phosphor-Frauen sind lebhaft, ausdrucksvoll, herzlich und mitfühlend. Sie sind offen, naiv und unschuldig und lieben und genießen Gesellschaft. Auch sind sie überempfindlich gegen alle Sinneseindrücke und leiden unter geistiger und emotionaler Erschöpfung. Kommunikation ist ein wichtiges Thema, *Phosphor* redet so viel und schnell, dass es für andere sehr anstrengend werden kann. Außerdem sind sie recht ängstlich und können unter vielen Ängsten und Befürchtungen leiden, zum Beispiel vor Dunkelheit, *Gewitter*, oder dem Alleinsein.
Körperlich imponieren *brennende* Schmerzen und Empfindungen, Blutungsneigung und *Erkältungsneigung*. Wichtig ist auch die

Neigung zu Hypoglykämie mit einem Leeregefühl im ganzen Abdomen, Schwäche und Zittern. *Phosphor* hat eine Schwachstelle in Hals und Stimmbändern und neigt zu *Heiserkeit* bei Erkältung oder Halsentzündungen.

7.4.24. **Psorinum**

Saures, ranziges Aufstoßen, das wie faule Eier schmeckt und riecht; das ganze Zimmer ist angefüllt mit einem üblen Geruch. Übelkeit morgens mit wenig Appetit und Schmerzen im Kreuz. Ständige Übelkeit den ganzen Tag mit Neigung zu erbrechen. Erbrechen von süßem oder saurem Schleim morgens. Hartnäckige Fälle von Übelkeit und Erbrechen.
Psorinum-Menschen wollen nicht tätig sein, wollen sich nicht bewegen, nicht denken oder arbeiten. Ihnen scheint es an allem zu mangeln, sie haben keine Energie, keine Regenerationskraft, fühlen sich unrein und schmutzig und haben schwere Minderwertigkeitskomplexe. So sind sie depressiv, pessimistisch und ohne Hoffnung.
Körperlich fallen sie auf durch ein ungepflegtes bis abstoßendes Äußeres und durch übelriechende Absonderungen und Körpergeruch, leiden unter Erkältungsneigung, Allergien und Asthma und unter vielfältigen Hauterkrankungen.

7.4.25. **Pulsatilla**

Morgendliche Übelkeit und Erbrechen. Wenn keine Brechübelkeit, dann guter Appetit. Erbrechen von Essen, kann das

Essen nicht bei sich behalten, oder erbricht nach Stunden völlig unverdaut. Ranziges, bitteres oder saures Aufstoßen, mit ohnmachtsähnlicher Übelkeit. Beim Essen sind die Speisen abstoßend. Bitterer Geschmack, sogar der Speichel ist bitter. Erbrechen der Speisen mit kolikartigen Schmerzen und Reizbarkeit.
Pulsatilla sind sanfte und traurige Frauen, die sehr schnell weinen und zu sehr wechselhaften Stimmungslagen neigen. Sie sind sehr anhänglich und liebesbedürftig und leiden unter Verlassenheitsgefühlen und -ängsten. Deshalb fallen ihnen Trennungen und Abschiede auch extrem schwer, vor allem von Familienmitgliedern.
Körperlich haben sie eine Erkältungsneigung mit milden, rahmartigen Absonderungen, Verdauungsbeschwerden mit Unverträglichkeit fetter, gehaltvoller Speisen und Fröstеligkeit mit Verlangen nach frischer Luft und Unverträglichkeit von Wärme oder Hitze.

7.4.26. **Sepia officinalis**

Übelkeit morgens, nüchtern, und nach dem Essen. Bitteres oder saures Aufstoßen, mit dem Geschmack von faulen Eiern oder von Dung. Morgens Übelkeit, als ob sich alles im Bauch herumdrehen würde. Neigung morgens, beim Mundspülen zu erbrechen. Erbrechen von Schleim, Galle oder von milchiger Flüssigkeit. Sodbrennen bis in den Hals.
Sepia-Frauen sind vernünftig, unabhängig und relativ ungeduldig. Vom Wesen her können sie einigen Mitteln, wie zum Beispiel *Nux vomica* oder *Natrium muriaticum* zum Verwechseln ähnlich sein. Das *Sepia*-Typische ist ihr Bedürfnis nach Wissen. Sie "sammeln"

Wissen, Wissen gibt ihnen Sicherheit, sie wollen informiert sein und den Dingen auf den Grund gehen.
Körperlich ist der Genital- und Fortpflanzungstrakt das Zentrum der Beschwerden. Außerdem gibt es viele Allergien, Erkältungsneigung und Kopfschmerzen.

7.4.27. **Silicea**

Morgendliche Übelkeit mit Schleimerbrechen und großer Erschöpfung. Erbrechen beim Trinken, besonders wenn hastig getrunken wird. Wasser schmeckt schlecht, erbricht nach dem Trinken. Unwiderstehliches, saures Aufstoßen, mit Schmerzen im Magen. Starkes Sodbrennen mit dem Gefühl eines Gewichtes im Oberbauch.
Silicea-Frauen sind sehr geistig und spirituell orientiert. Sie sind ernsthaft, zurückhaltend, kultiviert und sensibel. Auch haben sie wenig Selbstvertrauen und sind sich ihrer eigenen Widerstandsfähigkeit nicht sicher. Deshalb sind sie sehr tolerant, flexibel und nachgiebig. Trotzdem haben sie einen eisernen Willen und viel Hartnäckigkeit, wenn es um das Erreichen selbst gesteckter Ziele geht.
Auf der körperlichen Ebene stehen die Erkältungsneigung, vielfältige eitrige Entzündungen mit schlechter Heilungstendenz und Hautwucherungen oder Hautgeschwüre im Vordergrund.

7.4.28. **Tabacum**

Heftiges Erbrechen am Morgen vor dem Frühstück, Erbrechen von saurer Flüssigkeit mit Schleim. Unaufhörliche Übelkeit mit häufigem *Erbrechen, als sei sie seekrank*, mit Schwindel und kaltem Schweiß, bis hin zur Ohnmacht. *Übelkeit schlimmer durch die geringste Bewegung*, besser im Freien. Schlaffes, flatterndes Ohnmachtsgefühl im Magen. Kältegefühl im Magen, mit Übelkeit.

Tabacum-Frauen sind lebhaft, lustig, nervös und unruhig, und sie scheinen ständig unter Strom zu stehen. Sie reden viel, stecken voller Ideen und Einfälle, und ihre Gedanken kommen nicht zur Ruhe. Deshalb liegen sie nachts oft wach und können den Gedankenstrom nicht abstellen. Wenn diese Dynamik kippt und sie antriebs- und energielos werden, macht ihnen das Angst und lässt sie verzweifeln.

Körperlich dominieren Kreislaufbeschwerden mit Schwindel, Übelkeit, Kaltschweißigkeit und Kollapsneigung, außerdem Migräne, Herzbeschwerden und neurologische Erkrankungen wie zum Beispiel Multiple Sklerose, Morbus Parkinson oder Morbus Meniere.

8. Symptomen- und Stichwortverzeichnis

Amazonen: con,

Ameisenlaufen: sec,

Anämie: nat-p, phos,

Analbeschwerden: calc-p, thuj,

Anerkennung: calc-s, hep, lach, lyc, mosch, nat-s, plat, sulph,

Anführer: ars, con,

Angina: phyt,

Angst: ars,

anmaßend: ars, bell,

Antibiotikaallergie: sulph,

Aphthen: kali-c, merc, nat-c, nat-m,

Arbeit: arn, calc-s, lil-t, sabin,

arrogant: siehe überheblich

Arteriosklerose: aur, bar-c,

Arzneimittelmissbrauch: nux-v,

Asphyxie: op,

Asthma: aur, bell, crot-t, hep, hyos, ign, kali-c, med, nat-s, nux-v, sabad, sulph, thuj, valer,

Atonie: siehe Krämpfe/Lähmungen.

aufbrausend: nux-v,

Aufstoßen: arg-n,

Augenerkrankungen: phos,

Aufmerksamkeit: lach, plat, sulph,

Ausbruch: crot-t,

Austausch: sec,

ausgegrenzt: siehe Zugehörigkeit, siehe Grenzen

Autorität: agar,

Ball, Gefühl cincs: scp,

Bandgefühl: anac,

Bearing down: bell-p, lil-t, sec, sep,

Beckenendlage: puls,

beharrlich: sil,

beherrschen: siehe herrisch/herrschen

behüten: siehe beschützen, siehe Obhut

beisst: bell, bufo,

beleidigt: agar, cham, coloc, mosch, plat, staph,

benommen: siehe schläfrig

bescheiden: cupr,

beschmutzt: lac-c,

beschützen: caust, mag-c,

bestimmen: ars,

Betäubung: siehe schläfrig

Bewegung: bry, rhus-t, valer,

Beweise: coloc,

Bewunderung: calc-s, lach, nat-s, sulph,
siehe auch Ruhm

Bewusstlosigkeit: siehe Ohnmacht

Blähungen: arg-n,

Blasenentzündung: siehe Zystitis

Bluthochdruck: siehe Hypertonie

Blutung: arn, bell, bell-p, bufo, lach, nux-m, phos, sabin, sec,

Blutung, arterielle: acon, phos,

Bodybuilding: kali-c,

bösartige Erkrankungen: ars,

Brennen: agar, ars, bell, phos, sec, sulph,

Bronchitis: nat-s, sulph,

Chaos: bar-c, merc,

Chlamydien: thuj,

Colitis: coloc, merc,

Dämonen: hyos,

Dauerhaftigkeit: calc,

dazugehören: siehe Zugehörigkeit

Delirium: bell, hyos, nux-m,

Demütigung: con, staph, plat, rhus-t, staph,

Demut: cupr,

Denken: bar-c,

Diabetes: mosch, nat-p,

Diarrhoe: siehe Durchfall

diktatorisch: agar, lyc,

distanziert: lyc, nat-c, nat-m, thuj,

dramatisch: ign,

Durchfall: crot-t, gels, nat-p, nat-s, nux-m, sulph, verat,

Durchhaltevermögen: med,

Effektivität: nux-v, rhus-t, sep,

ehrgeizig: aur, sec, valer, verat,

Ehrverletzung: siehe Würde

Eifersucht: aur, bufo, hyos, lach,

eigensinnig: bell, sil,

eilig: acon, arg-n, lil-t, med, merc, mosch, valer,

Einfälle: tab,

eingeschlossen: crot-t,

Einheit/Einssein: puls, sec,

einsam: aur, plat, puls,

Eiter: arn, calc-s, hep, lach, nux-v, phyt, sec, sil, sulph,

Ekstase: agar, lach,

Ekzem: anac, ars, bell-p, bufo, calc, calc-s, crot-t, graph, hep, hyos, lach, mag-c, med, merc, nat-c, nat-m, nat-p, nat-s, phyt, rhus-t, sep, staph, sulph, thuj,

Ekzem der Achselhöhlen: calc-s,

elektrischer Stoß, als ob: phyt, valer,

Elternschaft: lyc,

Embolie: lach,

empfindlich: siehe überempfindlich

Empfindungslosigkeit: siehe Taubheitsgefühl

Empörung: coloc, staph,

Endometriose: thuj,

Energie: sec, tab,

entblößen: hyos,

Entrüstung: coloc, staph,

Entscheidung: graph, valer,

entschlossen: sil,

Enttäuschung: calc-p, ign, plat,

Entwicklungsverzögerung: bar-c, calc,

Epilepsie: siehe Krämpfe/Lähmungen

Erbrechen: siehe Übelkeit/Erbrechen

Erektionsschwierigkeiten: siehe Impotenz

Erfolg: nat-s,

Erkältungsneigung: nat-p,

Erkennen: bar-c,

erlebnishungrig: med,

Erschöpfung: con, phos,
siehe auch Schwäche

Erwartungsangst: arg-n, bar-c, gels, med,

Essen: anac, ign,

Euphorie: op, sec,

Ewigkeit: arg-n,

exibitionistisch: siehe entblößen

Extreme:	lil-t, merc,
exzessiv:	med,
Familie:	calc, mag-c, mosch,
Fehler:	ars,
festgelegt:	sil,
Fibrom:	sil,
Fistel:	hep, sil,
Flatulenz:	siehe Blähungen
fleißig:	nat-s, valer,
flexibel:	sil,
fluchen:	anac, lil-t, mosch, verat,
Fluss:	arg-n,
Fortpflanzung:	lyc, mosch, sabin, sec,
Freiheit:	bell-p, crot-t, med, nat-p,
Fremdkörper:	sil,
Freude:	calc-p,

Genitalwarzen: siehe Kondylome

Genuss: hep, sabad,

Gerechtigkeit: caust, coloc, nux-v,

gereizt: siehe Reizbarkeit

Gerstenkorn: staph,

Geschäfte: bry,

geschwätzig: siehe redefreudig

Gesellschaft: lyc, mosch, phos, puls,

Gesetze: merc, plb,

getrieben: med,
siehe auch eilig

Gewalt: anac, lach, lil-t, verat,

Gewebsverhärtung: bell-p,
siehe auch Tumore

gewissenhaft: aur, calc,

Gewitter: phos,

glauben coloc,

Glück/glücklich: cham, hep, op,

Gottvertrauen: gels,

grausam: anac,

Grenzen: caust, mosch, nat-p, phos, puls,

Grimassieren: agar, hyos,

Größe: agar, cupr, plat,

Gruppe: mosch,

Haarausfall: bar-c, graph, kali-c, sil,

Hämorrhoiden: lyc, puls, sabin, sep,

Hässlichkeit: thuj,

Hagelkorn: siehe Gerstenkorn

Halluzinationen: bell,

Halsentzündung: lach,

halsstarrig: bell,

Handlung: siehe Tat

Harmonie: bell, nat-c,

Harnverhalt: acon, op,

Harnwege: siehe urogenital

hartnäckig: sil,

hastig: siehe eilig

Hautausschläge: siehe Ekzem

heftig: acon, bell, lil-t, nux-v,

Heiserkeit: arg-n, bell, caust, hep, phos, rhus-t,

heiter: nux-m, phyt, sec, tab,

hektisch: siehe eilig

helfen: arn,

herabwürdigen: siehe Demütigung

Herpes: med, nat-c, nat-m, rhus-t, thuj,

herrisch/herrschen: bell, coloc, hyos,

Herzbeschwerden: aur, bar-c, bufo, gels, lach, lil-t, nux-v, valer,

Herzensgüte: caust,

herzlich: phos,

Heuschnupfen: nat-c, nat-m, sabad, sep, sulph,

hilfsbereit: phyt, sabad,

Hitze: sec, sulph, tab,

Hochmut: siehe überheblich

Hoffnung: calc-p,

Honeymoon-Zystitis: bufo, staph,

Husten: caust, crot-t, hyos, nat-s, phos, rhus-t,

hyperaktiv: agar, hyos, mag-c,

Hypertonie: aur, bar-c,

Hypochondrie: valer,

Hypoglykämie: phos,

Hysterie: mosch, nux-m, plat, valer,
siehe auch nervöse Beschwerden

Ideen: sabin, tab,

identifiziert: caust,

Ikterus: lyc, nat-s,

Impffolgen: sil, sulph, thuj,

Impotenz: lyc,

impulsiv: nux-v,

Individualist: mosch,

Instinkt: bufo,

Intellekt: siehe Körper/Geist

intensiv: lach,

intuitiv: bufo, valer,

Inzest: sep, staph,

Jucken: agar, sulph,

Kälte: sec, tab, verat,

kämpferisch/Kampf: con,

Karpaltunnelsyndrom: rhus-t,

Kehlkopfentzündung: siehe Laryngitis

Keuchhusten: cupr,

Kindermittel: calc, calc-p,

Klarheit, geistige: cimic, nux-m, phyt,

klein: agar,

Knochenerkrankungen: calc-p, phos,
siehe auch Wachstum

Knoten: siehe Tumor

Körper/Geist: agar, anac, cimic, crot-t, kali-c, lac-c, lil-t, nux-m, phyt, sabad, sil, thuj,

Körperflüssigkeiten, Verlust von: nat-p, phos,

Kolik: coloc, cupr, nux-v, plb, sabad, staph,

Kollaps: cupr, lach, mosch, tab, verat,

Koma: op,
siehe auch Ohnmacht

Kommunikation: bufo, phos, sec,
siehe auch redefreudig

Kondylome: sabin, sep, staph, thuj,

Konflikt: anac, nat-c,

Kontrolle/kontrolliert: ars, lyc, nat-m, tab,

Kopfschmerzen: agar, aur, bufo, cimic, gels, ign, lac-c, mosch, nat-c, nat-m, nat-s, nux-v, rhus-t, sabad, sabin, sep, tab,

Kopfverletzung: arn, cupr, nat-s,

korrekt: kali-c,

Krämpfe/Lähmungen: agar, bufo, caul, caust, cham, con, cupr, gels, hyos, ign, merc, mosch, op, plb, sec, tab, valer, verat,

Kränkung: coloc, con, plat, rhus-t, staph,

Kraft: agar, bell, con, hyos, lyc,

Kraftlosigkeit: siehe Schwäche

Krampfadern: siehe Varizen

Kreativität: con, crot-t, lyc, siehe auch schöpferische Tätigkeit

Kribbeln: sec,

Kummer: ign, nux-m,

Lachen: nux-m, verat,

lächerlich: nux-m,

Lähmungen: siehe Krämpfe/Lähmungen

Lärm: nat-c,

Lampenfieber: siehe Erwartungsangst

langsam: bar-c, graph,

Laryngitis: siehe Heiserkeit

Mitgefühl: caust, nat-m, nux-v, phos, puls, sep,

Monster: hyos,

Moral: bufo, hep, plb, thuj, verat,

Motor: rhus-t,

Muskelschmerzen: siehe rheumatoide Beschwerden, siehe Zerschlagenheitsgefühl

Mutter-Kind-Beziehung: calc, lac-c, mag-c,

Mykose: sep, sulph, thuj,

Myome: aur, sabin, thuj,

nachgiebig: sil,

Nachricht: calc-p,

nachtragend: aur,

Nacken: calc-p, cimic,

naiv: bar-c, phos,

Narbenbeschwerden: bell-p, graph, sil, staph,

Nasenbluten: bell-p, mosch, nux-m, phos,

Nervenschmerzen: siehe Neuralgie

nervöse Beschwerden: arg-n, mag-c, mosch, nux-v,

Neuralgie: agar, coloc, mag-c,

Neurodermitis: siehe Ekzem.

nutzlos: arn,

Obhut: mag-c,

Obstipation: siehe Verstopfung

Ödeme: bufo, nat-m,

Offenheit: phos,

Ohnmacht: lach, mosch, nux-m, nux-v, tab, valer, verat,

Operation: acon, arn, bell-p, op, staph,

optimistisch: nat-p,

Ordnung: ars, bar-c, kali-c, merc, thuj,

Orientierung: bar-c,

Panik: acon, arg-n, calc-p, plat, valer,

Paradies: op,

Parasit: sec,

Paresen: siehe Krämpfe/Lähmungen

M. Parkinson: merc, plb, tab,
siehe auch Krämpfe/Lähmungen

Pergamenthaut: sabad,

pflichtbewusst: aur, kali-c, nat-s,

Pflockgefühl: anac,

Phantasie: phyt, sabad, sulph,

Pharyngitis: lach, phyt,

Phobie: arg-n,

Photophobie: aur,

Plazentaretention: puls,

plötzlich: acon, bell,

Polypen: thuj,

prahlen: lyc, mosch, sulph,

produktiv: caul,

Projekte: nat-s,

Prüfungsangst: siehe Erwartungsangst

Pseudokrupp: bell, hep, hyos,

Psoriasis: siehe Ekzem

pünktlich: arg-n,

pulmonale Beschwerden: siehe Husten

pulmonale Spastik: siehe Asthma

Quelle: tab,

rational: siehe Vernunft

redefreudig: hyos, lach, phos, sec,

Regeln: plb, thuj,

Reisekrankheit: tab,

Reiselust: crot-t, nat-p,

Reizbarkeit: cham, nux-v,

Religion: aur, lil-t,

reserviert: nat-m,

Respekt: agar,

Retardierung: siehe Entwicklungsverzögerung

Rhagade: sil,

Schwäche: agar, arg-n, ars, caul, caust, con, gels, ign, kali-c, mosch, nat-p, phos, sep, sil, tab, verat,

Schwindel: arg-n, coloc, con, mosch, phos, rhus-t, tab, valer,

selbstständig: siehe Unabhängigkeit

Selbstvertrauen, Mangel an: lyc, sil,

Selbstwert: siehe Wert

selig: op,

Sepsis: arn, lach, sec,

seröse Häute: bry,

Seufzen: cimic, ign,

Sexualität: hyos, ign, lach, lil-t, lyc, mosch, nat-p, phos, plat, sabin, sep, staph,

Sicherheit: bry,

Sinnlosigkeit: merc,

Sinusitis: nat-c, sil,

Sklave: coloc, rhus-t,
siehe auch unterwerfen

Sodbrennen: phos,

Sonne: nat-c, nat-m, rhus-t,

Soor: calc, merc,

Sorge: siehe Fürsorge

spät: arg-n,

sparsam: ars, bry, kali-c,

Spasmen: siehe Krämpfe/Lähmungen

spastische Bronchitis: siehe Asthma

Speichelfluss: merc,

Splitterschmerzen: arg-n, hep, sil,

Sport: kali-c,

Spotten: nux-m,

Sprache: bufo,

Stabilität: bry, calc,

starrsinnig: coloc, sil,

Steißbein: bell-p,

Stellung, soziale: rhus-t, verat,

Sterilität: siehe Unfruchtbarkeit

Stolz: plat, staph, verat,

Stottern: agar, caust, hyos,

Strabismus: siehe Schielen

Streit: siehe Konflikt

streng: cupr,

Stress: nux-v,

stromförmig: arg-n,

Stuhlmenge, große: nat-s,

Stuhlverhalt: acon, op,

stur: bell, calc,

Sünde: siehe Versündigungsgefühl

sympathisch: phos,

Tat/Tatkraft: bry, caul, nat-s, sabin,

Taubheitsgefühl: cham, plat, sec,

Territorium: mosch,

Tics: agar, coloc, hyos, lyc,

Tod:	con,
Todesangst:	acon, ars, plat,
tolerant:	sil,
Tonsillitis:	nat-c, sil, phyt,
Trauma:	siehe Verletzung
Trennungen:	puls,
Trockenheit:	bry, hyos, nux-m, sep,
Trost:	nat-m, puls,
tüchtig:	calc-s, nat-s, siehe auch Fleiß
Tumor:	aur, bar-c, bell-p, con, graph, sil,
Übelkeit/Erbrechen:	cupr, tab, verat,
Überanstrengung:	arn, bell-p, rhus-t, sec,
überdreht:	verat,
überempfindlich:	acon, arn, bell, cham, hep, hyos, ign, nux-v, phos, sep, valer,
überfordert:	calc,

überheblich: bell, coloc, plat, verat,
siehe auch Demut

Übertragung: puls,

umsetzen: Siehe Verwirklichung.

Unabhängigkeit: bell-p, con, nat-c, nat-m, nat-p, nux-v, sep,

Unentschlossenheit: graph,

Unfall: acon,

Unfehlbarkeit: graph, thuj,

Unfruchtbarkeit: lyc, med,

ungebunden: crot-t,

Ungeduld: nux-v, sep,

Ungerechtigkeit: siehe Gerechtigkeit

unreif: siehe Entwicklungsverzögerung

Unruhe: acon, arn, ars, rhus-t, valer,

unsicher: lyc,

unterordnen: coloc, plat, plb,
siehe auch Anführer

unterwerfen: coloc,

verlassen: mag-c, plat, puls,

Verletzung: arn, bell-p, mag-c, sep, staph,

Vernunft: cimic, kali-c,

verschlossen: thuj,

verschmust: hyos,

Verstehen/Verstand: bar-c, bufo, cimic, lyc, sabad, sep,

Verstopfung: calc, graph, nux-m, nux-v, op, plb, sep, sulph,

Versündigungsgefühl: lil-t, med,

verunsichert: bar-c,

Verwirklichung: sabin,

verwirrt: bar-c, bell,

Völlegefühl: lyc,

Vollkommenheit: aur, thuj,

vorausschauend: siehe Zukunft

Vorschrift: plb,

Vorstellungen: ign, sabin,

Wachstum: calc-p, phos,

Warzen: bar-c, caust, nat-c, nat-s, sil, staph, thuj,

Wasser: cupr, hyos,

Wehen, unregelmäßige: arn, caul, cimic, lyc, nux-v, sabin, sec,

Weinen: puls,

Weisheit: bell,

Wert/Wertschätzung: aur, calc-s, plat, sulph, thuj,

wetteifernd: lach,

Wille: con, plb, sabad, tab,

willkürlich: agar,

Wind: acon,

Windpocken: rhus-t,

Wirbelsäule: calc-p,

Wissen: sep,

Wohlstand: hep,

Würde: coloc, sep, staph, verat,

wütend: con, mag-c, nux-v,

zärtlich: phos,

Zahnschmerzen: staph,

Zahnungsbeschwerden: calc, calc-p, cham,

Zeit: arg-n,

Zerschlagenheitsgefühl: arn, bell-p, rhus-t, phyt,

Zeugung: con,

zielstrebig: nat-s, nux-v, sec, sil,

Zittern: agar, arg-n, caul, caust, gels, plat,

zornig: siehe wütend

zucken: siehe Krämpfe/Lähmungen

zufrieden: op,

Zugehörigkeit: mosch, puls,

Zukunft: acon, bry, gels,

Zuneigung: phos, puls,

Zurückweisung: siehe Ablehnung

zuverlässig: bry,

Zweifel:	graph,
Zwiespalt:	anac,
Zyanose:	cupr,
Zyniker:	nux-m,
Zysten:	siehe Tumore
Zystitis:	puls, sep, staph,

9. Erklärung medizinischer Begriffe

Abdomen: Bauch. Der Bereich des Rumpfes zwischen Brustkorb und Becken.

Abort: Fehlgeburt, Frühgeburt (im Gegensatz zur Totgeburt).

Abortus imminens: Drohender Abort* mit leichten Blutungen oder Wehen bei noch geschlossenem Zervikalkanal (Gebärmutterhals).

Abszedierung: Abszess*-Bildung.

Abszess: Ein Abszess ist eine umkapselte Eiteransammlung in einer nicht vorbestehenden Körperhöhle (eine vorbestehende Körperhöhle wäre zum Beispiel der Pleuraspalt oder eine Gelenkhöhle), die durch Gewebseinschmelzung entstanden ist. Erreger sind meist Staphylokokken.

Adnexitis: Ein- oder doppelseitige Entzündung der Adnexe (Eileiter und Eierstock).

Afterfissur: Schmerzhaftes Geschwür im Bereich der Analöffnung.

Alopezie: Kahlheit als Folge eines vermehrten Haarausfalls. Unter Alopecia areata versteht man einen ("kreisrunden") Haarausfall an umschriebenen

Stellen besonders der Kopfhaut.

Anämie: Blutarmut, Blutmangel. Bei einer Anämie handelt es sich meist um eine verminderte Anzahl der roten Blutkörperchen (Erythrozyten) und/oder um eine verminderte Konzentration des Blutfarbstoffes (Hämoglobin).

Analfistel: Eine Fistel* von der Enddarmoberfläche durchs Gewebe entweder zur Hautoberfläche, oder zurück zur Darmoberfläche.

Aneurysma: Umschriebene Ausweitung der Wand eines arteriellen Blutgefäßes.

Angina: Eigentlich "Enge, Beklemmung". Meist synonym gebraucht für Angina tonsillaris, eine durch eine Tonsillitis* verursachte Verengung des Rachens.

Apathie: Teilnahmslosigkeit, Leidenschaftslosigkeit.

apathisch: Teilnahmslos, leidenschaftslos.

Aphthen: Geschwürartige Veränderungen der Mundschleimhaut.

Apoplektischer Insult: Siehe Apoplex*.

Apoplex: Auch apoplektischer Insult, Schlaganfall, Gehirnschlag. Folge einer arteriellen Durchblutungsstörung des Gehirns oder einer Blutung ins Gehirn nach Riss eines Hirngefäßes.

Artheriosklerose: "Arterienverkalkung". Verengung des Arterieninnenraumes durch Gefäßwandverdickungen.

Asphyxie: Atemstillstand. Unter einer Neugeborenenasphyxie versteht man den Atemstillstand eines Neugeborenen, der unterschiedliche Ursachen haben kann.

Atherom: Eine zum Beispiel mit Talg gefüllte Zyste* im Bereich der Haarwurzeln.

Atrophie: Rückbildung eines Organs oder eines Gewebes.

Bearing down: Eine nach unten drängende, nach unten ziehende Empfindung. Tritt häufig in der Schwangerschaft, manchmal aber auch im Zusammenhang mit menstruellen Beschwerden auf.

Beckenendlage: Kindslage in der Gebärmutter, bei der (unter der Geburt) das Beckenende vorausgeht.

BEL: Abkürzung für Beckenendlage*.

Bradykardie: Langsamer Puls, niedrigfrequenter Herzschlag.

BWS: Abkürzung für Brustwirbelsäule.

Candida: Eine Gattung von Pilzen, von denen Candida albicans medizinisch am bedeutsamsten ist. C. albicans ist der häufigste Erreger der Candida-Mykosen, zum Beispiel des Soor*.

Carcinom: Siehe Karzinom*.

Carotis/Carotiden: Siehe Karotis*.

Cerebralsklerose: Siehe Zerebralsklerose*.

Cervix: Siehe Zervix*.

Chorea: Kurzform für Chorea Huntington. Auch Veitstanz. Unwillkürliche, plötzlich einschießende Bewegungen. Eine Sonderform der Epilepsie.

Credé-Prophylaxe: Vorbeugende Behandlung direkt nach der Geburt, bei der 1%ige Silbernitrat-Lösung in den Bindehautsack der Augen des Neugeborenen getropft wird. Dadurch soll einer möglichen Infektion mit Gonokokken (den Erregern der Gonorrhoe*) aus dem Geburtskanal der Mutter vorgebeugt werden.

CTG: Abkürzung für Kardiotokogramm. Siehe Kardiotokographie*.

Dermatitis: Eine entzündliche Hautreaktion oder Hauterkrankung.

Diarrhoe: Durchfall. Dünnflüssiger, reichlicher Stuhl.

Dilatation: Erweiterung, zum Beispiel Pupillendilatation.

Drüsen: In der älteren homöopathischen Literatur werden einige Organe, wie zum Beispiel Lymphknoten, Milz und Leber, noch als Drüsen bezeichnet, die nach heutigem medizinischem Verständnis nicht mehr als solche definiert werden. Heute versteht man unter Drüsen nur noch Organe, die Sekrete oder Hormone bilden und abgeben.

Dysmenorrhoe: Schmerzhafte Menstruation.

Eklampsie: Auftreten von charakteristischen Krampfanfällen mit und ohne Bewusstseinsverlust im Verlauf einer schweren Gestose*.

Ekzem: Auch Juckflechte. Eine flächenhafte, entzündliche Hautveränderung mit Juckreiz.

Embryo: Das in der Gebärmutter heranwachsende Kind vom Zeitpunkt der Befruchtung bis zum Ende der 8. Schwangerschaftswoche. Siehe auch Fötus*.

Endometriose: Vorkommen von Gewebe, das dem der Gebärmutterschleimhaut gleicht außerhalb der Gebärmutter, welches ähnlichen (menstruations-) zyklusabhängigen Veränderungen unterworfen ist wie die Gebärmutterschleimhaut.

Endometritis: Eine Entzündung der Gebärmutterschleimhaut (Endometrium). Siehe auch Metritis*.

Epi: (In geburtshilflichen Kreisen gebräuchliche) Abkürzung für Epistemologie*.

Epistemologie: Scheidendammschnitt. Wird bei der Geburt unter anderem angewandt zur Vermeidung eines Dammrisses.

Epithel: Die die Oberfläche einer Haut oder Schleimhaut bildende Zellgewebeschicht.

Erysipel: Auch Wundrose. Akute, durch Streptokokken verursachte Entzündung der Haut, mit schmerzhafter, scharf begrenzter Rötung, Fieber und Schüttelfrost.

erysipelatös: Siehe Erysipel*.

Fehleinstellung: Im geburtshilflichen Sprachgebrauch wird unter einer Fehleinstellung eine für den Geburtsverlauf ungünstige Haltung des Kindes verstanden, zum Beispiel eine Beckenendlage*.

Fissur: Ein Einriss in der Haut oder Schleimhaut.

Fistel: Eine röhrenförmige Verbindung durch Körpergewebe zwischen einer Körperhöhle oder einem Hohlorgan und einem anderen Hohlorgan, oder zur Körperoberfläche.

Fluor: Ausfluss. Zum Beispiel aus der Scheide (Fluor genitalis).

Foetus: Auch Fetus. Das in der Gebärmutter heranwachsende Kind von der 9. Schwangerschaftswoche bis zur Geburt. Siehe auch Embryo*.

Forceps: Eine in der Regel aus zwei zusammensetzbaren Löffeln bestehende Geburtszange, die als

Zuginstrument für die sogenannte Zangengeburt dient.

Frühgestose: Siehe Gestose*.

Furunkel: Ein Furunkel ist eine Entzündung des Haarbalgs (Haarwurzel) und des umgebenden Gewebes mit Abszess*-Bildung.

Furunkulose: Schubweises Auftreten von Furunkel*-Bildungen.

Gestose: Auch Präeklampsie oder Toxikose genannt. Wird heute als schwangerschaftsinduzierter Hochdruck bezeichnet. Geht mit Bluthochdruck, Proteinurie (Ausscheidung von Eiweiß im Urin) und häufig mit exzessiven Ödemen* einher (dann EPH-Gestose genannt). Wenn die Gestose in Kombination mit Krampfanfällen auftritt, spricht man von einer Eklampsie*.

Globuli: (lateinisch) Kügelchen. Häufigste Darreichungsform homöopathischer Arzneimittel.

Gonorrhoe: Auch Tripper. Häufigste der meldepflichtigen Geschlechtskrankheiten, verursacht durch sogenannte Gonokokken.

Hämatom: Bluterguss. Durch Gewebeverletzung entsteht eine Blutansammlung im Weichteilgewebe oder in einer vorbestehenden Körperhöhlung.

Hämorrhagische Diathese: Blutungsneigung.

HELLP-Syndrom: Seltene, sehr gefährliche Variante der (EPH)-Gestose* mit Hämolyse (Abbau der roten Blutkörperchen), erhöhten Leberwerten und verminderter Thrombozytenzahl (Blutplättchen).

Herpes: Eine Infektion mit Herpesviren, die meist mit juckendem, bläschenförmigem Hautausschlag einhergeht.

Herpes genitales: Eine Infektion mit Herpes-simplex-Virus 2 (HSV 2), die meist am Genital lokalisiert ist.

Herpes labiales: Eine Infektion mit Herpes-simplex-Virus 1 (HSV 1), die meist an den Lippen oder an anderer Stelle im Gesicht lokalisiert ist.

Herpes zoster: Auch Gürtelrose. Eine Reinfektion mit Varizella-zoster-Viren, den Erregern der Windpocken. Nach abgelaufener Windpockeninfektion überdauern diese Erreger in sogenannten Nervenknoten und können sich von dort bei Immunschwäche wieder entlang der betreffenden Nerven ausbreiten und in den Hautarealen, in die diese Nerven münden, den charakteristischen Zoster-Ausschlag verursachen. Eine Zoster-Infektion kann man nur nach (meist vor Jahren oder Jahrzehnten) vorausgegangener Windpockeninfektion bekommen, aber Menschen, die noch keine Windpockeninfektion hatten, können sich am Zoster anstecken und Windpocken bekommen.

Höllenstein: Ein Stück Silbernitrat (Argentum nitricum), das ätzend und desinfizierend, zum Beispiel am durchtrennten Nabel, angewendet werden kann. Zu Silbernitrat siehe auch Credé-Prophylaxe*.

Honeymoon-Zystitis: Eine alte (engl.) Bezeichnung für durch Geschlechtsverkehr ausgelöste Blasenentzündungen (engl. honeymoon = Flitterwochen).

HWS: Abkürzung für Halswirbelsäule.

Hydrozele: Sogenannter Wasserbruch. Ansammlung seröser Flüssigkeit im Hodensack innerhalb einer Haut, die den Samenstrang und Hoden überzieht.

Hypoglykämie: Abfall des Blutzuckerwertes unter einen bestimmten Wert.

Ikterus: Auch Gelbsucht. Geldfärbung der Haut und der Augenbindehaut durch Einlagerung von Gallenbestandteilen wie Bilirubin und Gallensäuren.

Kardiotokographie: Ableitung und Aufzeichnung der kindlichen Herztöne im Uterus* und der Wehentätigkeit des Uterus.

Karotis: Kurzbezeichnung für die Arteria carotis, die große, zum Kopf führende Halsarterie. Plural: Karotiden.

Karzinom: Ein vom Epithel* ausgehender bösartiger Tumor.

Katarrh: Eine Entzündung der Schleimhäute, die mit einer vermehrten Bildung wässrigen oder schleimigen

Sekretes verbunden ist. Beispiele: Schnupfen (Katarrh der Nasenschleimhaut) oder Diarrhoe* (Katarrh der Darmschleimhaut).

katarrhalisch: Siehe Katarrh*.

Keloid: Auch Wulstnarbe. Eine derbe Bindegewebswucherung, die sich im Bereich von Narben entwickeln kann.

Kephalhämatom: Auch Kopfblutgeschwulst. Ein Bluterguss zwischen Knochenhaut und Schädelknochen. Im Gegensatz zur Geburtsgeschwulst, die über der Knochenhaut liegt und nur die Kopfhaut und das lockere Bindegewebe betrifft, kann das Kephalhämatom die Knochennähte des Schädelknochens nicht überschreiten.

KiSS-Syndrom: Abkürzung für Kopfgelenk-induzierte Symmetrie-Störung. Das KiSS-Syndrom, für das ursächlich eine Fehlstellung der Halswirbelsäule infolge der Belastung der Halswirbelsäule bei der Geburt und/oder infolge geburtstraumatischer Ereignisse angenommen wird, bezeichnet eine Haltungsasymmetrie, für die verschiedene Therapien, wie zum Beispiel Ostheopathie, Kranio-Sakraltherapie, Manualtherapie oder die Therapie nach der Feldenkrais-Methode empfohlen werden.

Klimakterium: Auch Wechseljahre. Der Übergang von der vollen Geschlechtsreife zur altersbedingten Fortpflanzungsunfähigkeit der Frau.

Koma: Eine Form der Bewusstlosigkeit, bei der man durch äußere Reize nicht mehr zu wecken ist.

Kondylome: Auch Feig- oder Feuchtwarzen. Warzenartige Wucherungen im Anal- und Genitalbereich infolge einer Infektion mit bestimmten (Papilloma-) Viren. Durch Geschlechtsverkehr übertragbar.

Konjunktivitis: Augenbindehautsentzündung.

Kretinismus: Eine Entwicklungsstörung des kindlichen Organismus durch einen Mangel an Schilddrüsenhormonen.

Kryptorchismus: Auch Hodenhochstand. Bei normaler Entwicklung wandern die Hoden während des dritten bis zehnten Embryonalmonats von der Bauchhöhle in den Hodensack. Bei Ausbleiben oder unvollständiger Wanderung kann es zu (ein- oder beidseitigen) Leistenhoden oder Bauchhoden kommen.

Lebenswärme: Eine in der Homöopathie früher gebräuchliche Bezeichnung, um den individuellen Wärmehaushalt zu umschreiben. Ein `Mangel an Lebenswärme´ bezeichnet die Neigung, rascher zu frieren oder auszukühlen, als es bei `großer Lebenswärme´ der Fall wäre.

LWS: Abkürzung für Lendenwirbelsäule.

Lymphdrüsen: Gemeint sind Lymphknoten. Siehe auch Drüsen*.

maligne: Bösartig. Unter einer malignen Entartung versteht man das Entstehen einer Krebserkrankung.

Mamma: Die weibliche Brust (-drüse). Plural: Mammae.

Manie: Eine meist psychotische affektive Störung mit heiterer oder gereizter Stimmung, Antriebssteigerung, Denkstörungen und eventuell mit Wahnerleben.

manisch: Siehe Manie.

Mastitis: Eine Entzündung der weiblichen Brustdrüse. Plural: Mastitiden.

Meningitis: Eine Entzündung der Hirnhäute (Meningen). Plural: Meningitiden.

Menopause: Zeitpunkt der letzten Menstruation*, stellt praktisch den Beginn des Klimakteriums* dar.

Menorrhagie: Eine verlängerte Menstruation*.

Menstruation: Auch Menses, monatliche Regelblutung, Periode.

Metritis: Kurzbezeichnung für Myometritis. Entzündung der Gebärmuttermuskulatur. Kommt nur im Rahmen einer Endomyometritis vor, also einer Endometritis*, die auf die Uterusmuskulatur übergreift.

Metrorrhagie: Eine länger als 7 Tage andauernde Uterusblutung außerhalb der Menstruation.

MM: Abkürzung für Muttermund*.

Mole: Von der Wortbedeutung her "verunstalteter Embryo". Eine entartete Frucht infolge einer Entwicklungsstörung der befruchteten Eizelle.

Muttermund: Der Muttermund ist die zur Scheide (Vagina) gelegene Öffnung des unteren Teils der Gebärmutter, welcher auch als Gebärmutterhals (Zervix* uteri) bezeichnet wird. Siehe auch Uterus*.

Myom: Meist Uterusmyom. Ein gutartiger, meist zu mehreren auftretender Tumor des (Uterus*-) Muskelgewebes. Wächst deutlich östrogenabhängig, nach dem Klimakterium* kommt es meist zu einer langsamen Rückbildung.

Nachgeburt: Die Plazenta* nach der Geburt.

Naevus: Auch Mal, Muttermal. Eine Fehlbildung der Haut. Plural: Naevi.

Nephropathie: Auch Nervenleiden. Eine Erkrankung peripherer (also nicht im ZNS* gelegener) Nerven.

Neugeborenenasphyxie: Siehe Asphyxie*.

Neuralgie: Schmerzen, beziehungsweise ein Schmerzsyndrom, das durch jeweils einen Nerven verursacht wird.

Nystagmus: Augenzittern, Augenzuckung. Als Nystagmus bezeichnet man unkontrollierbare, rhythmische Augenbewegungen. Der physiologische* Nystagmus tritt zum Beispiel beim Blick aus dem fahrenden Auto auf, ein pathologischer* Nystagmus ist entweder Ausdruck einer Koordinationsstörung zwischen Gleichgewichtsorgan und Sehen (peripherer* Nystagmus) oder Folge einer Schädigung im Gehirn (zentraler* Nystagmus).

Obstipation: Auch Verstopfung. Verzögerte Stuhlentleerung.

Ödem: Auch Wassersucht. Schmerzlose Schwellung der Haut oder Schleimhaut infolge Flüssigkeitsansammlung im Gewebe.

ödematös: Siehe Ödem*.

Opisthotonus: Rückwärtsbeugung des Kopfes und Überstreckung des Rumpfes und der Extremitäten.

Ovariitis: Eine Entzündung eines oder beider Eierstöcke.

pathologisch: Das Gegenteil von physiologisch*, also krankhaft oder abnorm in Bezug auf die Lebensvorgänge und die Entwicklungsvorgänge lebender Organismen.

peripher: Bedeutet im Allgemeinen "in der Umgebung, oder im Umfeld liegend". Medizinisch kann sich der Begriff auf die Extremitäten (im Gegensatz zum Körperrumpf) beziehen, oder auf Körpernerven außerhalb des ZNS*.

Pharyngitis: Eine Entzündung des Rachens (lateinisch Pharynx).

Photophobie: Lichtscheu. Unangenehme Augenempfindungen bei Lichteinfall.

physiologisch: In Bezug auf die Lebensvorgänge und die Entwicklungsvorgänge lebender Organismen normal, beziehungsweise der Norm entsprechend.

Pityriasis: Ein (kleieförmig) fein schuppender Hautausschlag.

Plazenta: Auch Mutterkuchen. Die Plazenta ist das Austauschorgan zwischen kindlichem Organismus und mütterlichem Blutkreislauf im Uterus*. Die Nabelschnur entspringt hier und nach der Geburt des Kindes wird die Plazenta als Nachgeburt* vom Uterus ausgestoßen.

Plazentaretention: Verzögerte Ausstoßung der Nachgeburt*. Siehe auch Plazenta*.

Pollakisurie: Häufige Entleerung kleiner Harnmengen.

Polypen: Eigentlich eine tumorartig wachsende Schleimhautwucherung. Wird umgangssprachlich oft als Bezeichnung für die vergrößerte Schleimhaut der

Nasennebenhöhlen verwandt, die sich in den Nasenrachenraum ausstülpt (als Zeichen einer chronischen Sinusitis*).

protrahiert: Verlängert, in die Länge gezogen.

Psychose: Eine psychische Störung (wie zum Beispiel eine Schizophrenie) mit veränderter Realitätswahrnehmung. Geht häufig mit Wahnvorstellungen, Halluzinationen und Wahnerleben einher.

Repertorisation: Unter der homöopathischen Repertorisation versteht man die symptombezogene Fallanalyse anhand eines Repertoriums*. Die Repertorisation gibt Hinweise darauf, welche homöopathischen Arzneimittel zur aufgetretenen Symptomatik am besten passen.

Repertorium: Ein Repertorium ist ein homöopathisches Nachschlagewerk, welches umgekehrt aufgebaut ist wie die homöopathische Arzneimittellehre. In der Arzneimittellehre werden die homöopathischen Arzneimittel alphabetisch aufgeführt und unter jedem Arzneimittel die Symptome aufgelistet, die zum betreffenden Arzneimittelbild gehören. Im Repertorium hingegen werden unter den jeweiligen Symptomen (die nach dem vom-Kopf-zu-Fuß-Schema angeordnet sind) alle Arzneimittel aufgeführt, in deren Arzneimittelbild das betreffende Symptom auftaucht.

Retardierung: Verzögerung der körperlichen und/oder intellektuellen Entwicklung im Vergleich zur durchschnittlichen Norm des jeweiligen Lebensalters.

rheumatoid: Rheumaähnlich. Der Begriff wird in der Homöopathie verallgemeinernd für praktisch alle schmerzhaften Beschwerden des Bewegungsapparates verwandt.

RLS: "Restless-legs-Symdrom", Syndrom der unruhigen Beine. Ein fast unwiderstehliches Bedürfnis, die Beine zu bewegen. Die Ursache ist unbekannt.

Rückbildung: Medizinisch: Involution. Die Rückbildung (also das wieder-kleiner-Werden) der Gebärmutter nach der Geburt.

Säuglingstoxikose: Als Säuglingstoxikose wird die schwerste Form der akuten Ernährungsstörung bei einem Säugling bezeichnet. Es ist häufig eine Folge einer infektiösen Darmentzündung. Der Wasser- und Elektrolytverlust bei Durchfall und Erbrechen können zu einer lebensbedrohlichen Stoffwechselentgleisung führen.

Schwangerschaftstoxikose: Eine nicht mehr gebräuchliche Bezeichnung für einen in der Schwangerschaft auftretenden Bluthochdruck.

Sektio: Kurzform von Sectio caesarea (lateinisch: Kaiserliche Schnittentbindung). Die operative Beendigung der Schwangerschaft oder der Geburt durch einen Bauchdecken- und Uterusschnitt.

Sepsis:	Auch Blutvergiftung. Eine Allgemeininfektion mit schweren Krankheitssymptomen infolge des Eindringens von Mikroorganismen (Bakterien, Viren, Pilze oder Parasiten) in die Blutbahn.
serös:	Vorwiegend oder ganz aus Serum* bestehend.
seröse Häute:	Die (seröse Flüssigkeit absondernden) Häute, welche innere Körperhöhlungen wie zum Beispiel den Pleuraspalt, den Herzbeutel oder die Gelenke auskleiden.
Serum:	Der wässrige Bestandteil des Blutes.
SGA:	"Small for gestational age". Der Begriff beschreibt untergewichtige oder zu kleine Neugeborene, bei denen das Geburtsgewicht oder die Körperlänge bezogen auf das Reifealter im unteren Bereich der statistischen Normalverteilung liegt.
Sinusitis:	Eine Entzündung der Nasennebenhöhlen.
Skrotum:	Der Hodensack.
Sodbrennen:	Eine brennende Empfindung in der Magengegend durch Zurückfließen von Magensäure vom Magen in die Speiseröhre.
Soor:	Ein infektiöser Befall der Schleimhäute durch Hefepilze der Gattung Candida, mit weißen oder gelblich-weißen Belägen.

Spasmus:	Ein Krampf, eine unwillkürliche Muskelkontraktion. Plural: Spasmen.
Sphinkter:	Schließmuskel. Als Sphinkter bezeichnet man einen ringförmigen Muskel, der ein muskuläres Hohlorgan (zum Beispiel die Harnblase oder den Darm) vollkommen abdichten kann.
SS:	Abkürzung für Schwangerschaft.
SSM:	Abkürzung für Schwangerschaftsmonat.
Strabismus:	Schielen.
Tachykardie:	Schneller Puls, hochfrequenter Herzschlag.
Tic:	Auch Tick. Ein kurzes und unwillkürliches, regelmäßig oder unregelmäßig wiederkehrendes Zucken oder eine Lautäußerung.
Tonsillitis:	Entzündung der Gaumenmandeln (und/oder der Rachenmandeln, Zungenmandeln).
Toxikose:	Siehe Säuglingstoxikose*, siehe Schwangerschaftstoxikose*.
Uterus:	Die Gebärmutter. Wird eingeteilt in den Korpus, den Gebärmutterkörper, und den nach unten schlank auslaufenden Zervix, den Gebärmutterhals.
Vakuum:	(In geburtshilflichen Kreisen gebräuchliche) Abkürzung für Vakuumextraktion*.

Vakuumextraktion: Eine Form der operativen Entbindung mittels einer Saugglocke, die auf den kindlichen Kopf gesetzt wird und sich festsaugt.

Varizen: Auch Krampfadern. Erweiterte und geschlängelte oberflächliche Venen.

Veitstanz: Siehe Chorea* Huntington.

zentral: In der medizinischen Begriffsbildung ist die Ursache zentral bedingter Störungen im ZNS*, also im zentralen Nervensystem, zu suchen.

Zerebralsklerose: Eine Erkrankung oder Schädigung des Gehirns infolge Durchblutungsstörungen.

Zervix: Kurzform für Zervix uteri, Gebärmutterhals. Siehe auch Uterus*.

ZNS: Zentrales Nervensystem, also Gehirn und Rückenmark.

Zoster: Siehe Herpes zoster*.

Zyanose: Eine blau-rote Verfärbung von Haut und Schleimhäuten infolge der Abnahme des Sauerstoffgehaltes im Blut.

Zyste: Ein von einem Häutchen umschlossener Gewebehohlraum mit flüssigem Inhalt.

10. Dank

An dieser Stelle möchte ich allen danken, die mich bei der Ausarbeitung und Fertigstellung dieses Buches unterstützt und mir geholfen haben.
Meiner Frau Maria bin ich für ihre Geduld und Unterstützung in all den Jahren dankbar.
Vanessa Vollmann, Cora Michailoff, Britta Bartkuhn und Sabine Kaientz danke ich fürs Korrekturlesen des theoretischen Teils und für ihre vielen Anregungen und Vorschläge.
Christina Wichert gilt mein Dank für ihre kreative Arbeit beim Umschlagentwurf und anderem.
Bastian Michailoff danke ich für seine wertvolle Hilfe beim Formatieren des Buchentwurfs.
Michael Draksal möchte ich für seinen Ratgeber \`Verlagsgründung in Deutschland´ danken, welcher mir Mut machte, dieses Buch selbst zu verlegen.
Und nicht zuletzt bin ich all meinen Patienten und den Kursteilnehmerinnen der letzten zehn Jahre sehr dankbar, von und mit denen ich so viel lernen durfte.

Harald Reitz-Lennemann, Gelnhausen im März 2011

11. Literaturverzeichnis

Allen, T. F.: The Encyclopedia of Pure Materia Medica (1880), 12 Bände

Boericke, William: Homöopathische Mittel und ihre Wirkungen (1927)

Clarke, J. H.: Dictionary of Practical Materia Medica (1902), 3 Bände

Graf, Friedrich: Homöopathie für Hebammen und Geburtshelfer (2004-2007), 8 Bände

Graf, Friedrich: Homöopathie unter der Geburt (1999)

Guernsey, Henry: Homöopathie in Gynäkologie und Geburtshilfe (1995)

Gypser/Waldecker: Gesammelte Arzneimittelprüfungen aus Stapfs "Archiv für die homöopathische Heilkunst" (1822-1848), 4 Bände

Hahnemann, Samuel: Die chronischen Krankheiten (1835-1839), 5 Bände

Hahnemann, Samuel: Organon der Heilkunst (1842)

Hahnemann, Samuel: Reine Arzneimittellehre (1830), 6 Bände

Hering, Constantin: Leitsymptome unserer Materia Medica (1879-1891), 10 Bände

Kent, J. T.: Lectures on Materia Medica (1956)

Leeser, Otto: Lehrbuch der Homöopathie (1961-1973), 5 Bände

Loutan, Guy: Répertoire de thèmes et de Matière Médicale dynamique (1994)

Madaus, G.: Lehrbuch der Biologischen Heilmittel (1938)

Mezger, Julius: Gesichtete Homöopathische Arzneimittellehre (1964), 2 Bände

Phatak, S. R.: Materia Medica of Homoeopathic Medicines (1999)

Preis, Stefan: Alfonso Masi-Elizalde (1993)

Pschyrembel, Willibald: Pschyrembel Klinisches Wörterbuch 2010

Rampold, Veronika: Mindmat (1998-2002), bislang 3 Bände

Revers-Schmitz, Ingrid: Praxisbuch Homöopathie für Hebammen (2006)

Vermeulen, Frans: Synoptische Materia Medica (1998), 2 Bände

Whitmont, E. C.: Psyche und Substanz (1997)